Silvia Dürnberger

Deine selbstbestimmte Geburt im Krankenhaus

Silvia Dürnberger

Deine selbstbestimmte Geburt im Krankenhaus

Wie du für ein
gutes Geburtserlebnis
sorgen kannst

Kösel

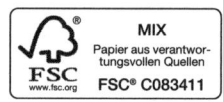

Verlagsgruppe Random House FSC® N001967

Copyright © 2019 Kösel-Verlag, München,
in der Verlagsgruppe Random House GmbH,
Neumarkter Str. 28, 81673 München
Umschlag: Weiss Werkstatt, München
Umschlagmotiv: shutterstock/Natalia Deriabina
Satz: Satzwerk Huber, Germering
Redaktion: Imke Oldenburg
Druck und Bindung: CPI books GmbH, Leck
Printed in Germany
ISBN 978-3-466-31120-0
www.koesel.de

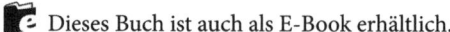 Dieses Buch ist auch als E-Book erhältlich.

Jeder Geburt wohnt ein Zauber inne,
den wir beschützen müssen,
denn er hat Bedeutung für all unser Leben.
(frei nach Hermann Hesse)

Inhalt

2 Deine persönliche Vorbereitung auf die Geburt deines Babys

3 Geburtsberichte von selbstbestimmten Klinikgeburten

4 Was die erste Zeit mit deinem Baby für dich bereithält

Vorwort von Prof. Dr. Sven Hildebrandt

Das vorliegende Buch hat einen hohen Anspruch: Es soll schwangere Frauen wachrütteln. Es soll sie motivieren zu einem bewussten und umsichtigen Umgang mit einem ganz entscheidenden Lebensmoment – der Geburt des Kindes. Und es soll Frauen helfen, selbstbestimmt und frei dieses Ereignis mitzugestalten.

Aber ist dieses Wachrütteln überhaupt nötig, wo es sich bei der Geburt doch um einen Naturvorgang handelt, der auf Erfolg ausgerichtet ist? Tatsächlich hat die Natur Mutter und Kind mit einer erstaunlichen Kompensationsbreite selbst auf widrigste Bedingungen eingerichtet, auf die wir mit Vertrauen und Zuversicht bauen dürfen.

Und brauchen wir die »selbstbestimmte Gebärende« überhaupt, wo sich schwangere Frauen doch in die Hände gut ausgebildeter, in aller Regel motivierter und erfahrener Fachpersonen begeben, die eine Geburtsmedizin auf hohem wissenschaftlichem Niveau betreiben? Auch hier wäre doch Vertrauen und Zuversicht möglich und sinnvoll, zumal die Gebärende ja kaum auch nur annähernd die Kompetenz und Erfahrung aufbringen kann wie ihre professionellen Betreuerinnen.

Die Antwort auf beide Fragen lautet eindeutig: JA! Wir brauchen dieses Buch dringend, wir brauchen ein Wachrütteln der Frauen in der Beziehung zu ihrem Körper und zu ihrer Geburt – und wir brauchen die selbstbestimmte Gebärende, die ihre Geburt zu gestalten vermag. Denn wir leben in einer Zeit, in der sich unsere Geburtshilfe in einem kritischen Zustand befindet. Das liegt einerseits an den immer knapper werdenden Ressourcen der Geburtseinrichtungen, was zu einem dramatischen Konzentrationsprozess auf wenige große Kliniken mit dafür unzureichender personeller Ausstattung führt. Und es liegt zum anderen an einem weitverbreiteten unkritischen Umgang mit geburtshilflichen Routinen, an einer oft angstbesetzten, restriktiven Geburtshilfe, an unzureichenden Vorgaben wissenschaftlicher Leitlinien – und leider oft auch an Oberflächlichkeit und Gedankenlosigkeit.

Freilich gab es in den letzten Jahren auch positive Entwicklungen in der Geburtshilfe. So ist es heute selbstverständlich, dass das Neugeborene bei seiner Mutter bleiben kann und dass der Partner bei der Geburt seines Kindes dabei sein darf. Aber jede dieser Veränderungen ging von den Frauen und Familien aus und wurde oft nur zögerlich von den geburtshilflichen Einrichtungen unterstützt.

Im gleichen Sinne wird es nur gelingen, unsere Geburtskultur zu verändern, wenn die Frauen und Familien sich aus der Passivität befreien und eine klare Position gegenüber den Rahmenbedingungen ihrer Geburt beziehen. Denn eine Geburt ist keineswegs nur ein individuelles Ereignis dieses einen Paares. Nein! Die Geburt jedes einzelnen Menschen ist ein Geschenk für unsere ganze Gesellschaft – und deshalb muss die Gesellschaft auch jede einzelne Geburt schützen.

Der erste Schritt zu diesem neuen Verständnis von Geburtshilfe ist die Förderung von Kompetenz und Engagement der Frauen – nicht nur der schwangeren! So kann sich die Gebärende aus ihrer hilflosen, passiven Rolle im Geburtsprozess befreien und diesen aktiv mitgestalten.

Das vorliegende Buch leistet für diesen Prozess einen wertvollen Beitrag. Ich wünsche allen Leserinnen eine Lektüre voller nützlicher Erkenntnisse und eine Stärkung ihrer Gebärkompetenz. Diese wird sich auf das Erleben und die Sicherheit der Geburt positiv auswirken – davon bin ich zutiefst überzeugt.

Prof. Dr. med. Sven Hildebrandt
Professor für Frauenheilkunde und Geburtshilfe (Hochschule Fulda) und Gründer der Hebammenpraxis Bühlau in Dresden

Vorwort der Autorin

Dieses Buch ist für dich. Ich habe es geschrieben, weil ich davon träume, dass du – ebenso wie jede andere Frau – an der Klinik deiner Wahl die achtsamste und persönlichste Begleitung zur Verwirklichung deiner Wünsche während der Geburt deines Kindes erhältst. Die Erfahrung, die wir Frauen machen, wenn wir auf selbstbestimmte Weise ein Kind gebären, durchdringt uns mit einer Fülle aus Zuversicht, Stärke und Selbstbewusstsein, die uns durch unser ganzes Leben als Mutter trägt und das Selbstverständnis unserer Weiblichkeit zutiefst prägt.

Durch die medizinischen Errungenschaften der letzten Jahrzehnte sind wir in der glücklichen Situation, dass selbst im Falle von schweren Komplikationen bei der Geburt Mutter und Kind so gut wie immer gerettet werden können. Zugleich stellen uns diese vielfältigen, perfektionierten Möglichkeiten der Medizin vor neue Fragen: Wann ist ein medizinischer Eingriff in eine Geburt *für dich persönlich* sinnvoll? Wie wirkt sich die Entscheidung *für oder gegen* eine Intervention auf dich, den Geburtsverlauf und dein Baby aus, in körperlicher sowie in psychischer Hinsicht? Wie kannst du selbst gute Entscheidungen für dich und dein Baby treffen, sodass ihr beide nicht nur körperlich gesund, sondern auch *unversehrt, wohlbehalten und innerlich gestärkt* das Leben als Mutter und Kind beginnen könnt?

Dein Baby berührt dich vom Beginn seines winzigen Lebens an in deinem Innersten und lässt starke Gefühle in dir entstehen. Liebe und Angst, Freude und Zweifel, Glück und Sorge wechseln sich unberechenbar ab – im Laufe der Schwangerschaft und später beim Gedanken an die Geburt. Wenn du über gute Informationen verfügst und von ermutigenden Begleitern umgeben bist, die sich auch durch ihren tiefen Respekt vor deiner Kompetenz als werdende Mutter auszeichnen, tritt dieses Wechselbad der Gefühle im Laufe der Zeit langsam in den Hintergrund und macht Ruhe und Vorfreude Platz. Dieses Buch soll dir auf deinem Weg einer von hoffentlich vielen zuversichtlichen Begleitern sein.

Eine Frau bei der Vorbereitung auf die Geburt zu begleiten und zu unterstützen ist etwas sehr Persönliches. Ich möchte mich dir daher gerne kurz vorstellen, damit du weißt, wer hinter dieser Vorbereitung in Buchform steckt.

Mein Name ist Silvia Dürnberger, ich bin Pädagogin, Familien- und Paarberaterin sowie Familienbegleiterin. Nach der Geburt meiner ersten Tochter im Jahr 2009 habe ich begonnen, mich auf die Bereiche Schwangerschaft, Geburt und Familienzeit zu spezialisieren. Im Jahr 2013 gründete ich das *EigenSinn-Institut für Geburt und Familie*, um Frauen, Paaren und Familien in dieser besonderen Zeit ein hochwertiges und vielfältiges Angebot zur Verfügung stellen zu können. Das *EigenSinn-Institut* ist ein Ort, an dem ich mich (meist in interdisziplinärer Zusammenarbeit mit meinen Kolleginnen) mit jeder einzelnen Frau und ihrer individuellen Vergangenheit, ihren tiefsten Gefühlen und ihren ganz persönlichen Wünschen auf die Suche nach ihrem *eigenen*, einzigartigen *Sinn* in Bezug auf die Geburt und das Familienleben mache. Die Geburtsvorbereitung liegt mir dabei besonders am Herzen, weil ich im Laufe der Jahre – bei den Geburten meiner eigenen vier Kinder und in der Begleitung vieler Frauen während und nach ihrer Schwangerschaft – die Erfahrung machte, wie unglaublich wichtig ein positives Geburtserlebnis für uns Frauen ist und wie wir durch eine ermutigende Begleitung stark, sicher, freudig und ruhig werden. Wenn du noch mehr über mich und meine Arbeit erfahren möchtest, würde ich mich sehr freuen, dich auf meiner Homepage www.eigensinn-institut.at begrüßen zu dürfen.

1

Was dich in der Geburtsklinik erwartet

1. Wie du dich gut auf eine selbstbestimmte Geburt in der Klinik vorbereitest

Jede Frau sollte frei wählen können, an welchem Ort sie ihr Kind zur Welt bringen möchte, und zugleich die Gewissheit haben, dass ihre Wünsche bezüglich der Geburt bestmöglich respektiert und unterstützt werden.

Wenn du dich dazu entschieden hast, für die Geburt deines Babys in eine Klinik zu gehen, bist du in guter Gesellschaft: Etwa 98 Prozent der Frauen im deutschsprachigen Raum bringen ihr Kind im Krankenhaus zur Welt. Einer der wichtigsten Gründe für diese Entscheidung ist die Sicherheit. Frauen wollen an einem Ort gebären, an dem sie und ihr Baby die beste medizinische Versorgung erhalten, falls es zu einem Notfall kommen sollte. Der Notfallplan an Kliniken funktioniert tatsächlich wunderbar. Häufig vergehen gerade einmal sieben Minuten von der Entscheidung, dass ein Kaiserschnitt durchgeführt werden muss, bis zu dem Augenblick, an dem das Kind dann das Licht der Welt erblickt; hochwertig ausgestattete Neonatologie-Stationen gewährleisten die perfekte Versorgung deines Babys und Fachärzte der Gynäkologie kümmern sich um medizinische Probleme, die eventuell bei dir während oder nach der Geburt auftreten könnten.

Auch mit dem Wunsch nach einer *natürlichen* und *selbstbestimmten* Geburt bist du nicht alleine. Untersuchungen zeigen, dass sich die große Mehrheit der Frauen eine Geburt ohne medizinische Eingriffe wünscht, da sie davon überzeugt sind, dass eine solche Geburt der beste Start ins Leben für ihr Baby und für sie selbst als Mutter ist.[1]

Die Umsetzung einer natürlichen und selbstbestimmten Geburt in einer Klinik ist jedoch nicht selbstverständlich. Hohe Kaiser-

schnitt- und Interventionsraten stehen der gewünschten Geburtserfahrung oft im Wege. An außerklinischen Geburtsorten (Arztpra-
xen, Geburtshäuser, im eigenen Heim) hingegen gebären über
60 Prozent der Frauen ohne jegliche medizinische Eingriffe, was
deutlich macht, dass der Wunsch nach einer natürlichen und selbstbestimmten Geburtserfahrung durchaus realistisch und auch umsetzbar ist.[2] Müssen sich Frauen also entscheiden? Können sie nur
entweder in der gewünschten Sicherheit *oder* natürlich gebären?

Ich bin vom Gegenteil überzeugt. Eine natürliche und selbstbestimmte Geburt kann durchaus in der Sicherheit einer Klinik umgesetzt werden – Voraussetzung dafür ist einfach nur eine Vorbereitung, die dir die richtigen Informationen zur Verfügung stellt,
sodass du Entscheidungen treffen kannst, die für dich persönlich
gut sind.

Manche der Informationen, die du auf den folgenden Seiten findest, werden dich im ersten Moment vielleicht verunsichern, weshalb du wissen sollst, dass ich dir in diesem Buch zu jeder Information auch Handlungsmöglichkeiten aufzeige. Angstschürende
Details, die du nicht beeinflussen kannst, lasse ich beiseite und
zeige dir stattdessen einen allgemeinen Umgang mit derartigen Situationen.

Wie häufig wird an Kliniken in die Geburt eingegriffen?

Die aktuellen Zahlen des Bundesamtes für Statistik zeigen, dass
deutschlandweit in *jede* klinische Geburt durchschnittlich nahezu
zweimal medizinisch eingegriffen wird.[3] Sei es, um den Geburtsbeginn künstlich herbeizuführen, die Wehentätigkeit zu steigern,
Schmerzen zu betäuben oder die Geburt operativ mithilfe eines
Dammschnittes, der Saugglocke oder eines Kaiserschnitts zu beenden. Die Interventionsrate lag bereits im Jahr 1999 bei 94 Prozent
und klettert seither weiter in die Höhe. Vergleicht man diesen Jahr-
gang mit den aktuellen Zahlen, dann stieg die Anzahl der eingelei-

teten Geburten um 18,8 Prozent, die PDA-Rate um 20,8 Prozent und die Kaiserschnittrate um 55,4 Prozent.[4, 5] Bei einem Anstieg der Interventionen – und insbesondere der Kaiserschnitte – in dieser Größenordnung würde man erwarten, dass diese Eingriffe vielen Babys das Leben retten. Tatsächlich stieg die Säuglingssterblichkeit in den ersten 24 Stunden nach der Geburt jedoch – vergleicht man das Jahr 1999 mit den aktuellen Zahlen – um 8,33 Prozent.[6]

Diese Vielzahl an Interventionen erschwert außerdem die Umsetzung einer natürlichen und selbstbestimmten Geburt. Lediglich jede 20. Frau erlebt in der Klinik eine natürliche Geburt ohne Eingriffe.[7] Welche Möglichkeiten hast du also, um eine Geburt nach deinen Wünschen in der Klinik deiner Wahl erleben zu können?

Meine Antwort darauf lautet: Du musst dich vorbereiten. Und zwar nicht nur auf die *Geburt*, sondern insbesondere auf die *Klinikgeburt*. Damit meine ich, dass eine Klinik ein sehr guter Geburtsort für eine sichere *und* für eine natürliche und selbstbestimmte Geburt sein kann – vorausgesetzt, du erhältst die richtigen Informationen. In gängigen Vorbereitungskursen, aber auch in alternativen Seminaren und aktuellen Büchern zur Vorbereitung auf die Geburt wird bislang der Geburtsort kaum oder nur oberflächlich berücksichtigt. Obwohl viele Frauen und Paare bereit sind, die Verantwortung für den Geburtsverlauf zu übernehmen, und sich mittels eines Kurses auf die Geburt vorbereiten, erhalten sie meist keine relevanten Informationen zur Klinik als Geburtsort. Diese benötigen sie jedoch, denn nur auf Basis guter Informationen lassen sich persönliche und sinnvolle Entscheidungen treffen.

Erst kürzlich erschien eine Studie, welche den Einfluss der Geburtsvorbereitung auf den Geburtsverlauf untersuchte.[8] Die Ergebnisse zeigten, dass sich der Besuch eines Geburtsvorbereitungskurses (inklusive alternativer Vorbereitungsmethoden mit Hypnose und Co.) nicht auf den Geburtsverlauf auswirkt. Bei Frauen, die sich intensiv auf die Geburt vorbereiteten, wurde ge-

nauso häufig in die Geburt eingegriffen wie bei unvorbereiteten
Frauen. Auch bezüglich der Kaiserschnittrate konnte kein Unterschied festgestellt werden. Woran liegt das?

Warum es eine spezielle Vorbereitung auf die Geburt in der Klinik braucht

Die Inhalte der meisten Geburtsvorbereitungskurse bereiten
Frauen bestenfalls *allgemein* auf eine natürliche Geburt vor, und
nicht – wie es notwendig wäre – auf eine natürliche und selbstbestimmte Geburt *in der Klinik*. Da die Gegebenheiten in der Klinik
den Verlauf der Geburt maßgeblich beeinflussen, bleibt jede Geburtsvorbereitung, die den Geburtsort nicht oder nur nebenbei berücksichtigt, an der Oberfläche. Denn es genügt nicht, über die
Anzahl und Ausstattung der Geburtsräume, die Anzahl der Fachpersonen vor Ort oder die Größe der Wochenbettzimmer Bescheid
zu wissen – vielmehr musst du wissen, welche Routinen und Vorgehensweisen dich während der Geburt erwarten und wie du diese
nach deinen Wünschen gestalten und beeinflussen kannst.

Da es außerdem keine inhaltlichen Richtlinien in der Geburtsvorbereitung gibt, kann jede Hebamme, jede Physiotherapeutin,
jede Familienbegleiterin, jede Schwangerschafts- und Geburtsberaterin und jede Doula[9] erzählen, was sie will. Somit ist es schon
ein Glücksfall, wenn du eine hochwertige *allgemeine* Vorbereitung
auf eine natürliche und selbstbestimmte Geburt findest.

Außerhalb eines Kurses beeinflussen die Fachpersonen, die dich
während der Schwangerschaft begleiten, deine Haltung zur Geburt
und tragen somit unbemerkt zur Vorbereitung auf die Geburt bei.
Meiner Erfahrung nach werden viele schwangere Frauen hauptsächlich von Fachpersonen begleitet, die einen sehr technisch-medizinischen Zugang zu Schwangerschaft und Geburt haben. Ausgleichend dazu bräuchte es Fachpersonen, die einen zuversichtlichen
und persönlichen Blick auf die Vielfalt gesunder Schwangerschafts-

und Geburtsverläufe haben. Ist eine solche Begleitung nicht vorhanden, führt das häufig zu Unsicherheit, Angst und übertriebener Sorge. Je besorgter und ängstlicher eine Frau in die Geburt geht, umso weniger ist sie in der Lage, ihre Selbstbestimmtheit bei der Geburt zu wahren.

Zuversichtliche Begleiter ebnen den Weg

Solche zuversichtlichen Fachpersonen können beispielsweise Hebammen, Gynäkologen oder Allgemeinmediziner sein; sie zeichnen sich durch folgende Dinge aus:

- Sie interessieren sich für dich als Person und fragen nach deinem emotionalen Befinden.

- Die Daten der zu Hilfe genommenen Geräte werden als eine *Ergänzung* zur Erfassung einer ganzheitlichen Situation gesehen; der Fokus liegt stets bei dir und deinem Baby.

- Sie betrachten Schwangerschaft und Geburt aus einer ganzheitlichen Perspektive und nehmen sich Zeit, um sich deine Sorgen in Ruhe anzuhören und alle Fragen ausführlich zu beantworten.

- Sie sind der Überzeugung, dass gesunde Frauen aus eigener Kraft und ohne medizinische Hilfe gebären können und respektieren deine Kompetenz als werdende Mutter.

- Sie erzählen dir von der wunderbaren Arbeit deines Körpers und von der selbstverständlichen Entwicklung deines Babys.

Eine Fachperson mit technischem Zugang weiß sofort, wenn etwas nicht stimmt. Eine *zuversichtliche* Fachperson weiß das auch – sie spricht mit dir aber auch über all die Dinge, die schon stimmen.

Wenn du keine Möglichkeit hast, eine zuversichtliche Fachperson zu finden, dann kannst du ergänzend zur medizinischen Schwangerschaftsbetreuung die Begleitung einer Doula, einer Familienberaterin und einer logotherapeutischen Beratung in Anspruch nehmen. Diese Personen können zwar keine medizinischen Aussagen treffen, dich aber emotional stärken und dir Zuversicht geben.

Geburtsvorbereitung mit Sinn

Zur Umsetzung einer natürlichen und selbstbestimmten Geburt in der Klinik braucht es eine *für diese Situation sinnvolle* Vorbereitung hoher Qualität. Das bedeutet, dass du in der Geburtsvorbereitung alles erfahren musst, was für dich vor und während der Geburt sinnvoll ist.

Dafür brauchst du:

- all jene Informationen, die dir helfen zu verstehen, was bei dir persönlich während der Geburt vorgehen kann,

- eine klare Auseinandersetzung mit dem gewählten Geburtsort und insbesondere mit Klinikroutinen, dem Klinikpersonal und klassischen Situationen, die sich aufgrund der klinischen Richtlinien ergeben,

- Wissen zu den häufigsten Interventionen und den Gründen, die dazu führen,

- Wissen über Alternativen zu klassischen Interventionen,

- Informationen zu jenen Problemen, schwierigen Situationen und Komplikationen, die du selbst beeinflussen kannst,

- einen selbstbestimmten Umgang mit Situationen, die du nicht beeinflussen kannst. Einzelheiten zu möglichen Komplikationen und angstschürende Details hingegen werden hier außer Acht gelassen, da dieses Wissen lediglich Besorgnis erzeugt,

- konkrete körperliche und mentale Vorbereitungsmöglichkeiten auf die Geburt inklusive Positionen, Atem- und Entspannungstechniken, Massagen und Bewegungen,

- Vertrauen in den eigenen Körper, die eigenen Ressourcen sowie in die Zusammenarbeit mit deinem Baby,

- Möglichkeiten, die vorgeburtliche Bindung zu stärken,

- eine Vorbereitung auf die Ungewissheit des Geburtsverlaufes sowie

- eine persönliche Geburtsvorbereitung, die die Einzigartigkeit jeder Frau und jedes Geburtsverlaufs berücksichtigt.

Das alles bedeutet, dass du persönlich, mit deinen ganz individuellen Wünschen, Fragen und Bedürfnissen im Mittelpunkt dieses Ratgebers stehst. Hier geht es um die Vorbereitung auf die Geburt deines Kindes, untergliedert in vier Teile:

1. Was dich in der Geburtsklinik erwartet

2. Deine persönliche Vorbereitung auf die Geburt deines Babys

3. Geburtsberichte von selbstbestimmten Klinikgeburten

4. Was die erste Zeit mit deinem Baby für dich bereithält

Wie dich dieses Buch begleitet

Zuerst rücke ich den Geburtsort in den Mittelpunkt,
damit du erfährst, was dich erwartet
und wer dich erwartet;
welche Routinen du kennen musst,
um zu wissen, wann sie für dich gut und anzunehmen
und wann sie vielleicht zu durchbrechen sind,
wie du mit Interventionen umgehen kannst,
welche Alternativen du hast
und wie all das für dich und dein Baby gut und sinnvoll wird.

Dann werde ich dir zur Seite stehen,
mit Wissen, Zuversicht und Ehrlichkeit,
während du dich darauf vorbereitest, dein Kind zu gebären –
aus deiner kraftvollen Anmut,
mit deinem wundervollen Körper,
in hingebungsvoller Arbeit,
um in Liebe zu empfangen, was du aus Liebe schufst.

Schlussendlich werde ich dein Spiegel sein, in den du blicken
kannst, um zu erkennen,
dass du selbstbestimmt und sicher,
mit Mühsal und Freude,
in stimmungsvoller Geborgenheit
in der Klinik deiner Wahl gebären kannst.
Du bestimmst die Geburt deines Babys.
Denn seine Geburt ist ein Fest.

Was ist eine natürliche und selbstbestimmte Geburt?

Ich möchte zum besseren Verständnis zwei Begriffe mit dir klären. Bislang habe ich die Ausdrücke »natürlich« und »selbstbestimmt« in einem Atemzug genannt, nun aber möchte ich sie gründlicher beleuchten und hinterfragen, was genau in diesem Buch damit gemeint ist. Eine Geburt kann natürlich *und* selbstbestimmt sein, sie kann aber auch *nur* natürlich oder *nur* selbstbestimmt sein:

- Die natürliche Geburt: Unter natürlicher Geburt versteht man eine physiologische, vaginale Geburt ohne Interventionen oder Eingriffe.

- Die selbstbestimmte Geburt: Inwiefern eine Geburt als selbstbestimmt empfunden wird, muss jede Frau für sich beurteilen. Meiner Meinung nach geht es darum, respektvoll behandelt zu werden, umfassend und neutral informiert und beteiligt zu werden und das letzte Wort über Entscheidungen zu haben.[10]

Vielleicht denkst du, dass du deine Wünsche bezüglich der Geburt bereits kennst, vielleicht hast du dir noch nicht so viele Gedanken darüber gemacht, vielleicht kannst du dir eine Geburt ohne Schmerzmittel noch gar nicht vorstellen oder du bist dir ganz sicher, dass du so wenige Interventionen möchtest wie irgend möglich. All diese Dinge sind in Ordnung, doch es kann auch sein, dass sich das eine oder andere im Laufe der Zeit, im Laufe der Vorbereitung oder im Laufe der Geburt noch verändert.

Mir geht es vor allem darum, dich auf eine *selbstbestimmte* Geburt vorzubereiten. Ich denke, dass es leichter ist, eine selbstbestimmte Geburt zu erleben, wenn möglichst wenig interveniert wird, weil jede Intervention die Wahrscheinlichkeit auf eine weitere Intervention erhöht und dann irgendwann die Gefahr besteht, dass du keine Wahlmöglichkeiten mehr hast. Es ist also einfacher, eine *natürliche* Geburt selbstbestimmt zu erleben, aber das Ziel ist, dass du selbst dann eine selbstbestimmte Geburt erleben kannst, wenn sie in einem Kaiserschnitt endet.

Was sind Interventionen?

Interventionen sind Eingriffe, die eine starke Auswirkung auf dich und den Geburtsverlauf haben. Wenn ich im Laufe des Buches von Interventionen spreche, dann beziehe ich mich auf folgende Eingriffe:

- Geburtseinleitung
- Wehenmittel und Wehenhemmer
- PDA und andere Anästhesien
- Analgetika (Schmerzmittel)
- Dammschnitt
- Kaiserschnitt
- Kristeller-Handgriff
- vaginal-operative Geburt durch Zange oder Saugglocke

Es gibt auch weniger invasive Interventionen, die bei Geburten zum Einsatz kommen. Sie beeinflussen den Verlauf der Geburt jedoch meist weniger und werden daher im Buch *nicht* als Interventionen betitelt:

- CTG
- Wehenschreiber
- Venenkatheter
- vaginale Untersuchungen

Ebenso werden positive Interventionen, die beinahe jede Hebamme bei der Geburtsbegleitung anwendet, in diesem Buch nicht als Interventionen betitelt. Damit meine ich zum Beispiel:

- die Entspannung der gebärenden Frau vertiefen,
- bestärkende Worte, Gesten und Berührungen,
- Unterstützung beim Positionswechsel,
- Hilfestellung beim Atmen,
- alternative Methoden zur Schmerzlinderung,
- Akupunktur.

Wie du zu einer selbstbestimmten Geburt beitragen kannst

Du hast bessere Chancen, eine selbstbestimmte Geburt zu erleben, wenn du

- dich speziell auf eine Geburt *in der Klinik* vorbereitest,

- Respekt, aber keine große Angst vor der Geburt hast,

- deinem Körper vertraust,

- eine gute Bindung zu deinem Baby hast,

- über Wissen zu deinem Körper während der Geburt und zum Geburtsverlauf verfügst,

- die Geburt als eine Herausforderung siehst, die du bewältigen kannst,

- dir Geburtsbegleiter suchst, die eine natürliche Geburt befürworten und dich aktiv unterstützen,

- bereit bist, der Geburt mit Geduld zu begegnen.

Keine Sorge, das alles sind Ziele für die Zukunft. Wenn manches davon schon jetzt auf dich zutrifft, ist das wunderbar, ansonsten erarbeiten wir uns Schritt für Schritt eines nach dem anderen.

Wie Kliniken ticken

Damit wir verstehen, woher die hohe Interventionsrate während der Geburt kommt, sehen wir uns das System einer Klinik nun genauer an.

Um die Vielzahl an Patienten effektiv versorgen zu können, brauchen Kliniken klare Strukturen, Richtlinien und routinierte Handlungsschritte. Alle Abläufe verlaufen nach dem immer gleichen Regelwerk: Wenn A, dann B; wenn C, dann D, und wenn D nicht funktioniert, erfolgt E und im Notfall F. Die Visiten und eine detaillierte elektronische Dokumentation sorgen dafür, dass eine Behandlung kontinuierlich verläuft, auch wenn die Ärzte täglich wechseln.

Als Patient in dieses Regelwerk eingeordnet zu werden, bedeutet immer auch, ein Stück weit auf individuelle Bedürfnisse und Wünsche verzichten zu müssen. Kein Patient passt perfekt in die vorgefertigte Schublade der Klinik, aber er passt gut genug hinein, um das wichtigste Ziel der Klinik (meist) zu erreichen: rasch wieder so gesund zu werden, dass der nächste nicht ganz passende Patient in der Schublade Platz findet.

Darüber hinaus wird an Kliniken davon ausgegangen, dass bei einem Patienten Handlungsbedarf besteht. Es passiert kaum, dass ein Patient die Klinik ohne ein Medikament, einen Eingriff oder einen Verband wieder verlässt. Kliniken sind per se darauf ausgelegt, zu intervenieren, und meistens ist das ja auch gut so. Als normaler Patient in einer Klinik nehmen wir diese Gegebenheiten in Kauf, da auch wir nur ein Ziel haben: so schnell wie möglich gesund genug zu werden, um die unbequeme Klinikschublade wieder verlassen zu können. Das Ziel der Klinik und das Ziel des durchschnittlichen Patienten sind also ein und dasselbe.

In dieses System der perfekt geordneten Schubladen kommen nun Frauen mit ihren »unordentlichen« Geburtsverläufen. Es ist völlig unmöglich vorauszusagen, wie lange eine Geburt dauern wird, wie viel Zeit diese oder jene Phase der Geburt braucht, wie schnell oder langsam sich der Muttermund öffnet, und vom Geburtsbeginn bis hin zur allerletzten Wehe bleibt eine Geburt immer unvorhersehbar, kann sich alles immer wieder verändern. Da platzen also eine ganze Menge Fragezeichen in ein System der Ausrufezeichen. Hinzu kommt, dass eine gebärende Frau nun einmal keine normale Patientin ist. Sie ist gesund und kommt mit der Kraft und Energie einer Spitzensportlerin in die Klinik, um hier einige der prägendsten Momente ihres Lebens zu verbringen. Um diese für jede Frau individuell erlebbar zu machen, bräuchte es eine zutiefst persönliche Geburtshilfe, die über »Hauptsache gesund!« weit hinausgeht.

Leider sind jedoch jene Ressourcen, die eine natürliche Geburt unterstützen würden, an jeder Klinik knapp. Es bräuchte Hebammen, die genug Zeit haben, um sich auf eine einzige Frau konzentrieren zu können, und die diese eine Frau die ganze Geburt über kontinuierlich begleiten. Es bräuchte Ärzte, die genug Zeit haben, um einen Geburtsverlauf so lange zu beobachten, bis sie ihn tatsächlich in allen Facetten beurteilen können. Es bräuchte Ärzte und Hebammen, die darin geübt sind, natürliche Geburten zu begleiten. Da diese an Kliniken kaum noch vorkommen, gibt es immer weniger Fachpersonal, das geübt darin ist, normale Geburtsverläufe ohne Beschleunigung und Eingriffe zu betreuen.

Aus Sicht der Klinik scheint es daher naheliegend, ein Regelwerk zu erstellen, das Ordnung und Takt in die Geburtsverläufe bringt, weshalb so gut wie alle Kliniken eine aktive Geburtshilfe pflegen. Diese Geburtsmedizin – denn darum handelt es sich eher als um eine Geburtshilfe – sieht dann oft so aus:

Wenn eine Geburt nicht nach Plan der Klinik verläuft, wird rasch interveniert: Geburtseinleitung, Wehenförderer, Wehenhemmer,

Schmerzmittel, PDA, Saugglocke, Dammschnitt, Kaiserschnitt. Die Möglichkeiten sind vielfältig und die negativen Auswirkungen auf die Klinik gering, da all diese Eingriffe mittlerweile Routine sind, kaum ein (die Klinik betreffendes) Risiko bergen und zusätzlich auch noch rechtliche Sicherheit schaffen: Denn wer viel tut, wird seltener verklagt. Daher halten sich die meisten Kliniken exakt an die AWMF-Leitlinien[11], die Ärzte bei einer medizinischen Entscheidungsfindung unterstützen sollen. Im Falle einer Klage stellt eine Abweichung von den Leitlinien für die Klinik ein großes Problem dar.

Demgegenüber würde eine abwartende Geburtshilfe ganz anders aussehen: Eine Geburt wird hier nicht in starre Richtlinien eingeordnet, stattdessen wird die Vielfalt gesunder Geburtsverläufe respektiert. Es wird davon ausgegangen, dass sich eine Geburt am besten entwickelt, wenn die Frau während der Geburt ihren Bedürfnissen entsprechend begleitet wird. Der Geburt wird so viel Zeit gegeben, wie sie braucht – solange es Mutter und Kind gut geht, besteht die Hilfestellung darin, sich gut um die gebärende Frau zu kümmern und abzuwarten.

Das bedeutet nun nicht, dass die Klinikleitung, die Hebammen oder die Ärzte in irgendeiner Weise gegen dich arbeiten würden. Die große Mehrheit von ihnen leistet sehr gute Arbeit, aber viele der starren Klinikrichtlinien erschweren es auch Hebammen und Ärzten, eine Geburt zu begleiten, ohne einzugreifen.

Einen weiteren Fehlanreiz in Richtung Interventionen stellt das Abrechnungssystem mit der DRG[12] dar. Dabei handelt es sich um ein komplexes System, das der Klinik nicht die tatsächlichen Ausgaben einer Geburt erstattet, sondern stattdessen eine Pauschale pro Geburt vergütet:

- Kaiserschnitte werden höher vergütet als vaginale Geburten; die Klinik verdient durchschnittlich acht Mal so viel an einem Kaiserschnitt wie an einer vaginalen Geburt.[13]

- Die Pauschale erhöht sich nicht bei langer Geburtsdauer, intensiver Betreuung durch die Hebamme oder dem Einsatz von natürlichen schmerzlindernden Mitteln, wodurch bei längeren Geburten mit Unterstützung natürlicher Mittel die Pauschale rasch ausgeschöpft oder gar überschritten wird. So wird jede Handlung, die nicht zu einer höheren Vergütung führt, schnell zum wirtschaftlichen Problem.

- Je komplizierter die Diagnosen und je invasiver die Eingriffe sind, umso höher wird der Erstattungsbetrag.

- Ob eine Hebamme die Geburt lediglich durch CTG, Wehenschreiber und Vaginaluntersuchungen oder aber durch großen persönlichen Einsatz mit intensiver Fürsorge, achtsamer Begleitung und sorgfältiger Beobachtung und Beurteilung jeder einzelnen Geburt in ihren unendlich vielen Facetten begleitet, macht finanziell nicht den geringsten Unterschied aus.

Die Hebamme, die dich persönlich bei der Geburt begleitet, denkt natürlich nicht an derartige Zahlen. In der Führungsebene jedoch spielt die Wirtschaftlichkeit einer Klinik selbstverständlich eine große Rolle. Sie wirkt sich auf Richtlinien, Anordnungen und allgemeine Vorgehensweisen aus und beeinflusst somit auch die Arbeit der Hebammen, da diese dadurch nur in einem sehr eingeschränkten Rahmen Entscheidungen treffen können. Durch die Einführung dieses Abrechnungssystems mussten in den letzten Jahren viele kleine Geburtsstationen schließen.[14] An großen Kliniken hingegen funktioniert dieses System – und funktionierende Systeme ändern sich nur, wenn sie irritiert werden.

Wie wir Frauen Geburtskliniken zu unseren Gunsten verändern können

Im Laufe der Geschichte waren es häufig die Forderungen der Bürgerinnen und Bürger, die dazu führten, dass sich in Gesellschaften Dinge wandelten, die lange Zeit unveränderbar schienen: Neue Fragen wurden ausgesprochen, kritische Stimmen wurden laut, Forderungen wurden gestellt und Gemeinschaften bildeten sich, um für das gemeinsame Ziel einzustehen. Man denke an politische Frauenrechte, Umweltschutz oder auch Tierschutz. In ähnlicher Weise müssen wir neu darüber nachdenken, wie Geburt eigentlich »stattfindet« – und ob dies nicht auch völlig anders, und zwar besser, möglich ist.

Wenn wir Frauen daran arbeiten, neues Leben zur Welt zu bringen, durchdringt uns ein Gefühl intensivster Weiblichkeit. Durch die behütetste Atmosphäre, die liebevollste Begleitung und die respektvollste Unterstützung verwandelt sich dieses Gefühl nach der Geburt ganz selbstverständlich in ein selbstbewusstes und freudiges Bild von uns selbst als Frau und Mutter, das wir uns – wenn wir bei der Geburt nicht respektvoll begleitet werden – oft erst hart erarbeiten müssen. Darüber hinaus beeinträchtigt ein negatives Geburtserlebnis über viele Monate hinweg sowohl die subjektive Gesundheit als auch die gesundheitsbezogene Lebensqualität von Frauen.[15] Eine selbstbestimmte Geburt zu erleben ist also keineswegs nur ein romantischer Wunsch, vielmehr geht es darum, ein gutes Gesundheitsempfinden zu erhalten, das empirisch messbar ist und das sich durch eine negative Geburtserfahrung signifikant verschlechtert.

Vor diesem Hintergrund wird es Zeit, dass wir Frauen mit neuem Selbstbewusstsein an das Thema »Geburt« herangehen: Jede Frau sollte das Recht auf eine selbstbestimmte Geburt zu jeder Zeit, am gewählten Ort, mit der kontinuierlichen Begleitung durch eine selbstgewählte Hebamme haben. Jede Frage, die du aussprichst, jede Forderung, die du stellst, und jedes kritische Nachhaken am Geburtsort deiner Wahl und im zuständigen Gesundheitsministerium bringt dich, deine Töchter, Schwiegertöchter und deine Enkeltöchter diesem Ziel näher.[16]

Das Bundesministerium für Gesundheit formulierte erst kürzlich im Bereich der Frauengesundheit das Ziel, eine physiologische Geburt zu ermöglichen und zu fördern.[17] Die bislang gesetzten Maßnahmen konnten jedoch noch keine Verbesserung an den Kliniken herbeiführen; wahrscheinlich braucht es noch mehr Frauen, die ihre Stimme erheben. Du findest keine Beleghebamme? Du wünschst dir eine Eins-zu-eins-Betreuung durch eine Hebamme während der Geburt? Du möchtest lieber in einem Hebammenkreißsaal gebären, kannst aber in deiner Nähe keinen finden? Du bevorzugst eine Geburt in einer familiären Klinik, findest jedoch nur noch Perinatalzentren mit Geburtsstationen? Du erhältst keine relevanten Informationen zu Routinen und Interventionsraten auf der Homepage deiner gewählten Geburtsklinik? Du findest keine Nachsorgehebamme? *Wende dich mit deinen Wünschen persönlich in Form einer E-Mail, eines Briefes oder per Telefon sowohl an das Gesundheitsministerium als auch an die Geburtsklinik deiner Wahl.* Im deutschsprachigen Raum bekommen jährlich beinahe eine Million Frauen ein Baby. Nutze deine Stimme, denn sie hat – im Chor mit den Stimmen anderer Schwangerer – die Macht, die Geburtshilfe in eine mütterfreundliche Richtung zu lenken!

Wie sich Geburtskliniken bereits verändert haben

Das System in Geburtskliniken wurde in den letzten Jahren bereits ordentlich irritiert: Aus Entbindungssälen wurden Geburtszimmer, aus grellen Glühbirnen und Kacheln gedämpftes Licht und Wände in Rottönen, statt des gynäkologischen Stuhls stehen in den Geburtszimmern heute Gymnastikbälle, Sofas und Geburts-

wannen bereit. Auf den ersten Blick sieht in Geburtskliniken alles
nach Natürlichkeit und Selbstbestimmtheit aus. Wer genauer hin-
sieht, merkt allerdings rasch, dass die Irritation noch nicht weit
genug geht, um bei der einzelnen, gebärenden Frau als Verbesserung anzukommen.

Die Klinik der natürlichen Geburt: Was alles möglich ist

Das Ziel, beinahe jeder Frau eine natürliche und selbstbestimmte
Geburt zu ermöglichen, wurde an einer Klinik in Wien bereits
über lange Zeit erreicht: Zwischen 1965 und 1985 leitete Prof. Dr.
Alfred Rockenschaub die Wiener Semmelweisklinik und hielt
über 20 Jahre lang eine Kaiserschnittrate von einem Prozent und
eine Interventionsrate von unter drei Prozent aufrecht – und das
bei gleichzeitig signifikant geringerer Säuglingssterblichkeit als in
den umliegenden Kliniken.[18] Er erreichte dies, indem er mit seinem Team das tat, was Hebammen in der außerklinischen Geburtshilfe schon lange tun: Er kümmerte sich gemeinsam mit den
Hebammen fürsorglich um jede einzelne gebärende Frau und
nahm dabei ihre persönlichen Bedürfnisse und Wünsche ernst. Er
informierte die Frauen, er ermutigte sie und er arbeitete in der tiefen Überzeugung, dass eine abwartende Geburtshilfe Komplikationen erst gar nicht entstehen lässt beziehungsweise solche häufig
durch Geduld und Ermutigung lösbar sind.

Wie sehr schwangeren Frauen eine solche Vorgehensweise ge-
fällt, sieht man auch heute an Kliniken mit besonders niedrigen
Kaiserschnittraten: Sie werden von Anmeldungen zur Geburt geradezu überhäuft. Es besteht also durchaus die Hoffnung, dass sich
der Fokus in der Geburtshilfe wieder verschiebt und eine selbstbestimmte und natürliche Geburt überall so selbstverständlich
wird, wie sie es damals an der Wiener Semmelweisklinik war.

Es ist gut, hohe Erwartungen zu haben!

Du wünschst dir eine natürliche und selbstbestimmte Geburt in der Sicherheit einer Klinik? Das ist eine absolut gerechtfertigte Erwartung, die du ruhig laut aussprechen kannst. Wir Frauen müssen damit aufhören, alles zu akzeptieren, weil wir ja ein gesundes Kind wollen. Dass wir voller Dankbarkeit sind, wenn wir ein gesundes Kind gebären, ist selbstverständlich, und ebenso selbstverständlich ist es, dass wir darüber hinaus noch andere Anliegen, Bedürfnisse und Ziele haben. Ansonsten könnte ja im täglichen Leben die Antwort auf ein Problem, eine Sorge oder einen Wunsch immer sein: »Warum denkst du darüber nach? Du bist gesund (oder: Deine Kinder sind gesund.) – sei dankbar und ertrage alles andere!« Wäre das nicht absurd?

Geburtsbericht: Schein und Sein

Silvia, erste Geburt

Mein Mann und ich wählten für die Geburt unserer ersten Tochter eine kleine Klinik mit niedriger Kaiserschnittrate, da wir uns eine sichere, aber zugleich möglichst natürliche Geburt wünschten. Selbstverständlich besuchten wir auch den Informationsabend der Klinik. Bei dieser »Storchenparty« trafen mein Mann und ich gemeinsam mit etwa 30 anderen Paaren auf einen freundlichen Arzt und eine nette Hebamme, die uns vorschwärmten, wie sicher und bedürfnisorientiert eine Geburt in ihrem Haus sei. Es gab gutes Essen und die Geburtszimmer waren wirklich schön. Tatsächlich hilfreiche Informationen, die mir persönlich bezüglich der Geburt weiterhelfen hätten können, bekam ich nicht. Ich wusste allerdings auch nicht, wie solche Informationen hätten aussehen können, und stellte keine Fragen – die Ärzte und Hebammen schienen schließlich genau zu wissen, was sie taten.

*Ich hatte bei der Geburt meines ersten Kindes das Glück eines ra-
schen Geburtsverlaufes, mit dem ich gut umgehen konnte. Ich
fühlte mich in der Klinik während der gesamten Geburt gut,
konnte klar sagen, was ich brauchte, konnte die Wehen gut verarbeiten – alles wunderbar. Als schließlich nach einigen Stunden
durchaus anstrengender Wehenarbeit mein Muttermund vollständig eröffnet war, kam die Hebamme und teilte mir mit, dass ihre
Schicht jetzt zu Ende sei und nun eine Kollegin zu mir komme.
(Beim Infoabend wurde uns noch versprochen, dass die Schichten
flexibel seien, und wenn eine Geburt dem Ende zugehe, bleibe die
Hebamme selbstverständlich noch.)*

*Auf eine solche Situation waren weder mein Mann noch ich vorbe-
reitet, mein Mann wusste nicht, wie lange die Geburt noch dauern
würde, und ich war völlig eingenommen von der Arbeit mit den intensiven Geburtswehen, also nickten wir beide brav. Die neue Hebamme kam, ich hatte bereits rasch aufeinanderfolgende Wehen und
wir dachten nicht daran, all die Dinge, die uns wichtig waren (kein
Dammschnitt, Nabelschnur auspulsieren lassen und so weiter) noch
einmal zu besprechen. Unsere erste Hebamme hatte uns außerdem
versichert, dass all dies sowieso schon selbstverständlich sei. Ich arbeitete weiter, spürte, dass ich gut vorankam, spürte mein Baby tiefer treten. Es war sehr anstrengend, aber ich fühlte mich gut und
hatte keinerlei Probleme mit dem Geburtsverlauf. Plötzlich kam
eine Ärztin ins Zimmer, die Hebamme und die Ärztin besprachen
sich leise, und als die nächste Wehe kam, beugte sich die Ärztin zwischen meine Beine und machte einen Dammschnitt. Ich wurde nicht
darüber informiert, ich wurde nicht gefragt und mir wurde auch
nichts erklärt; es wurde einfach geschnitten. Völlig überrumpelt
hatte ich plötzlich schon meine kleine Tochter im Arm und konnte
gar nicht fassen, dass die Geburt auf einmal vorüber war.*

*Obwohl mir nach einigen Gesprächen mit anderen jungen Müt-
tern klar wurde, wie gut die Geburt meines Kindes im Vergleich zu*

vielen anderen gelaufen war, ließen mich die Gedanken an dieses plötzliche Ende der Geburt nicht los. Ich hatte das Gefühl, etwas verpasst zu haben, denn an den tatsächlichen Moment der Geburt und den ersten Augenblick mit meiner Tochter hatte ich keine Erinnerung. Ich war schließlich noch mitten in der Geburtsarbeit und völlig unvorbereitet, als mir die Hebamme plötzlich meine Tochter in die Arme legte. Erst bei der Geburt meines zweiten Kindes erfuhr ich, wie viel ich tatsächlich verpasst hatte. Wenn damals jemand zu mir sagte: »Ach, das ist ja gar nichts, da hattest du noch Glück!«, *stimmte ich zögernd zu. Heute aber sage ich:* »Nein. Das war nicht in Ordnung. Gegen meinen Wunsch und ohne mein Einverständnis in einen harmonischen Geburtsverlauf einzugreifen, ist nicht nur nicht in Ordnung, es ist übergriffig.«*

Bei dieser Geburt wurde *einmal* in den Geburtsverlauf eingegriffen, und objektiv betrachtet, muss man den Frauen aus dem Bericht, die sagen: »Da hattest du noch Glück«, leider zustimmen, denn durchschnittlich verteilen sich in Deutschland auf eine Geburt beinahe *zwei* Interventionen. Das *muss* nicht so sein, denn mit den richtigen Informationen ist eine natürliche Geburt in der Klinik problemlos umsetzbar. Außerdem werden sich Interventionen für dich nicht übergriffig anfühlen, wenn du über sie bestimmen kannst. Auch dafür brauchst du die richtigen Informationen.

Verwechsle Schmerz nicht mit Schmerz

In meinen Vorbereitungsseminaren treffe ich überwiegend auf Frauen, die davon überzeugt sind, dass eine Geburt schlimmste Schmerzen verursacht.

Es werden dabei leider zwei Arten von Schmerz vermischt – mit der Folge, dass Frauen wie selbstverständlich davon ausgehen, aufgrund der zu erwartenden schrecklichen Schmerzen ohne Schmerzmittel oder PDA gar nicht gebären zu können. Viele Frauen kommen also bereits mit der Erwartung in die Klinik, eine Intervention zu benötigen. Sehen wir uns das mit den Schmerzen daher einmal an!

Der Wehen- und Geburtsschmerz

Ein Teil der Schmerzen ist zunächst einmal der Wehen- und Geburtsschmerz. Wie dieser Schmerz entsteht, werde ich dir später genau erklären – und auch, wie du damit umgehen kannst. Hier nur so viel in aller Kürze: Dieser Schmerz tritt in einer ganz speziellen Situation unter ganz speziellen Hormonzuständen auf, und du hast viele Möglichkeiten, ihn zu beeinflussen und mit ihm zu arbeiten. Wie immer sich dein ganz persönlicher Wehen- und Geburtsschmerz anfühlen wird: Es ist dein Körper, der dieses natürliche Gefühl entstehen lässt, um einen gesunden und normalen Vorgang durchzuführen. Es existiert also absolut kein Grund für deinen Körper, einen unerträglichen Schmerz entstehen zu lassen, weshalb er das im Normalfall auch nicht tut.

Der Interventionsschmerz

Wenn voreilig in einen Geburtsverlauf eingegriffen wird, hat das nichts mit einer natürlichen Schmerzentstehung zu tun. Denn dann wird das perfekte Hormonsystem gestört, dann wird die harmonische Arbeit deiner Gebärmutter in ein Ungleichgewicht gebracht, dann musst du mit Wehen umgehen, die künstlich erzeugt wurden, dann wirst du in Positionen gezwungen, die deine Beweglichkeit einschränken, dann nehmen Stress und Angst überhand, dann wird dein Baby in einem Tempo mit der Saugglocke herausgezogen, für das dein Gewebe nicht bereit ist, dann wird dein Bauch gedrückt oder dein Muttermund manipuliert, ohne dafür gemacht zu sein. In solchen Fällen entstehen große Schmerzen, die in keinerlei Zusammenhang mit einem natürlichen Wehenschmerz stehen.

Aber weil Frauen leider genau solche Dinge bei Geburten tagtäglich erleben, berichten sie von den Interventionsschmerzen, nennen sie jedoch Geburtsschmerzen. Und so erzählen Frauen weiter und immer weiter, wie schmerzhaft eine Geburt ist, während sie in Wahrheit von Schmerzen erzählen, die mit einem natürlich entstandenen Wehen- und Geburtsschmerz rein gar nichts zu tun haben.

Gedanken zur Umsetzung deiner Wunschgeburt in der Klinik

Vielleicht hat dich die Schilderung des Interventionsschmerzes verunsichert. Daher möchte ich noch einmal betonen, dass es für einen selbstbestimmten Umgang mit der Geburt notwendig ist, Informationen zu erhalten – auch wenn sie unbequem sind. Zugleich wirst du aber – wie ich dir bereits zu Beginn versichert habe – zu jeder Information, die dich verunsichern könnte, im Laufe des Buches Möglichkeiten aufgezeigt bekommen, um damit umzugehen.

Am Ende wirst du alles wissen, was du wissen musst, um den größtmöglichen Einfluss und die besten Voraussetzungen zur Umsetzung deiner gewünschten Geburt in der Klinik deiner Wahl zu haben. Dennoch empfehle ich dir, auch ein Seminar zur Vorbereitung auf Geburt und Elternschaft zu besuchen. Insbesondere die Übungen, Atemtechniken, Positionen und Unterstützungsmöglichkeiten für den Geburtsbegleiter können im direkten Kontakt einfach besser gezeigt, ausprobiert und für euch persönlich angepasst werden (mit Geburtsbegleiter meine ich in diesem Buch deinen Partner oder die vertraute Person, die du wählst, um bei der Geburt an deiner Seite zu sein). Idealerweise findest du in deiner Nähe ein *EigenSinn-Vorbereitungsseminar auf Geburt und Elternschaft*.[19] Ansonsten empfehle ich dir, einen Geburtsvorbereitungskurs bei einer Hebamme zu besuchen, die auch Hausgeburten anbietet oder im Geburtshaus arbeitet, denn diese Hebammen sind

Expertinnen für natürliche und selbstbestimmte Geburten. Darüber hinaus rate ich dir zu einem Stillvorbereitungskurs bei einer IBCLC-Stillberaterin. Was ich dir zurzeit *nicht empfehlen* kann, ist der Besuch eines Geburtsvorbereitungskurses in deiner Geburtsklinik. Diese Kurse bereiten Frauen meist vor allem darauf vor, brave Patientinnen zu sein, was nicht sehr hilfreich auf deinem Weg zur selbstbestimmten Geburt ist.

Wenn du dich auf die oben beschriebene Weise vorbereitest, hast du die bestmöglichen Chancen auf eine selbstbestimmte Geburt in der Klinik, denn du bist auf das Schlimmste vorbereitet, während du das Beste erwartest. Wenn du also manche Dinge doch nicht brauchst – wunderbar! Vergiss nicht: Wenn es 20 Jahre lang möglich war, in einer Klinik eine Interventionsrate von unter drei Prozent aufrechtzuerhalten, dann ist die Wahrscheinlichkeit, dass die Geburt deines Kindes ganz normal, harmonisch und ohne Komplikationen verläuft, prinzipiell sehr groß. Alles, was du dafür wissen musst, erfährst du in diesem Buch. Darüber hinaus erarbeiten wir Möglichkeiten, wie du dieses Wissen und deine Einstellungen und Wünsche in das Setting »Klinik« einbetten kannst, sodass du beides haben kannst: eine sichere und eine selbstbestimmte Geburt.

»Die Geburt ist eine mühevolle Arbeit, die aber durchwegs gut vonstattengeht, wenn es gelingt, der Gebärenden den Vorgang der Geburt, vor allem wie einfach alles von der Natur konzipiert ist, klarzumachen. Mit anderen Worten, Geburtshilfe ist ein Lehrproblem, ein Problem der Didaktik. Es geht vor allem darum, der Schwangeren und Gebärenden alles, was ihr und nur ihr jetzt widerfährt und widerfahren kann und was sie und nur sie dazu tun soll und kann, so einfach zu erklären, dass es ihr selbstverständlich wird. Wenn dies gelingt, ist auch das Schmerzproblem gelöst.«[20]

Prof. Dr. Alfred Rockenschaub

2. Was du wissen musst, um das medizinische Angebot sinnvoll nutzen zu können

Um mit Eingriffen in den Geburtsverlauf selbstbestimmt umgehen zu können, musst du wissen, welche Interventionen an Kliniken besonders häufig durchgeführt werden und welche Gründe dahinterstecken. Ein Vorteil der Klinikgeburt besteht darin, dass du – wenn es für dich wichtig wird – jederzeit Zugriff auf eine breite Palette an Hilfsmitteln hast, die den Geburtsverlauf unterstützen können. Gleichzeitig besteht aber genau darin auch die Gefahr: Wenn diese Mittel voreilig, unbedacht und im Übermaß eingesetzt werden, können sie viel Schaden anrichten. Eine unumstößliche Regel der Geburtshilfe sollte daher lauten: *Störe niemals einen Geburtsverlauf, mit dem Mutter und Kind gut zurechtkommen!*

Es spielt keine Rolle, wie langsam oder schnell eine Geburt voranschreitet, wie regelmäßig oder sprunghaft sich der Muttermund öffnet und wie lange eine Geburt schlussendlich dauert. So lange es Mutter und Kind gut geht, ist eine abwartende Haltung in Kombination mit einer respektvollen und bedürfnisorientierten Betreuung die beste Unterstützung für einen gesunden Geburtsverlauf. Mehr dazu erfährst du in Teil 2 des Buches.

Eine sinnvolle und hilfreiche Strategie für eine selbstbestimmte Klinikgeburt besteht darin, Interventionen nicht kategorisch abzulehnen, sondern Alternativen zu schaffen und somit Interventionen hinauszuzögern – so lange, bis sie für dich tatsächlich sinnvoll werden. Hierbei sind die Vorbereitung und die Zusammenarbeit mit deinem Geburtsbegleiter sehr wichtig.

Du wirst während der Geburt ganz mit der Geburtsarbeit beschäftigt und ausgelastet sein, und du wirst dich dieser Geburtsarbeit viel besser hingeben können, wenn du einen freien Kopf hast. Daher ist es wichtig, dass du dich vor der Geburt damit beschäftigst, wie du mit Interventionen umgehen möchtest. Außerdem sollte dein Geburtsbegleiter darüber Bescheid wissen, was du dir wünschst, und auch dazu bereit sein, diese Wünsche nach außen zu tragen und – wenn es tatsächlich sein muss – zu verteidigen. Man könnte sagen, bei der Geburt bist du für den Körper zuständig und dein Geburtsbegleiter für den Kopf.

Sinn und Unsinn von Eingriffen in den Geburtsverlauf

Um zu verstehen, ob ein Eingriff dem Geburtsverlauf, deinem Baby und dir nützt oder schadet, müssen wir überlegen, wann Interventionen sinnvoll sind.

Wenn es dem Baby nicht mehr gut geht

Das ist selbstverständlich der sinnvollste Grund für eine Intervention und das Kriterium, das in Kliniken ohnehin an oberster Stelle steht. Wenn es tatsächlich zu einer kritischen Situation für dein Baby kommen sollte, wird in der Klinik rasch und effizient gehandelt, indem jene Intervention gesetzt wird, die notwendig ist; das sollte natürlich erst erfolgen, nachdem du informiert wurdest und deine Einwilligung gegeben hast. Eine solche Situation tritt sehr selten ein, aber wenn es dazu kommt, musst du dem Klinikpersonal vertrauen. Genau darum bist du ja wahrscheinlich in einer Klinik, um in einer solch akuten Situation alle medizinischen Ressourcen ausnutzen zu können. Das ist das Gute an deiner Entscheidung für eine Klinikgeburt: Die Gesundheit deines Babys steht dort unumstößlich an der Spitze der Prioritätenliste, und wenn dein Baby tatsächlich in Gefahr ist, dann werden umgehend alle medizinischen Möglichkeiten genutzt.

Wenn es dir nicht mehr gut geht

Du wirst erstaunt sein, wie fantastisch dein Körper bei der Geburt deines Babys arbeitet und wie viel wunderbare Kraft in ihm steckt. Dennoch durchläuft jede Frau während einer Geburt ein ganzes Universum an Gefühlen. Die körperliche Intensität der Wehen und ihr ungewisser Verlauf mit all seinen Veränderungen kann dich im Laufe der Geburt immer wieder an eine Grenze bringen. Das ist ganz normal, und du wirst merken, dass du in einer solchen Situation Zeit und liebevolle Unterstützung brauchst, um in diesem Grenzbereich neue Möglichkeiten auszuloten oder Altbewährtes durchzuhalten, bis sich der neue Rhythmus eingespielt hat.

Wenn du aber trotz deiner Geduld und trotz unterschiedlicher Varianten irgendwann spürst, dass der Schmerz oder die Anstrengung ein erträgliches Maß, mit dem du arbeiten kannst, schon länger verlassen hat, dann geht es dir nicht mehr gut. Du alleine bestimmst darüber, wann du Hilfe brauchst.

Die häufigsten Eingriffe

Auf den folgenden Seiten geht es um ein Thema, das bislang keine Beachtung in den Vorbereitungskursen findet. Ich bin davon überzeugt, dass klare Informationen zu den gängigen Interventionen in Kliniken die einzige Möglichkeit sind, um dir einen kompetenten Umgang damit zu ermöglichen. Die Interventionszahlen sind tatsächlich – wie du gleich sehen wirst – nicht besonders ermutigend. Ich kann dazu nur sagen: Wenn du beschließt, im April Urlaub in Österreich zu machen, dann kannst du hoffen, dass die Sonne scheint. Wenn du allerdings losfährst, ohne den Wetterbericht zu lesen, und den Regenschirm zu Hause lässt, dann kannst du dir zwar mit dem Kopf im Sand strahlenden Sonnenschein ausmalen, wahrscheinlich wirst du aber ungeschützt und frierend im Regen stehen.

Ja, in Kliniken ist die Wahrscheinlichkeit, einen Interventionsregen zu erleben, leider recht hoch. Du kannst die Zahlen erst einmal einfach nur mit staunendem Kopfschütteln lesen, entmutigen lassen musst du dich davon nicht. Wir beschäftigen uns detailliert mit jeder einzelnen Intervention, und du wirst erfahren, aus welchen Gründen sie eingesetzt wird, in welchen Situationen sie tatsächlich sinnvoll ist, wann du sie besser noch hinauszögerst und welche alternativen Handlungsmöglichkeiten du hast. Es geht los!

Die häufigsten Interventionen in Kliniken

- PDA oder andere Anästhesien: 66,9 Prozent
- Schmerzmittel: 29,8 Prozent
- Zervixreifung[21] und Geburtseinleitung: 29,1 Prozent
- Wehenmittel: 26,3 Prozent
- Dammschnitte: 19,2 Prozent
- ungeplante Kaiserschnitte: 16,2 Prozent
- geplante Kaiserschnitte: 14 Prozent
- Saugglocke: 6,9 Prozent
- Kristeller-Handgriff: nicht dokumentiert

Im Vergleich dazu im Folgenden die Zahlen der außerklinischen Geburtshilfe. Diese sind deshalb als Vergleichswert interessant, da gesunde Frauen mit gesunden Babys davon ausgehen können, dass bei einer kompetenten Geburtsbegleitung auch in der Klinik nicht mehr Eingriffe notwendig sind als an außerklinischen Geburtsorten.

Die häufigsten Interventionen an außerklinischen Orten

- PDA oder andere Anästhesien: 0 Prozent
- Schmerzmittel: 10,8 Prozent
- Zervixreifung und Geburtseinleitung: 0 Prozent

- Wehenmittel: 1,9 Prozent
- Dammschnitte: 3,3 Prozent
- ungeplante Kaiserschnitte (nach Verlegung): 5,6 Prozent
- geplante Kaiserschnitte: 0 Prozent
- Saugglocke: 2,7 Prozent
- Kristeller-Handgriff: nicht dokumentiert

Schmerzmittel und PDA

Schmerzmittel, die den Wehenschmerz tatsächlich dämpfen können, müssen eine sehr starke Wirkung haben, und Medikamente, die stark wirken, haben immer auch Nebenwirkungen. Es existiert kein Schmerzmittel, das dir eine schmerzfreie Geburt ermöglicht, dein Empfinden und dein Baby aber ansonsten nicht beeinträchtigt. Das ist wichtig zu wissen, denn deine Erwartungen an ein Schmerzmittel oder eine PDA sind die Basis, aufgrund der du Entscheidungen triffst. Wir sehen uns daher nun an, welche Schmerzmittel in Kliniken besonders häufig eingesetzt werden, wie sie wirken und welche Nebenwirkungen sie haben.

Krampflösende Mittel

Bei beginnenden Wehen oder zur Entspannung des Muttermundes wurde lange Zeit am Anfang einer Geburt *Buscopan* gegeben, welches eine krampflösende Wirkung hat. Leider wurde das Monopräparat vom Markt genommen und die erhältlichen Kombinationspräparate enthalten Wirkstoffe, die für die Geburt nicht förderlich sind. Viele Hebammen haben einen großen Erfahrungsschatz den Einsatz pflanzlicher, alternativer Mittel betreffend, weshalb du gerne die Hebamme nach einer Alternative zu *Buscopan* fragen kannst. Ziel eines krampflösenden Mittels ist es, dass du bei unregelmäßigen Wehen und langsamem Geburtsbeginn noch einmal etwas schlafen oder dich ausruhen kannst und sich auch dein Muttermund entspannt.

Lachgas

Immer häufiger wird in Kliniken Lachgas als Schmerzmittel eingesetzt. Dieses wird über eine Atemmaske aufgenommen und hat eine unmittelbare Entspannung zur Folge. Häufig werden alle Empfindungen und auch die Umgebung gedämpft wahrgenommen, daher wird die Wirkung oft mit der eines leichten Rausches verglichen. Über die Dosierung kannst du meist selbst bestimmen, indem du die Maske nach Bedarf auf- oder absetzt. So schnell das Lachgas wirkt, so schnell verliert es seine Wirkung auch wieder. Sobald die Maske abgesetzt wird und du ein paar Atemzüge ohne Lachgas atmest, verfliegt der Effekt.

Mögliche Nebenwirkungen:

• Übelkeit und Erbrechen

• Schwindel

• All deine Empfindungen sind – wie bei einem leichten Rausch – etwas eingeschränkt, und es fällt dir wahrscheinlich schwerer, dich auf dein Baby zu konzentrieren.

Wirkung auf dein Baby:
Das Lachgas kommt natürlich auch beim Baby an, da du es einatmest, und ruft vermutlich eine ähnliche Wirkung hervor wie bei dir.

Langfristige Auswirkungen:
Eine Langzeitstudie aus den USA zeigte, dass sich durch die Anwendung von Lachgasen (sowie Opiaten und Barbituraten) während der Geburt das Risiko des Babys, im Erwachsenenalter drogensüchtig zu werden, um das 4,7-fache erhöht.[22]

Hilfreich in folgenden Situationen[23]:

- Nach einer eingeleiteten Geburt: Um in einen natürlichen Geburtsverlauf zu finden, ist es nach einer Geburtseinleitung sinnvoll, weitere Interventionen möglichst zu vermeiden. Gleichzeitig sind künstlich erzeugte Wehen meist viel schmerzhafter als natürlich entstandene, daher ist das Lachgas eine Möglichkeit, um auf heftige Einleitungswehen zu reagieren.

- Wenn sich die Wehen sehr plötzlich verstärken: Wie du mit einem sich plötzlich verändernden Geburtsrhythmus umgehen kannst, erfährst du in Teil 2 des Buches. Wenn das für dich nicht klappt, kann dir das Lachgas Pausen verschaffen, in denen du neue Kraft für einen weiteren Anlauf tanken kannst.

- Wenn du emotional an deine Grenzen kommst: Manche Frauen empfinden den ungewissen Verlauf der Geburt als große Belastung. Auch ein emotionales Tief kann während der Geburt plötzlich und heftig kommen. Wie du einer solchen Situation vorbeugen oder damit umgehen kannst, erfährst du in Teil 2, Kapitel 3. Das Lachgas kann dir helfen, dich auch emotional wieder zu fangen.

Analgetika
Analgetika werden durch eine Spritze (oder den Venenkatheter) verabreicht, wirken stark schmerzlindernd und sollen den Wehen die Schmerzspitzen nehmen. Sie lassen die Schmerzen also nicht einfach verschwinden, sondern schwächen sie – je nach Dosis und persönlichem Empfinden – mehr oder weniger ab. Manchen Frauen gelingt es dadurch, sich wieder viel besser zu entspannen oder gar für eine Zeit lang wegzudösen. Die Wirkung hält etwa zwei Stunden an, wobei du frühestens nach vier Stunden eine wei-

tere Dosis erhalten kannst. Analgetika enthalten Opioide. Am häufigsten werden die Schmerzmittel *Dipidolor* und *Dolantin* verwendet.

Mögliche Nebenwirkungen:
Es kann sein, dass du dich durch Analgetika wie betrunken und nicht mehr ganz bei dir fühlst. Außerdem treten immer wieder Übelkeit und Erbrechen auf. Auch Herzrasen und Unruhe sind mögliche Nebenwirkungen.

Wirkung auf dein Baby:
Über den Blutkreislauf erreicht das Medikament auch dein Baby und wirkt bei ihm genauso wie bei dir. Eventuell beeinflusst die Wirkung auch die Herztöne deines Babys, da es durch das Medikament sehr schläfrig wird. Ein Schmerzmittel, das Opiate enthält, kann zu einer Atemdepression bei deinem Baby führen, wenn es bald nach der Gabe des Medikamentes geboren wird. Das ist für dich wichtig zu wissen, damit du nicht erschrickst, sondern weißt, woran es liegt, wenn dein Baby nach der Geburt beim Atmen Unterstützung braucht.

Langfristige Auswirkungen:
Eine Langzeitstudie aus den USA zeigte, dass sich durch die Anwendung von Opiaten (sowie Lachgas und Barbituraten) während der Geburt das Risiko des Babys, im Erwachsenenalter drogensüchtig zu werden, um das 4,7-fache erhöht.

Hilfreich in folgenden Situationen:
Wenn der Wehenschmerz trotz aller Vorbereitung und trotz aller Versuche, damit umzugehen (alles dazu in Teil 2, Kapitel 1), das Maß, mit dem du arbeiten kannst, für längere Zeit übersteigt, alternative Methoden keine Besserung bringen und auch ein kurz-

fristiges Mittel, wie zum Beispiel Lachgas, nicht hilft, kann es sinnvoll für dich sein, auf ein Analgetikum zurückzugreifen.

PDA

Eine PDA, also eine Periduralanästhesie, ist eine Narkosetechnik, die die Weiterleitung des Schmerzsignals vom Rückenmark an das Gehirn verhindert. Dafür wird eine kleine Menge eines Betäubungsmittels in den Periduralraum – also den mit Flüssigkeit gefüllten Bereich, der das Rückenmark umgibt – gespritzt. Durch die Betäubung der Nerven in diesem Bereich wird die Weiterleitung des Schmerzes blockiert.

Eine PDA besteht meist aus einem Lokalanästhetikum und aus einer Mischung von Opiaten. Es ist üblich, einen Zugang in den Periduralraum zu legen, sodass die Dosis bei Bedarf jederzeit erhöht werden kann. Das Ziel der PDA ist es, den Wehenschmerz zu dämpfen, ohne das Gefühl für die Wehen komplett zu verlieren.

Häufig wird in Kliniken bereits eine »Walking PDA« angeboten. Bei dieser Variante musst du nicht im Bett liegen, sondern kannst dich (theoretisch) weiterhin frei bewegen. Um diesen Effekt zu erzielen, werden weniger, beziehungsweise andere Lokalanästhetika eingesetzt. Tatsächlich wirkt eine PDA aber – selbst bei dieser Variante – bei jeder Frau anders. Wenn die PDA sehr stark wirkt, verlieren viele Frauen das Gefühl für die Wehen und oft sogar das Gefühl in den Beinen, sodass sie nicht mehr vom Bett aufstehen können. Es kann auch sein, dass die PDA zu schwach oder nur einseitig wirkt, sodass sie nicht zum Wohlbefinden beiträgt.

Interessanterweise sind Frauen, die eine PDA hatten, tendenziell unzufriedener mit dem Geburtserlebnis, selbst wenn sie weniger Schmerzen hatten.[24] Möglicherweise ist die Erwartungshaltung an eine PDA zu hoch.

Mögliche Nebenwirkungen:

- Kreislaufprobleme, die zwar gut behandelt werden können, die Frau aber oft in eine liegende Lage zwingen

- Fieber

- sehr starke Kopfschmerzen am Tag nach der Geburt

- einseitige Wirkung: Manchmal wirkt die PDA nur auf einer Seite, während die andere Körperhälfte nach wie vor die Wehen unverändert spürt. In diesem Fall kannst du dich sogleich auf die wirkungsfreie Seite drehen, sodass sich die Flüssigkeit besser verteilt und auch die zweite Körperhälfte gut erreicht.

- Die Geburt selbst dauert mit einer PDA bis zu drei Stunden länger, und sehr häufig werden die Wehen nach einer PDA wieder künstlich verstärkt.

- Du brauchst wahrscheinlich einen Urinkatheter, da es sein kann, dass du das Gefühl für deine Blase verlierst.

- Eine PDA hemmt die Ausschüttung natürlicher Geburtshormone und beeinflusst somit intensiv das Erleben der Geburt. Frauen, die ohne Schmerzmittel gebären, beschreiben oft einen Zustand höchster Konzentration, während sie zugleich ganz in sich gekehrt sind und sich mit fortschreitendem Geburtsverlauf bewusst immer mehr der intuitiven Geburtsarbeit ihres Körpers überlassen. Diesen körperlichen Vertrauenszustand erleben Frauen, die eine PDA erhielten, meist nicht.

- Wenn die PDA in die Geburtsphase hineinwirkt, spürst du auch die Geburtswehen nicht so deutlich und kannst weniger gut mitarbeiten. Dadurch wird nach einer PDA häufiger mit der Saugglocke nachgeholfen, um das Baby zur Welt zu bringen.

Wirkung auf dein Baby:

- Indem du das Gefühl für deinen Bauch verlierst, verlierst du auch das Gefühl für dein Baby und kannst nicht mehr so gut mit ihm zusammenarbeiten, was deinem Baby die Geburt erschwert.

- Normalerweise nimmst du während der Wehen selbst ganz automatisch eine Position ein, die dir guttut. Diese Position ist gleichzeitig auch jene Position, in der der Druck auf das Köpfchen deines Babys am geringsten ist. Ohne Gefühl spürst du nicht mehr, welche Position dir und deinem Baby guttut, weshalb es für dein Baby schwieriger wird, durch dein Becken zu finden.

- Wenn du aufgrund der PDA liegst, erschwert das deinem Baby die Geburt. Durch die deutlich längere Geburtsphase verbringt dein Baby sehr viel mehr Zeit in der Enge des Geburtskanals.

- Die PDA sollte möglichst nur in der mittleren Eröffnungsphase gegeben werden, da sie die Geburtsphase stark behindert.

- Zu Langzeitfolgen der PDA, Schmerzmittel und Opiate existieren leider kaum Studien. Einige wenige Untersuchungen deuten darauf hin, dass Babys, deren Mütter eine PDA erhielten, größere Schwierigkeiten hatten, an der Brust zu trinken, dass diese Mütter weniger lange stillten und häufiger das Gefühl hatten, zu wenig Milch zu produzieren.[25,26]

Langfristige Auswirkungen:
Da eine PDA Opioide enthält, erhöht sich das Risiko des Babys, im Erwachsenenalter drogensüchtig zu werden, um das 4,7-fache. Ansonsten existieren noch keine Langzeitstudien zu den Auswirkungen einer PDA.

Hilfreich in folgenden Situationen:

• Wenn die Geburt bereits sehr lange dauert, dir die Kraft ausgeht und du dringend eine Erholungspause brauchst, kann dir eine PDA möglicherweise eine solche verschaffen.

• Wenn du aus irgendeinem Grund bereits liegen musst, dir diese Position aber sehr unangenehm ist, kann eine PDA Erleichterung bringen.

• Selbstverständlich gibt es noch viele weitere, individuelle Situationen während einer Geburt, in welchen eine PDA hilfreich sein kann. Sprich mit deinem Geburtsbegleiter und deiner Hebamme und verlass dich auf dein eigenes Gefühl, dann triffst du bestimmt die beste Entscheidung für dich und dein Baby – egal ob du dich für oder gegen eine PDA entscheidest!

Selbstbestimmte Geburtsarbeit trotz PDA
Häufig wird davon ausgegangen, dass Frauen, die das Gefühl in den Beinen verlieren, nachdem ihnen eine PDA gesetzt wurde, nur noch im Bett liegen können. Tatsächlich gibt es aber einige Möglichkeiten, dennoch in Bewegung zu gebären – trotz PDA. Dafür brauchst du allerdings die Unterstützung der Hebamme und des Geburtsbegleiters, weshalb du mit der Hebamme im Erstgespräch besprechen solltest, wie intensiv sie dich betreuen kann, sollte eine PDA gelegt werden.

Die Wirkung der PDA betrifft die Beine, die Hüfte und den Bauch, nicht aber den restlichen Oberkörper, die Arme und den Kopf. Außerdem beeinflusst die PDA nur die Muskeln, nicht aber die Knochen. Der Körper kann also nach wie vor stützen – wenn die schwer beweglichen Körperteile in die richtige Lage gebracht werden.

Du kannst deinen Oberkörper und vor allem deine Arme einsetzen, um deinen Körper in eine aufrechte Position zu bringen. So besteht die Möglichkeit, trotz PDA auf einem Luftkissen zu sitzen oder die Vierfüßler-Position einzunehmen, sodass das Becken beweglich bleibt. Du kannst versuchen, die Bewegungen von den Armen, dem Oberkörper und dem Kopf aus zu steuern. Bitte die Hebamme und deinen Geburtsbegleiter darum, dir in eine aufrechte Position zu helfen. Wenn du ein langes Tuch unter deine Fußsohlen legst, dessen Enden du in deinen Händen hältst, kannst du deine Beine auch selbst durch die Kraft der Arme bewegen. Dadurch unterstützt du den Geburtsverlauf trotz PDA und hilfst deinem Baby bei der Geburtsarbeit, auch wenn du die Wehen nicht mehr so gut spürst. Dein Geburtsbegleiter kann, zum Beispiel während du auf dem Luftkissen sitzt, dein Kreuzbein massieren. Durch die kräftige Bewegung kommt auch Bewegung in deine Hüften, was deinem Baby die Geburtsarbeit erleichtert.

Pudendusblock

In der Geburtsphase selbst – also wenn dein Baby wirklich zur Welt kommt – kann der Pudendusblock eingesetzt werden. Dabei wird ein Lokalanästhetikum in die Nerven des Damms gespritzt, sodass das Gewebe rund um die Scheide betäubt wird. Das führt dazu, dass das Durchtreten des Köpfchens kaum spürbar ist. Das klingt erst einmal sehr verlockend, aber im Nachhinein bedauern es viele Frauen, bei der tatsächlichen Geburt ihres Babys gar kein Gefühl dafür gehabt zu haben.

Mögliche Nebenwirkungen:
Es besteht die Möglichkeit einer allergischen Reaktion auf das Betäubungsmittel.

Wirkung auf dein Baby:
Für das Baby besteht eine Verletzungsgefahr durch die Nadel.

Sinnvoll in folgenden Situationen:
Manche Frauen haben solche Angst vor dem Durchtritt des Köpfchens, dass sie in der Geburtsphase nicht richtig mitarbeiten. Bevor du die Geburt unterdrückst, solltest du nach einem Pudendusblock fragen.

Warum Schmerzmittel so häufig eingesetzt werden
Es gibt zahlreiche Gründe dafür, dass Schmerzmittel unter der Geburt so häufig zum Einsatz kommen; die wichtigsten wollen wir uns hier einmal genauer anschauen.

Ermessensspielraum der Fachpersonen
Wie rasch Schmerzmittel angeboten werden und wie großzügig mit diesen während der Geburt umgegangen wird, hängt teilweise von der Haltung der Fachpersonen vor Ort ab. Die einen setzen auf eine stärkende emotionale Begleitung und reizen alle alternativen Methoden zur Schmerzlinderung aus, bevor sie überhaupt ein Schmerzmittel anbieten. Andere hingegen bieten rasch ein Schmerzmittel an, da sie eine medizinische Geburtshilfe befürworten.

Schlechtes Betreuungsverhältnis
Wenn eine Hebamme mehrere Frauen gleichzeitig betreuen muss und außerdem noch die Geburtsverläufe all dieser Frauen dokumentieren soll, wenn Ärzte von einem Patienten zum nächsten

hetzen, weil die Stationen unterbesetzt sind, dann sind es diese Arbeitsbedingungen, die dazu führen, dass Frauen rasch Schmerzmittel angeboten bekommen oder sie zu einer PDA gedrängt werden. Weder Hebammen noch Ärzte können sich dreiteilen, und vielleicht erscheint es ihnen mitunter als einziger Weg, ihr Arbeitspensum überhaupt noch bewältigen zu können, dass eine Frau für eine Zeit lang »ruhiggestellt« wird.

Viele Frauen glauben, dass die gesamte Geburt hindurch eine Hebamme bei ihnen im Zimmer ist. Weil sie im Vorfeld meist nicht darauf hingewiesen werden, dass die Hebamme das nicht leisten kann, fühlen sich viele Frauen alleingelassen, was zu Angst und Stress führt. Frauen, die während der Geburt Stress verspüren, haben deutlich stärkere Schmerzen und brauchen daher auch schneller ein Schmerzmittel.

Das Problem des Anbietens eines Schmerzmittels oder einer PDA besteht darin, dass eine Geburt wirklich anstrengend ist, und sich während dieser mühevollen Arbeit jede Frau Erleichterung wünscht. Hast du schon einmal gefastet? Stell dir vor, du beschließt, drei Tage lang zu entschlacken. Du weißt, dass dir das guttut, dass es gesund ist, und du möchtest diese drei Tage nur mit Tee und Wasser durchhalten. Wie gut, denkst du, wird dir das gelingen, wenn es alle zwei Stunden an deiner Tür läutet und dir ein großes Tablett voller verführerischer Gerichte vor die Nase gehalten wird mit der Aufforderung, doch zuzugreifen?

Alternativen zu Schmerzmitteln

Eine liebevolle und fürsorgliche Betreuung durch die Hebamme, deinen Geburtsbegleiter oder eine Doula ist die beste Methode der Schmerzlinderung. Fast jede Frau gelangt während der Geburt irgendwann an eine Grenze und wünscht sich Erleichterung. Wenn du in so einer Grenzsituation eine Begleitung an deiner Seite hast, die dich bestärkt und dir sagt, wie toll du deine Arbeit machst, wie

kräftig dein Baby mithilft und wie wunderbar die Geburt voran-
geht, dann schöpfst du allein aus solch einer Ermutigung neue
Kraft. Und wenn du gar eine Hebamme an deiner Seite hast, die
die Erfahrung und Weisheit besitzt, dich durch ein Tief zu führen,
indem sie dir zu verstehen gibt, dass auch eine Erschöpfung kein
Problem ist, weil sie noch viele Unterstützungsmöglichkeiten in
ihrem Repertoire hat, dann wird allein die Anwesenheit dieser
wunderbaren Hebamme mehr bewirken als ein hochdosiertes
Schmerzmittel.

Alternative Möglichkeiten zur Schmerzlinderung, die Hebammen in Kombination mit ihrer liebevoll unterstützenden Anwesenheit gerne anbieten, sind Wärme, Bewegung, Akupunktur,
pflanzliche Schmerzmittel, Massagen, ein warmes Bad oder ein
Magnesium-Spray für den Bauch.

Dein selbstbestimmter Umgang mit Schmerzmitteln

Überlege selbst, welchen Umgang mit Schmerzmitteln du dir
wünschst. Möglichkeiten für einen selbstbestimmten Umgang
können folgende sein:

- *Vorbeugen:* Indem du im Erstgespräch mit der Hebamme darum bittest, keine Schmerzmittel und keine PDA angeboten zu
  bekommen, beugst du einer Situation vor, in der du vielleicht
  nicht widerstehen kannst. Wenn du von dir aus darum bittest,
  erhältst du selbstverständlich ein Schmerzmittel.

- *Teamarbeit mit deinem Geburtsbegleiter:* Wenn dein Geburtsbegleiter weiß, dass du kein Schmerzmittel angeboten bekommen
  möchtest, dies aber dennoch passiert, kann er das Gespräch für
  dich abfangen. Er kann die Hebamme beiseite nehmen und
  noch einmal mit ihr besprechen, dass du selbst Bescheid gibst,
  wenn du Hilfe in Form eines Schmerzmittels brauchst.

- *Einen gut vorbereiteten Geburtsbegleiter zur Geburt mitnehmen:* Wenn dein Geburtsbegleiter weiß, wie normale Geburten verlaufen können, wie Frauen mit der Wehenarbeit umgehen können und warum ein sparsamer Umgang mit Interventionen dir und deinem Baby zugutekommt, wird er dein Verhalten bei der Geburt und deine Ansprüche an den Geburtsverlauf besser verstehen und unterstützen können. Geburtsbegleiter, die gut informiert und vorbereitet sind, bemitleiden ihre Frauen weniger und beteiligen sich dafür aktiver an der Geburt, was einen starken positiven Einfluss auf den Geburtsverlauf hat.

- *Kenne deine Handlungsmöglichkeiten:* Je intensiver du dich auf die Wehenarbeit und den Umgang mit Anstrengung und Schmerz vorbereitest (siehe Teil 2, Kapitel 1), umso leichter wirst du mit einer schmerzhafteren Phase der Geburt umgehen können.

- *Es geht nicht darum, Schmerzmittel kategorisch abzulehnen:* Wenn du dich selbstbestimmt während der Geburt für ein Schmerzmittel entscheidest, dann triffst du eine gute Entscheidung. Bleib daher noch offen und versteife dich nicht auf eine bestimmte Vorgehensweise, denn ob ein Schmerzmittel, eine PDA oder ein anderer Eingriff in die Geburt tatsächlich sinnvoll ist, zeigt sich in letzter Konsequenz erst während des Geburtsverlaufs.

Künstliche Einleitung der Geburt

Da eine Geburt meist aufgrund einer Terminüberschreitung eingeleitet wird, möchte ich an dieser Stelle zwei Begriffe klären: Terminüberschreitung und Übertragung. Wenn der errechnete Geburtstermin um einen oder mehrere Tage überschritten wurde, spricht man von einer *Terminüberschreitung*. Eine echte Übertragung hingegen beginnt erst ab der Schwangerschaftswoche 42 + 1. Eine Terminüberschreitung ist keine Übertragung!

Eine der häufigsten Interventionen stellt die Einleitung bei Terminüberschreitung dar: Beinahe jede dritte Frau erhält ein Medikament zur Geburtseinleitung. Dies geschieht entweder durch die Gabe einer synthetischen Form des Oxytocins, also des Hormons, das der Körper normalerweise während des Geburtsvorgangs selbst produziert (meist verabreicht in Form von *Oxytocin Hexal®* oder *Syntocinon*), oder durch Prostaglandine. Während bei einem natürlichen Geburtsbeginn das Oxytocin in winzig kleinen Mengen und abwechselnd mit Endorphinen ausgeschüttet wird – welche deine Schmerztoleranz steigen lassen –, wird bei einer Einleitung der Oxytocinersatz kontinuierlich gegeben. Das führt häufig dazu, dass die Wehen sehr plötzlich und stark beginnen und außerdem viel heftiger und schmerzhafter erlebt werden. Du hast also viel weniger Zeit, um dich auf die Wehen einzustellen, und dein Schmerzerleben kann so intensiv sein, dass du rasch Hilfe in Form eines Schmerzmittels brauchst.

Eine eingeleitete Geburt *beginnt* also nicht einfach nur künstlich und verläuft dann so, wie sie sowieso verlaufen wäre. Die Einleitung einer Geburt verändert den gesamten Geburtsverlauf *nachhaltig*, indem sie zum einen dein persönliches Empfinden stark beeinflusst und außerdem zu gewissen Risiken beiträgt:[27]

Risiken einer Geburtseinleitung

- Die Wahrscheinlichkeit einer PDA und eines Kaiserschnitts verdoppelt sich annähernd.

- Die Wahrscheinlichkeit für den Einsatz von wehenfördernden Mitteln erhöht sich um 60 Prozent.

- Die Wahrscheinlichkeit einer vaginal-operativen Geburt (unter Einsatz von Saugglocke oder Zange) erhöht sich um 30 Prozent.

- Die Wahrscheinlichkeit, dass es zu einem Geburtsstillstand kommt, verdoppelt sich beinahe.

- Ebenso verdoppelt sich annähernd die Wahrscheinlichkeit einer verstärkten Nachblutung.

- Eingeleitete Geburten können eine Gebärmutterüberstimulation auslösen, was zu sehr schmerzhafter Wehentätigkeit ohne Pausen führt.

- Auch dein Baby können künstliche, heftige Wehen stark stressen und zu schlechten Herztönen führen.

- Die schwerwiegendste und häufigste Komplikation nach einer Gabe des synthetischen Oxytocins stellen die Dauerkontraktion der Gebärmutter – also extrem starke Wehen ohne Pause – und der damit einhergehende gefährliche Sauerstoffmangel beim Kind dar. Diese Komplikation tritt laut Packungsbeilage bei mehr als einer von zehn Frauen auf, die dieses Medikament erhalten.

Das künstliche Oxytocin darf laut Gebrauchsanweisung in folgenden Fällen nicht angewendet werden:

- bei einer Allergie gegen Oxytocin, Chlorobutanol oder Ethanol

- bei Mehrlingsschwangerschaften

- bei Präeklampsie

- Nach der Anwendung von Prostaglandinen ist eine mindestens sechsstündige Pause vor der Gabe von *Syntocinon* oder *Oxyto-*

cin Hexal® erforderlich, da sich diese Medikamente gegenseitig verstärken können.

Warum werden so viele Geburten eingeleitet?

Eine Schwangerschaft dauert durchschnittlich 40 Wochen. Jedes Baby, das zwischen der Schwangerschaftswoche 37 + 0 und 42 + 0 zur Welt kommt, wurde termingerecht geboren.[28] Erst ab 42 + 1 wird von einer Übertragung gesprochen. Dennoch werden Geburten immer früher eingeleitet. Mittlerweile ist es an vielen Kliniken üblich, bereits sieben Tage nach dem errechneten Termin einzuleiten. Gerechtfertigt wird das mit einer Studie, die zu dem Ergebnis kam, dass sich die Gefahr der Säuglingssterblichkeit ab der Woche 41 + 0 erhöht.[29] Dieses Ergebnis wurde jedoch nicht an Frauen abgelesen, die tatsächlich bis 42 + 0 und darüber hinaus schwanger waren, sondern lediglich errechnet. Das Ergebnis der Studie ist also lediglich eine statistische Wahrscheinlichkeitsrechnung, *die nicht in der Realität überprüft wurde.* Der Deutsche Hebammenverband kritisiert, dass dadurch die Gefahr einer Terminüberschreitung künstlich aufgeblasen wurde.[30] Nach wie vor existiert keine Studie, die tatsächlich einen Zusammenhang zwischen Terminüberschreitung und Sterblichkeitsrisiko nachweisen kann. Einen Hinweis, der für ein abwartendes Vorgehen spricht, liefert Finnland. Dort gebären europaweit die meisten Frauen nach der vollendeten 42. Schwangerschaftswoche, gleichzeitig hat Finnland eine der niedrigsten Totgeburtenraten. Eine Analyse mehrerer Studien kommt zu dem Schluss, dass ein abwartendes Verhalten bei Terminüberschreitung bei gesunden Schwangeren bis zur Woche 41 + 6 *kein erhöhtes Risiko* im Vergleich zur Vorwoche bereithält.[31] Wenn du die Woche 41 + 0 erreicht hast, liegt die Wahrscheinlichkeit, dass die Geburt innerhalb von sieben Tagen beginnt, bei 90 Prozent.[32]

Gute Gründe, um eine Geburt einzuleiten

In manchen Situationen ist es durchaus sinnvoll und wichtig, die Geburt einzuleiten:

- *Eingeschränkte Plazentafunktion und Wachstumsstopp*
  Eine Terminüberschreitung stellt für das Baby dann eine Gefahr dar, wenn die Plazentafunktion eingeschränkt ist. Dabei ist unerheblich, wie weit der errechnete Termin überschritten wurde. Wenn das Baby nicht mehr ausreichend versorgt wird, muss selbstverständlich interveniert werden, aber nicht rein vorsorglich aufgrund einer Terminüberschreitung.

- *Präeklampsie*
  Eine Präeklampsie (Schwangerschaftsvergiftung) ist eine Erkrankung in der Schwangerschaft, die sehr häufig leicht verläuft und nicht behandelt werden muss. Manchmal nimmt sie aber auch einen schweren Verlauf, der dazu führen kann, dass das Baby nicht mehr ausreichend versorgt wird und bei dir Vergiftungserscheinungen auftreten.

- *Vorzeitiger Blasensprung in Kombination mit erhöhten Entzündungswerten*
  Wenn Keime zu deinem Baby gelangt sind und somit die Gefahr einer Infektion steigt, ist es sinnvoll, den Geburtsbeginn herbeizuführen.

In vielen Kliniken ist es üblich, dich ab dem errechneten Geburtstermin alle zwei Tage zur Kontrolle einzubestellen. Jedes Mal triffst du dort auf andere Ärzte, andere Krankenschwestern, andere Hebammen. Die einen werden dich darin bestärken, deinem Baby Zeit zu geben, die anderen werden dir sagen, dass es unverantwortlich sei, noch zu warten. Ich verstehe jede Frau, die sich so zu einer

Einleitung überreden lässt, aber ich finde es ganz und gar nicht in Ordnung, einer hochschwangeren Frau – meist völlig unbegründet – Angst zu machen.

Arztgespräche: Unterscheide ehrliche Aufklärung und Angstmacherei

Während eines Arztgesprächs zum Thema Geburtseinleitung kannst du auf das Auftreten der Fachkraft und die Art, wie mit dir gesprochen wird, achten, um herauszufinden, ob es tatsächlich darum geht, die beste Herangehensweise für dich und dein Baby in eurer ganz persönlichen Situation zu finden oder ob du das Gefühl bekommst, du sollst vor allem der gängigen Vorgehensweise folgen. Personen, die dich überreden wollen, machen Druck: Sie sprechen häufig davon, was in Zukunft Schreckliches passieren kann, wenn du nicht ihrer Empfehlung nachkommst. Sie nehmen deine Bedenken nicht ernst und führen das Gespräch ungeduldig, genervt oder von oben herab. Sie wollen dich in die Entscheidung nicht einbeziehen, vertrauen nicht auf deine Kompetenz als werdende Mutter oder behandeln dich respektlos. Sie drängen dich dazu, noch in ihrem Beisein eine Entscheidung zu treffen. All das sind deutliche Anzeichen einer absichtlich angstmachenden Vorgehensweise.

Geht es der Fachperson hingegen tatsächlich darum, dich ehrlich aufzuklären und dir zu helfen, eine gute Entscheidung für dich und dein Baby zu treffen, dann wirst du informiert, ohne Horrorszenarien entstehen zu lassen. Das Gespräch wird empathisch und auf Augenhöhe geführt. Deine Bedenken und Sorgen werden ernst genommen und deine Kompetenz als werdende Mutter wird respektiert. Die Entscheidung wird dir überlassen und du bekommst Zeit, um in Ruhe darüber nachzudenken.

Ein Gespräch mit einer Fachkraft unter diesen Gesichtspunkten zu bewerten, ist nicht nur im Falle einer Geburtseinleitung sehr hilfreich, sondern auch, wenn es um andere Maßnahmen und Eingriffe vor oder während der Geburt geht. Es ist eine sehr gute Möglichkeit, um herauszufinden, wie viel Gewicht du den Inhalten des Gesprächs beimessen kannst.

Dennoch ist es keine leichte Entscheidung, ob beziehungsweise wann du einer Einleitung zustimmen sollst. Hier ein paar Tipps, die dir dabei helfen können.

Tipps für die Entscheidung zu einer Geburtseinleitung

- *Nimm jemanden mit!* Wenn möglich, nimm zu Untersuchungen nach dem errechneten Termin immer eine Begleitperson, die deine Wünsche kennt, mit in die Klinik.

- *Triff niemals eine Entscheidung direkt nach dem Gespräch* oder gar im Beisein des Arztes. Wenn du alle Informationen erhalten hast und keine Fragen mehr ausstehen, geh noch einmal aus der Situation heraus und sprich unter vier Augen mit einer vertrauten Person oder dem Geburtsbegleiter.

- *Lass dich von einer zuversichtlichen Fachperson beraten*, die eine natürliche und selbstbestimmte Geburt unterstützt. Ich empfehle dir, dich in der Schwangerschaft prinzipiell von einer Hebamme begleiten zu lassen. (Leider ist das beispielsweise in Österreich gar nicht so einfach, da absurderweise Hebammen keine Mutter-Kind-Pass-Untersuchungen durchführen dürfen. Du kannst in Österreich lediglich zusätzlich zur ärztlichen Vorsorge Hebammenvorsorge in Anspruch nehmen, die dann leider selbst zu bezahlen ist.) Bei Terminüberschreitung ist eine persönliche Hebamme wirklich Gold wert. Es macht so einen großen Unterschied, ob dich eine Fachperson in einer emotional anstrengenden Situation bestärkt oder verunsichert. Ich würde sogar so weit gehen, dir zu empfehlen, dass du nach jedem Termin in der Klinik einen Termin bei deiner Hebamme vereinbarst.

- *Nimm dich und dein Gefühl ernst!* Inmitten von all diesen Messungen, Untersuchungen, Informationen und Empfehlungen bist du die kompetenteste Person. Denn nur du spürst dein Baby, nur du kennst dein Baby, und ich bin zutiefst davon überzeugt, dass du selbst spürst, wie es deinem Baby geht und ob eine Einleitung eine gute oder schlechte Idee ist.

- *Tag für Tag abwarten!* Du musst dich bei der ersten Empfehlung, die Geburt einzuleiten, nicht prinzipiell dagegen oder dafür entscheiden. Du kannst einfach noch einen Tag warten, wenn du dich damit wohler fühlst. An jedem neuen Tag kannst du dich wieder für oder eben gegen die Einleitung entscheiden.

- *Nimm die Nähe zu deinem Baby wahr.* Je intensiver du im Kontakt mit ihm bist, umso mehr Vertrauen wirst du auch in dich selbst und in dein Gefühl für dein Kind haben. Das ist in so einer anstrengenden Situation besonders wichtig.

Wie du dein Baby selbst ein wenig anstupsen kannst

Wenn du den errechneten Termin bereits einige Tage überschritten hast, suchst du vielleicht nach natürlichen Möglichkeiten, um den Geburtsbeginn anzuregen. Wenn du dich damit wohlfühlst, einfach weiter abzuwarten, ist das völlig in Ordnung. Wenn es dir besser damit geht, aktiv zum Geburtsbeginn beizutragen, hast du mehrere Möglichkeiten:

- *Scharf essen:* Scharfes Essen regt die Darmtätigkeit an, und der Darm spielt eine wichtige Rolle beim Geburtsbeginn. Durch eine vermehrte Darmtätigkeit kann die Geburt angeregt werden.

- *Sex:* Im Sperma befinden sich Hormone, die auch bei Geburtsbeginn ausgeschüttet werden. Außerdem produziert eine Frau bei sexueller Erregung Hormone, die ebenfalls bei Geburtsbeginn ausgeschüttet werden. So führt zum Beispiel die Stimulation der Brustwarzen zu einer vermehrten Ausschüttung von Oxytocin.

- *Verzicht auf Zucker:* Das suggeriert deinem Körper, dass es an Nahrung mangelt, wodurch er sich für die Geburt bereit macht.

- *Entspannung:* Ich weiß, das ist nicht einfach, wenn dir von allen Seiten Druck gemacht wird. Versuch es trotzdem!

- *Hausmittel von der Hebamme:* Sprich mit deiner Hebamme und lass dich von ihr bezüglich eines Hausmittels, wie zum Beispiel eines Nelkenöltampons, beraten. Bitte solche Dinge niemals aufgrund von Ergebnissen der Suchmaschine oder der Empfehlung von Laien anwenden!

Stress verzögert den Geburtsbeginn
Leider wird fast überall der Eindruck vermittelt, als wäre der errechnete Termin die »Deadline« für die Schwangerschaft, und sämtliche Leute, die von deinem Termin wissen, melden sich bei dir, um nachzufragen, ob es denn noch immer nicht losgegangen sei. Versuche, dich von solchen Stressmachern abzuschotten. Stress ist ein Zeichen für deinen Körper, die Geburt noch hinauszuzögern. Das bedeutet aber im Umkehrschluss nicht, dass Frauen, die später gebären, nicht entspannt genug sind. Dein Baby kommt einfach dann, wenn es bereit ist. So, wie es im ersten Jahr robben,

krabbeln, sitzen und vielleicht laufen lernen wird, wenn es dazu bereit ist. Jedes Kind hat sein eigenes Tempo – und das beginnt schon bei der Geburt. Meine vier Kinder kamen zum Beispiel an 38 + 2, 42 + 0, 40 + 6 und 39 + 4 zur Welt.

Dein Fragenkatalog bei Terminüberschreitung

Je nach Klinik wirst du wenige oder mehrere Tage, nachdem der Geburtstermin verstrichen ist, die Empfehlung bekommen, den Geburtsbeginn nun künstlich herbeizuführen. Eine Empfehlung, die sich meist eher wie eine bereits entschiedene Tatsache anhört. In so einer Situation kannst du folgende Fragen stellen, um hilfreiche Informationen zu erhalten:

Hilfreiche Fragen zum Thema Geburtseinleitung

- Aus welchem Grund soll die Geburt eingeleitet werden?

  - ⊖ Keine guten Gründe sind: Terminüberschreitung, eventuelle Gefahren für das Baby in der Zukunft (wäre dein Baby tatsächlich *jetzt* in Gefahr, würde ein Kaiserschnitt gemacht werden, eine Einleitung wäre dann viel zu riskant), anstehende Feiertage und Personalmangel.

  - ⊕ Gute Gründe sind: Präeklampsie, Unterversorgung des Babys, eingeschränkte Plazentafunktion. (Verlass dich hierbei niemals auf ein CTG, sondern verlange nach einem Doppler-Ultraschall. Wenn du Zweifel an den Ergebnissen hast, solltest du unbedingt eine Zweitmeinung einholen!)

- Es könnte sein, dass sich die Geburtseinleitung über ein paar Tage zieht, richtig?

- Wenn unser Baby dafür fit genug ist – ist es dann nicht auch fit genug, um einfach so noch zwei oder drei Tage im Bauch zu bleiben?

- Welches Medikament verwenden Sie üblicherweise zur Geburtseinleitung?

- Wie gehen Sie vor, wenn die Einleitung nicht funktioniert?

- Was passiert, wenn mein Baby und mein Körper noch nicht bereit für die Geburt sind?

- Was spricht dagegen, mit der Einleitung noch etwas zu warten?

Dein selbstbestimmter Umgang mit einer Geburtseinleitung

Es gibt unterschiedliche Methoden, um eine Geburt einzuleiten: Entweder wird eine Tablette beziehungsweise ein Gel verwendet und direkt vor den Muttermund appliziert (Wirkstoffe: Prostaglandin E2), oder es wird ein Tropf mit künstlichem Oxytocin verabreicht. Prostaglandine kommen zum Einsatz, um den Muttermund für die Öffnung vorzubereiten; das geschieht dann, wenn der Muttermund noch weniger als drei Zentimeter eröffnet ist. *Syntocinon* oder *Oxytocin Hexal®* wird ab einer Öffnung von drei Zentimetern eingesetzt; diese Wehenmittel bekommst du in Form eines Tropfes

Ich empfehle dir, die Einleitung ausführlich mit der Hebamme und dem Arzt zu besprechen und dich für ein möglichst sanftes Vorgehen starkzumachen. Wenn Prostaglandine zum Einsatz kommen, ist es wichtig, dass nur eine geringe Dosis vor den Muttermund gelegt wird. Wenn diese kleine Dosis nicht wirkt, kann die Einleitung fortgesetzt werden, indem du das Medikament *Cytotec*[33] oral einnimmst. Liegt hingegen ein deutlich höher dosiertes Prostaglandin-Gel vor dem Muttermund, besteht das Problem darin, dass dieses weiterwirkt, bis es aufgebraucht ist – unabhängig davon, wie stark die Wehen bereits sind. Das kann dazu führen, dass kräftige Wehen noch verstärkt und somit zu heftig werden. Wenn dein Muttermund noch so wenig bereit für die Geburt ist, dass ihn eine Tablette oder ein Gel vorbereiten muss, dann stellt sich auch die Frage, warum dein Körper und dein Baby zu etwas gedrängt werden sollen, wozu sie ganz eindeutig noch nicht bereit sind.

Wenn dein Muttermund bereits geburtsbereit ist, bekommst du einen Wehentropf, der ebenfalls sehr niedrig dosiert und nur ganz langsam gesteigert werden sollte. Sobald du Wehen bekommst, muss der Tropf entfernt werden, um deine Gebärmutter nicht zu stark anzuregen. Besprich auch diese Vorgehensweise mit deiner Hebamme und der Ärztin.

Geburtseinleitende Medikamente sind immer mit großer Vorsicht zu genießen. Werden sie zu stark dosiert, kann das häufig eine sehr rasche Öffnung des Muttermundes bewirken, wie viele Studien beweisen. Der Preis dafür ist jedoch hoch, denn die rasche Öffnung des Muttermundes geht meist damit einher, dass die Wehen extrem heftig ausfallen und Wehenstürme ohne Pausen eintreten. Viele Frauen erzählen nach einer zu raschen Einleitung von unerträglichen Schmerzen und völligem Kontrollverlust. Dein Körper braucht Zeit und ist auf die richtige Mischung der Hormone angewiesen, um eine so große Veränderung herbeiführen zu können wie eine Öffnung des Muttermundes um zehn Zentimeter. Eine starke Beschleunigung dieses Vorgangs hat häufig extreme Auswirkungen wie die beschriebenen Schmerzen zur Folge.

Wenn du dich mit dem Gedanken einer medikamentösen Geburtseinleitung gar nicht anfreunden kannst, gibt es noch verschiedene mechanische Möglichkeiten, den Geburtsbeginn herbeizuführen, wie zum Beispiel:

- *den Ballonkatheter*: Hierbei wird ein mit Kochsalz gefüllter Katheter mit Doppelballon vor den inneren und vor den äußeren Muttermund gelegt. Dadurch entsteht ein sanfter Druck, der die Wehentätigkeit der Gebärmutter anregen soll;

- *die Eipolablösung*: Bei dieser Methode wird die Fruchtblase vorsichtig vom Gebärmutterhals gelöst, wodurch geburtsanregende Hormone freigesetzt werden.

Besprich die unterschiedlichen mechanischen Möglichkeiten zur Geburtseinleitung mit deiner Hebamme. Die künstliche Öffnung der Fruchtblase (Amniotomie) sollte als Geburtseinleitung nicht zum Einsatz kommen. Dein Baby gerät in Stress, wenn die Fruchtblase plötzlich geöffnet wird, außerdem führt diese Vorgehensweise zu Zeitdruck, wenn die Geburt dann doch nicht bald beginnt. Sie beeinflusst darüber hinaus auch den Geburtsverlauf negativ.

Wie lange es dauert, eine Geburt einzuleiten

Im Idealfall beginnen nach einer medikamentösen Einleitung der Geburt die Wehen, der Muttermund öffnet sich immer weiter, du kannst mit den Wehen gut umgehen und alles verläuft harmonisch. In diesem Fall ist alles wunderbar, und du konzentrierst dich einfach so auf die Wehenarbeit, wie du es in der Vorbereitung auf die Geburt gelernt hast. Oft zögert sich eine Einleitung aber sehr lange hinaus. Zuerst stellt sich die Frage, wann überhaupt damit begonnen wird, denn nicht selten hängt das von den Dienstplänen ab; manche Kliniken leiten nicht gerne am Abend ein, weil nachts weniger Personal da ist. Weil solche Dinge nicht immer offen kommuniziert werden, kann es sein, dass du eine unbestimmte Zeit warten musst, bis die Einleitung überhaupt startet. Wenn die Einleitung schließlich begonnen wird, kann es trotzdem noch lange dauern, bis etwas passiert. Manchmal zeigt der erste Tropf gar keine Wirkung.

Ich empfehle dir daher, dich auf eine längere Wartezeit einzustellen und während dieser Zeit möglichst viel zu schlafen und dich zu entspannen. Wenn sich eine Einleitung nämlich lange hinauszögert und du vielleicht schon seit 20 Stunden wach bist, ist dein Körper bereits müde und erschöpft, wenn die Wehen dann endlich beginnen. Ich verstehe natürlich, dass es aufregend ist, darauf zu warten, dass die Wehen beginnen und die Geburt losgeht, aber wenn du nach einer Stunde bemerkst, dass trotz der Medikamentengabe nicht viel passiert, dann konzentriere dich auf die Entspannungsübungen, ruhe dich so gut wie möglich aus und versuche auch zu schlafen. Lass dich darauf ein, dass auch (oder insbesondere) bei einer eingeleiteten Geburt dein Körper und dein Baby Zeit brauchen, um zu reagieren. Während du wartest, kümmere dich gut um dich selbst und deine Kräfte.

Kleine Entscheidungen bereiten einen guten Weg

Wenn eine Einleitung sehr lange dauert oder du vielleicht durch die Einleitung Wehen bekommst, diese aber den Muttermund nicht öffnen, dann geht die Tendenz in Kliniken meist zu weiteren Interventionen. Dann wird beispielsweise doch eine Tablette vor dem Muttermund platziert oder statt einer halben Tablette eine ganze Tablette gelegt, der Muttermund wird manuell stimuliert oder vielleicht wird sogar ein Kaiserschnitt empfohlen. Das kann je nach Klinik stark variieren, doch meist ist die Schlussfolgerung dahinter: Das war nicht genug, wir müssen die Wirkung verstärken.

Vielleicht aber funktioniert die Einleitung einfach deshalb nicht, weil dein Körper oder dein Baby noch überhaupt nicht dazu bereit sind. Vielleicht ist es nicht nur *etwas* früh, sondern schlicht tatsächlich *zu* früh für dich und dein Baby. Nimm dir wieder die Zeit, dich selbst zu fragen, was du jetzt brauchst, damit es gut weitergehen kann. Vielleicht brauchst du einfach eine Nacht erholsamen Schlaf zu Hause in deinem Bett? Vielleicht möchtest du noch einmal mit deiner Hebamme telefonieren oder sie treffen? Vielleicht brauchst du einen Spaziergang außerhalb der Klinik, um an der frischen Luft wieder klare Gedanken fassen zu können? Vielleicht möchtest du mit der Einleitung fortfahren? Oder brauchst du eine Nacht in der Klinik ohne einen weiteren Einleitungsversuch, damit du dich erholen kannst, dein Baby aber überwacht wird?

Du entscheidest. Es ist dein Körper und die Geburt deines Babys. Ja, diese Dinge sind (leider noch) unüblich, und ziemlich sicher wirst du einen Haftungsausschluss unterschreiben müssen, wenn du die Klinik noch einmal verlassen willst. Du sollst einfach nur wissen, dass die üblichen Routinen von dir verändert werden dürfen, wenn du das brauchst.

Wenn die Einleitung »zu gut« funktioniert

Wenn deine Gebärmutter sehr stark auf die Einleitung reagiert und sofort mit kräftigen Wehen loslegt, dann sieh zu, dass der Wehentropf rasch wieder entfernt wird. Konzentriere dich dann auf dich, dein Baby und deine Wehenarbeit. Sollten die Wehen sehr schmerzhaft sein, erinnere dich daran, dass der Tropf nicht mehr wirkt und es nicht lange dauern wird, bis dein Körper die Kontrolle über deine Hormone wieder übernimmt. Sobald dies geschieht, werden die Wehen entweder wieder ganz aufhören – wenn dein Körper noch nicht bereit für die Geburt ist – oder sie werden sich verändern und zu deinen eigenen Wehen werden, die du besser verarbeiten kannst.

Versuche, deinem Körper etwas Zeit zu geben. Wenn es dir unmöglich ist, mit den künstlich erzeugten Wehen umzugehen, kannst du auf Lachgas zurückgreifen. Für den weiteren Geburtsverlauf wäre es gut, wenn du nur ein kurzfristig wirksames Medikament einnimmst, sodass dein Körper die Möglichkeit hat, bald in seinen eigenen Rhythmus zu finden. Wenn das nicht genügt, ist es auch absolut in Ordnung, auf ein stärkeres Schmerzmittel oder eine PDA zurückzugreifen. Versuche allerdings, wenn möglich, zu vermeiden, in eine Spirale aus Wehenmittel – Schmerzmittel – Wehenhemmer – Wehenmittel – PDA – Wehenmittel zu kommen.

Wenn die Wehenmittel zu stark wirken und die anschließend eingesetzten Wehenhemmer oder Schmerzmittel dazu führen, dass die Wehen schwächer werden beziehungsweise nicht (mehr) muttermundwirksam sind, dann ist es vielleicht eine gute Idee, noch einmal eine Pause einzulegen, sodass dein Körper sich erholen und dein Hormonsystem sich wieder einstellen kann. Was denkst du: Wenn dein Baby so fit ist, all diese Interventionen gut mitzumachen – ist es dann vielleicht auch fit genug, um noch ein oder zwei Tage einfach so in deinem Bauch zu bleiben?

Blasensprung ohne Wehen

Wenn sich deine Fruchtblase öffnet und du über einen längeren Zeitraum hinweg keine Wehen bekommst, wird in der Klinik ebenfalls auf eine Einleitung der Geburt gedrängt. Je nach Klinik variiert die Zeitspanne, innerhalb der die Wehen laut Richtlinien beginnen sollen, erheblich. Das größte Problem einer offenen Fruchtblase besteht darin, dass nun Bakterien zum Baby gelangen können, da der Weg zum Baby nicht mehr verschlossen ist. Daher sollte, sobald die Fruchtblase geöffnet ist, *jede unnötige vaginale Untersuchung unbedingt vermieden werden.* Deine Entzündungswerte können gemessen werden, um zu überprüfen, ob eine Infektion vorliegt. Es besteht außerdem die Möglichkeit einer prophylaktischen Antibiotikagabe.

Frauen stimmen einer Geburtseinleitung nach Blasensprung meist zu, weil sie denken, dass ihr Baby in Gefahr sein könnte, wenn sich der Geburtsbeginn verzögert. Möglicherweise entsteht dieser Eindruck jedoch durch angstmachende Gespräche, denn tatsächlich wirkt sich eine Einleitung nach Blasensprung – im Vergleich zu einem abwartenden Vorgehen, bis die Geburt von selbst beginnt – nicht positiv auf den Gesundheitszustand des Babys aus, wie eine groß angelegte Studie zeigen konnte.[34] Die Chancen auf einen guten Geburtsverlauf hingegen sinken durch eine Einleitung der Geburt deutlich.[35]

Wehen künstlich verstärken oder hemmen

Wehenmittel zur Steigerung oder Dämpfung der Wehen werden empfohlen, weil die Wehen angeblich zu stark, zu schwach, zu unregelmäßig, zu wenig wirksam, zu kräftig, zu häufig, zu lang, zu kurz und so weiter sind. Eine Steigerung der Wehen wird durch die Gabe des synthetischen Oxytocins, eine Dämpfung der Wehen mittels Tokolytika erreicht.

Du kannst ganz einfach einem Grundsatz folgen: Solange es deinem Baby gut geht und du mit den Wehen arbeiten kannst, ist der natürliche, physiologische Verlauf der Geburt immer der beste. Eine gute Geburt ist ganz einfach *jede Geburt, mit der du gut umgehen kannst*. Es spielt keinerlei Rolle, ob sie kurz oder lang, mehr oder weniger anstrengend, intensiv, kraftvoll oder sanft ist. Es existiert auch kein logischer Zusammenhang zwischen diesen verschiedenen Verläufen.

Nicht alle kurzen Geburten sind angenehme Geburten und nicht alle langen Geburten sind extrem anstrengend. Manche Geburten beginnen langsam, andere schnell. Bei manchen Frauen öffnet sich der Muttermund zu Beginn sehr zögerlich oder erst einmal gar nicht, bei anderen Frauen wiederum findet zu Beginn eine rasche Öffnung des Muttermundes statt. Wie sich diese Verläufe weiterhin entwickeln, ist ungewiss. So oder so kann die Geburt rasch oder langsam weitergehen. Es lässt sich auch nicht messen, ob Wehen stark genug sind, um den Muttermund zu öffnen.

Wehen künstlich zu erzeugen oder sie während der Geburt zu beeinflussen, kann unterschiedliche Auswirkungen auf dich, dein Baby und den Geburtsverlauf haben.

Mögliche Nebenwirkungen:

• Störung des natürlichen Geburtsrhythmus

• Überstimulation der Gebärmutter

• Auslösen einer Interventionskaskade (ein Eingriff führt zu weiteren Eingriffen)

Wirkung auf dein Baby:

• Stress beim Baby durch extrem starke Wehen ohne Pause

• suspekte Herztöne aufgrund von Stress

Langfristige Auswirkungen:

• noch nicht erforscht

Sinnvoll in folgenden Situationen:
Wehenhemmer können bei extrem starken Wehen (die meist nach einer künstlichen Geburtseinleitung auftreten) Erleichterung bringen. Es besteht dann allerdings die Gefahr, dass man in einen Interventionskreislauf aus »Wehen verstärken – Wehen hemmen« gerät, was möglichst vermieden werden sollte.

Dammschnitt

Bei jeder fünften Frau wird ein Dammschnitt durchgeführt, obwohl die Empfehlung lautet, einen Riss dem Schnitt vorzuziehen. Besonders bei Erstgebärenden braucht es Geduld, bis das Köpfchen geboren wird. Um das Gewebe zu schonen, tritt das Köpfchen meist immer nur ein Stückchen durch die Vagina, rutscht dann wieder zurück und arbeitet sich so Wehe für Wehe vor. Diese langsame Geburt des Köpfchens ist sehr dammschonend, und es ist absolut sinnvoll, dass der Geburtsvorgang langsam vonstattengeht. Schneller lässt sich die Geburt allerdings durch einen Dammschnitt beenden.

Mögliche Nebenwirkungen:

- plötzliches Ende der Geburt: Viele Frauen haben das Gefühl, etwas verpasst zu haben.

- Schnittwunde, Naht und Narbe im Damm

- Schmerzen nach der Geburt, teilweise langfristig

- Schmerzen beim Geschlechtsverkehr

- Beckenbodenprobleme (Blasen- oder Darminkontinenz)

Sinnvoll in folgenden Situationen:

- manchmal, wenn die Saugglocke eingesetzt werden muss

- wenn aufgrund einer kritischen Situation die Geburt rasch beendet werden muss

- wenn dir die Kraft ausgeht und du einen Schnitt möchtest!

Wenn es dir wichtig ist, einen Dammschnitt zu vermeiden, sag das auf jeden Fall der betreuenden Hebamme. Außerdem kann dein Geburtsbegleiter – wenn er merkt, dass die Schere zum Einsatz kommen soll – den Arzt unterbrechen und noch einmal betonen, dass ihr keinen Dammschnitt wollt. Sollte dieser aufgrund einer Komplikation notwendig sein, kann euch das der Arzt kurz erklären, bevor er den Schnitt setzt.

Der Kristeller-Handgriff

Der Kristeller-Handgriff wurde 1867 von Samuel Kristeller als Alternative zur vaginal-operativen Beendigung einer Geburt erfunden. Dabei wurden ursprünglich zwei Handflächen unter die Rippen der Frau gelegt und im Rhythmus der Wehen ein leichter Druck auf die Gebärmutter ausgeübt, der langsam gesteigert wurde, bevor man ihn wieder ausklingen ließ.

Dieser Handgriff entwickelte sich im Laufe der Zeit zu einem Kraftakt, bei dem das Baby von außen mit heftigem Druck nach unten gepresst wird, um es durch das Becken zu schieben. Die Beschreibung aller anderen Eingriffe, die ich vorgestellt habe, beruht auf der *Bundesauswertung des IQTIG*[36] sowie Studien im Bereich der Geburtshilfe. Bei dem Kristeller-Handgriff verhält es sich anders, denn er wird nicht dokumentiert. Allerdings existieren Fachartikel, die von unsachgemäßen Einsätzen dieser Technik berichten, und auch in meinem Institut erreichen mich immer wieder Berichte von Müttern, bei denen dieser Handgriff mit großem Krafteinsatz durchgeführt wurde.

Dieser Handgriff sollte *niemals* zum Einsatz kommen. Er ist stark übergriffig dir gegenüber, extrem schmerzhaft und außerdem sehr gefährlich für dein Baby. Eine aktuelle Studie zeigt, dass der Handgriff keine Vorteile bringt, sich jedoch negativ auf die Verfassung des Babys nach der Geburt auswirkt und zu höheren Raten von Schulterdystokie und Dammverletzungen führt.[37]

Mögliche Nebenwirkungen:[38]

- hohe Verletzungsgefahr für dein Baby mit schweren Folgen

- große Gefahr eines Dammrisses schweren Grades

- Uterus-, Milz- oder Leberruptur

- Traumatisierung durch Gewalterfahrung während der Geburt

- akuter Sauerstoffmangel beim Baby

- vorzeitige Plazentalösung

Langfristige Auswirkungen:

- noch nicht erforscht

Sinnvoll in folgenden Situationen:

- niemals, solange keine einheitliche Beschreibung existiert

In manchen Aufklärungsbögen aus der Klinik wird dieser »Druck auf den Bauch« damit gerechtfertigt, dass die Schulter des Babys nach der Geburt des Köpfchens hängen bleibt (Schulterdystokie) und sich nicht in die richtige Lage dreht, weshalb dem Baby so »geholfen« wird. Einer Schulterdystokie kann ganz einfach vorgebeugt werden, indem sich die Frau während der Geburt ungestört und intuitiv bewegen kann, nicht zu frühem Pressen ohne Presswehen angeleitet wird, die Saugglocke möglichst vermieden wird (beziehungsweise das Kind nicht zu schnell herausgezogen wird, da es Zeit braucht, um den Körper zu drehen) und kein star-

ker Druck auf den Bauch der Frau ausgeübt wird. Zwei Möglichkeiten, um diese Fehleinstellung zu beheben, sind das McRo-
berts-Manöver, bei dem die Beine der Frau angewinkelt bauchwärts
geführt werden, sowie das Gaskin-Manöver, bei welchem die Frau
sogleich in den Vierfüßlerstand geht, um den Abstand zwischen
Symphyse und Steißbein zu erweitern.

Ich habe lange überlegt, ob diese Warnung vor dem Kristeller-Handgriff Teil des Buches sein soll. Schließlich möchte ich dich nicht verunsichern, und du sollst auch keine Angst bekommen. Letztendlich
habe ich mich dafür entschieden, denn wenn du über die möglichen
Risiken Bescheid weißt, treten zwei Dinge ein: Du kannst eine
Reaktion auf eine solche Situation vorbereiten und wirst nicht davon überrumpelt. Frauen lassen diesen Handgriff ja deshalb über
sich ergehen, weil sie denken, dass er notwendig sei und ihnen und
ihrem Baby helfe. Aber das tut er nicht, und das musst du wissen.

Indem du bereits bei deiner Ankunft in der Klinik mit der Hebamme oder später mit einem Arzt sprichst und klarmachst, dass
du diesen Handgriff kennst und erwartest, dass er unter keinen
Umständen zum Einsatz kommt, verweigerst du dein Einverständnis (und jeder Eingriff darf *ausschließlich* mit deinem Einverständnis durchgeführt werden). Besprich dies auch mit deiner persönlichen Hebamme, deiner Doula und deinem Geburtsbegleiter – falls
vorhanden. Wenn du alleine zur Geburt gehst, sprich unbedingt
die Hebamme vor Ort darauf an. Vielleicht ist die Wahrscheinlichkeit für einen Kristeller-Handgriff ohnehin verschwindend gering
– ohne die Zahlen zu kennen, lässt sich das nicht genauer sagen.
Zur Sicherheit sprichst du es einfach an und musst dir dann keine
Gedanken mehr darüber machen. Ich möchte dir für möglichst
viele Eventualitäten Handlungsmöglichkeiten aufzeigen – je mehr
davon überflüssig sind, weil du tolle Geburtsbegleiter hast, umso
besser!

Die Saugglocke

Die Saugglocke kommt zum Einsatz, wenn das Baby »nicht schnell genug« geboren wird und die letzte Phase der Geburt beschleunigt werden soll. Besonders häufig wird die Saugglocke bei Frauen eingesetzt, die eine PDA hatten, da durch das fehlende Gefühl für die Wehen ein effektives Mitdrücken oft nicht möglich ist. Viele Hebammen, die in der außerklinischen Geburtshilfe tätig sind, kritisieren die Saugglocke als ein Resultat von Ungeduld, was auch die Zahlen bestätigen: In der Klinik werden 155 Prozent mehr Geburten mit der Saugglocke beendet als an außerklinischen Geburtsorten.

Mögliche Nebenwirkungen:

• Oft wird ein Dammschnitt durchgeführt, bevor die Saugglocke zum Einsatz kommt.

Wirkungen auf dein Baby:

• Durch die Saugglocke entsteht ein Unterdruck und somit auch ein Druck auf den Kopf deines Babys. Die Verformung durch die Saugglocke ist meist noch mehrere Tage nach der Geburt sichtbar und auch Blutergüsse können auftreten.

• Eine schwerwiegende, jedoch sehr seltene Komplikation, zu der der Einsatz einer Saugglocke führen kann, stellt die Gehirnblutung beim Baby dar.

Langfristige Auswirkungen:

• noch nicht erforscht

Die Saugglocke ist meist eine Folge von Eile oder bereits vorangegangenen Interventionen. Frauen, die in der Geburtsphase keine
Kraft mehr haben, um effektiv mitzuschieben, haben diese Kraft
meist durch das Verarbeiten von künstlich eingeleiteten oder verstärkten Wehen verloren oder das Baby konnte sich nicht gut im
Becken einrichten, da sich die Mutter überwiegend in einer liegenden Position befand. Auch aufgrund von »schlechten Herztönen«
wird die Saugglocke häufig eingesetzt.

Eine Alternative zur Saugglocke ist die Beckenpresse. Dabei
wird das mütterliche Becken während einer Wehe am oberen
Kamm fest zusammengedrückt, wodurch sich das Becken unten
weitet und dem Baby noch mehr Platz verschafft. Besprich dieses
Vorgehen mit deiner Hebamme.

Die Kaiserschnittgeburt

Die hohe Kaiserschnittrate verunsichert sehr viele Frauen vor der
Geburt, weshalb es wichtig ist, zwischen geplanten und ungeplanten Kaiserschnitten zu differenzieren. Wenn bei dir die Geburt beginnt, besteht schließlich nur noch die Gefahr eines sekundären
(also eines ungeplanten) Kaiserschnitts, und diese Rate beträgt
derzeit etwa 16 Prozent. (Die genaue Zahl der sekundären Kaiserschnitte an der Klinik deiner Wahl kannst du selbstverständlich
erfragen.)

Ablauf einer Kaiserschnittgeburt

Trotz guter Vorbereitung kann die Geburt manchmal einen Verlauf nehmen, der einen Kaiserschnitt wirklich nötig macht. Es ist
wichtig, dass du dich damit auseinandersetzt, was dir im Fall eines
Kaiserschnitts wichtig ist, damit du auch diesen – sollte es so weit
kommen – selbstbestimmt erleben kannst. Sobald du die Überlegungen dazu abgeschlossen hast, weißt du, dass du auch auf diese
Situation gut vorbereitet bist. Dann kannst du aufhören, dir da-

rüber Gedanken zu machen und dich ganz auf die Vorbereitung der von dir gewünschten natürlichen Geburt konzentrieren.

Die häufigsten Gründe für einen Kaiserschnitt sind:

- Terminüberschreitung
- Geburtsstillstand
- relatives Missverhältnis zwischen Becken der Mutter und Schädel des Kindes
- pathologisches CTG

Kaiserschnitt mit Spinalanästhesie
Ein Kaiserschnitt mit Spinalanästhesie wird dann durchgeführt, wenn keine Eile besteht; wenn es Mutter und Kind prinzipiell gut geht, die Geburt aber schon »zu lange« dauert, ein Geburtsstillstand eintritt oder die Frau keine Kraft mehr hat. (Nähere Informationen zu solchen Situationen und Möglichkeiten, einen Kaiserschnitt zu vermeiden, findest du in Teil 2, Kapitel 2.) Wenn es deinem Baby nicht ganz gut geht, jedoch noch keine große Eile besteht, wird der Kaiserschnitts ebenfalls auf diese Art durchgeführt. In all diesen Fällen bekommst du eine Spinalanästhesie (eine Narkose für den gesamten Unterleib) und musst dann noch etwa eine halbe Stunde warten, bis sich die Wirkung der Narkose voll entfaltet.

Währenddessen oder anschließend wirst du gemeinsam mit deinem Geburtsbegleiter in den OP gebracht. Für den Weg dorthin werdet ihr allerdings getrennt, da sich dein Geburtsbegleiter sterile OP-Kleidung anziehen muss. Hinter einem Tuch, das über deiner Brust gespannt wird, findet der Kaiserschnitt statt. Bis dein Baby da ist, dauert es etwa 20 bis 30 Minuten; etwa genauso viel Zeit vergeht dann noch einmal, bis der Schnitt geschlossen wurde. In manchen Kliniken ist es üblich, dass das Baby gleich zur Mutter kommt, während diese noch genäht wird, in anderen Kliniken wird das Baby zunächst gewaschen. Erfrage den genauen Ablauf in deiner Klinik.

Notkaiserschnitt

Ein Notkaiserschnitt wird durchgeführt, wenn es während der Geburt plötzlich zu einem akuten Notfall bei Mutter oder Kind kommt. In diesem Fall muss alles schnell gehen, weshalb die langsam wirkende Spinalanästhesie nicht infrage kommt. In einer Level-1-Klinik (zu den unterschiedlichen Kliniklevels siehe Kapitel 4 dieses Teils) dauert es von der Entscheidung zu einem Notkaiserschnitt bis zur Geburt des Kindes nicht mehr als sieben Minuten. Daher ist eine schnell wirkende Narkose – also eine Vollnarkose – notwendig und dein Geburtsbegleiter kann während der Kaiserschnittgeburt nicht im OP sein. Da es eine Weile dauert, bis du aus der Vollnarkose erwachst, wird dein Geburtsbegleiter dein Baby in Empfang nehmen und das erste Bonding – idealerweise mit nacktem Oberkörper – übernehmen.

Kaiserschnitt ohne Trauma

Viele Frauen erzählen, dass sie nach einem Kaiserschnitt traumatisiert sind, dass sie das Gefühl haben, versagt zu haben und Schuld daran zu sein, dass ihr Baby einen schlechten Start ins Leben hatte. Meiner Meinung nach hat dies allerdings wenig mit dem Kaiserschnitt an sich zu tun, sondern vielmehr damit, wie mit Frauen vor und während eines Kaiserschnitts umgegangen wird. Wenn in so einer Situation über den Kopf der Frau hinweg über sie gesprochen wird, achtlose Sätze fallen und die Frau nicht ernst genommen wird, fühlt sich die Gebärende respektlos behandelt, fremdgesteuert und überrumpelt. Sie wird in eine Situation gebracht, in der sie sich hilflos und ausgeliefert fühlt und oft auch noch gedemütigt. Diese Behandlung ist der Grund für das Trauma – nicht die Operation an sich.

Kaiserschnitt und Selbstbestimmung

Wie kannst du dir nun im Falle eines Kaiserschnitts deine Selbstbestimmtheit bewahren? Da vor einem Notkaiserschnitt keine Zeit mehr für Gespräche bleibt, solltet ihr bereits bei der Ankunft in der Klinik mit eurer Hebamme über eure Wünsche in so einer Situation sprechen. Der Notkaiserschnitt sollte also ein Punkt auf eurer Erstgesprächsliste sein (siehe Teil 1, Kapitel 3: »Die Rolle der Hebamme«, »Das Erstgespräch mit der Hebamme«). Meiner Meinung nach ist es klug, der Hebamme im Erstgespräch zu sagen, dass es euch sehr wichtig ist, beim Eintreten eines Notfalls so gut wie möglich darüber informiert zu werden, welche Probleme es gibt und welche Maßnahmen nun ergriffen werden. Tatsächlich ist ja genau das eine jener Situationen, deretwegen du dich für eine Klinikgeburt entschieden hast.

Die Hebamme soll also erfahren, dass ihr bei einem Notfall der Kompetenz des Geburtsteams vertraut und mit ihm zusammenarbeiten wollt, es für euch aber sehr wichtig ist, auch in so einem Fall informiert und respektvoll behandelt zu werden. Im Falle eines Notkaiserschnitts wird außerdem dein Geburtsbegleiter das erste Bonding übernehmen. Ich gehe davon aus, dass es dir sehr wichtig ist, dein Baby gleich nach dem Aufwachen zu sehen. Damit das sicher klappt, bitte deine Hebamme darum, diesen Wunsch weiterzugeben, sodass auch die Krankenschwester, die beim Aufwachen bei dir ist, gleich Bescheid weiß.

Bei einem Kaiserschnitt mit Spinalanästhesie ist keine Eile geboten, es muss sogar abgewartet werden, bis die lokale Narkose wirkt. Du hast also genug Zeit, um dich auf die veränderte Situation einzustellen. Wenn du an dem Punkt bist, an dem die Entscheidung für einen Kaiserschnitt gefallen ist, dann konzentriere dich wieder auf dich und dein Baby. Nimm dir die Zeit, die du brauchst – du musst nicht sofort in den OP gefahren werden, du kannst noch ganz in Ruhe mit deinem Geburtsbegleiter sprechen.

Besinne dich darauf, dass du dich gut auf die Geburt vorbereitet hast. Dazu gehört auch, dass du dich darauf vorbereitet hast, mit der Ungewissheit und der Unvorhersehbarkeit einer Geburt umzugehen (siehe Teil 2, Kapitel 3: »Vorbereitung auf die Ungewissheit der Geburt«).

Lass die Gefühle, die in dir hochkommen, zu! Es ist wichtig und gut, dass sie da sind, und je früher du sie zulässt und ansiehst, umso weniger werden sie dich später plagen. Besprich mit deinem Geburtsbegleiter noch vor der Geburt, wie ihr eine solche Situation handhaben wollt. Eine sehr schöne Art, mit einer so schwierigen Situation umzugehen, ist es, dir selbst einen Brief zu schreiben, den du dann lesen kannst oder den dir dein Geburtsbegleiter vorliest. Mehr zu diesem Thema findest du im folgenden Abschnitt »Der Kaiserschnitt-Brief«.

Damit du weißt, was dich erwartet, besprich mit dem operierenden Gynäkologen den Ablauf des Kaiserschnitts.

Fragen an den Gynäkologen:

- Was genau passiert nun Schritt für Schritt? Bitte den Arzt, dir genau zu erklären, was ansteht. Vielleicht möchtest du auch, dass er erzählt, was er während des Kaiserschnitts genau macht, sodass du besser verstehst, was du spürst und was geschieht. Viele Frauen spüren ein »Rütteln«, wenn das Baby aus dem Bauch geholt wird, und finden es hilfreich zu verstehen, was gerade passiert.

- Welche Schritte stehen beim Baby an, sobald es geboren ist?

- Wie ist die Vorgehensweise, während du genäht wirst, und was passiert nach Abschluss der Operation?

- Wie geht es nach der Operation weiter? Wo wirst du sein, und wer hilft dir dabei, wenn du dein Baby stillen möchtest oder Unterstützung brauchst?

Kläre folgende Fragen mit deinem Geburtsbegleiter:

- Möchtest du dein Baby so schnell wie möglich bei dir haben oder soll dein Geburtsbegleiter das erste Bonding übernehmen? In manchen Kliniken wird angeboten, dass das Baby, direkt nachdem es aus dem Bauch geholt und abgesaugt wurde, zur Mutter kommt. Allerdings kann es sein, dass du dich zu schwach fühlst, um dein Baby sicher zu halten. Auf so einen Fall solltet ihr vorbereitet sein, sodass dein Geburtsbegleiter sogleich das Bonding übernehmen kann oder dir dabei behilflich ist, dein Baby sicher zu halten.

- Soll dein Baby direkt nach dem Kaiserschnitt gewaschen werden? Auch diesbezüglich hat jede Klinik ein routiniertes Vorgehen, weshalb es wichtig ist, eure Wünsche zu äußern. Die Käseschmiere, die viele Babys bei der Geburt noch auf der Haut haben, schützt die Haut deines Babys. Das wäre ein Grund, das Baby nicht zu waschen. Außerdem bedeutet das Waschen eine weitere Verzögerung des Bondings, was zu mehr Stress bei deinem Baby führt.

- Aufbau des Immunsystems: Wollt ihr die neue Methode des »vaginal seeding« umsetzen, nach der die gleichen Bakterien in der Darmflora von Kaiserschnittbabys angesiedelt werden wie bei vaginal geborenen Babys?
  Allgemein bekannt ist mittlerweile, wie wichtig für ein Baby der Weg durch den Geburtskanal ist, da es dort über die Schleimhäute und die Haut mit einer Vielzahl an Bakterien in Berüh-

rung kommt, die ihm dabei helfen, ein starkes Immunsystem aufzubauen. Diese Bakterien befinden sich in der Scheide der Frau. Da der Darm eines Babys bis zur Geburt »steril« ist, siedeln sich dort jene Bakterien an, mit denen das Baby zuerst in Berührung kommt. Bakterien, die sich bei Kaiserschnittbabys ansiedeln, ähneln jenen Bakterien, die auf der Haut der Mutter zu finden sind, bei vaginal geborenen Babys hingegen ähneln sie jenen Bakterien, die in der Scheidenflora anzutreffen sind.

Es wurde nun eine Methode entwickelt, die Kaiserschnittbabys mit den gleichen Bakterien in Berührung bringen soll wie vaginal geborene Babys: Sobald der Entschluss für einen Kaiserschnitt getroffen wurde, wird ein steriler Mull in die Scheide der werdenden Mutter eingeführt. Unmittelbar nach der Geburt werden dann der Mund, die Nase, das Gesicht und der Körper des Babys mit diesem Mull eingerieben. Erste Untersuchungen weisen darauf hin, dass sich dadurch ähnliche Bakterien in der Darmflora des Babys ansiedeln wie bei vaginal geborenen Babys.[39] Dieses Vorgehen ist noch nicht üblich und unter Ärzten aufgrund der fehlenden großen Studien umstritten. Kritiker geben zu bedenken, dass dadurch auch Bakterien wie Herpes oder Streptokokken auf das Baby übertragen werden könnten. Wenn du dieses Verfahren im Falle eines Kaiserschnittes anwenden möchtest, solltest du es am besten bereits beim Eintreffen in der Klinik mit dem Personal besprechen oder die Ärzte schon beim Informationsabend darauf ansprechen.

Der Kaiserschnitt-Brief

Schreibe einen Brief an dich selbst, der dir in dieser Situation guttun würde. Du kannst dir auch vorstellen, dass du den Brief an eine liebe Freundin oder deine Schwester schreibst, wenn dir das leichter fällt.

Ein solcher Brief könnte dann beispielsweise so aussehen:

Liebe Silvia,
obwohl du dich so gut vorbereitet hast, steht nun ein Kaiserschnitt
an. Ich möchte dir sagen, dass du das sehr gut gemacht hast. Du
hast alles getan, was dir möglich war. Du hast eine tiefe Bindung
zu deinem Baby aufgebaut, du hast dich sehr gut vorbereitet und
du hast in den letzten Stunden wunderbare und kraftvolle Arbeit
geleistet. Dein Körper und auch dein Baby haben das gut ge-
macht.
Doch jetzt ist die Zeit gekommen, um Hilfe anzunehmen. Ich
weiß, dass du traurig bist, weil du andere Vorstellungen und
Wünsche hattest. Das verstehe ich. Aber du hast nicht nur gut und
hart gearbeitet, du triffst nun auch noch eine gute Entscheidung
für dich und dein Baby – selbst wenn es dir schwerfällt. Bald wirst
du dein Baby kennenlernen. Bald darfst du dein Baby in die Arme
schließen. Auch wenn du gerade traurig bist, darfst du dich trotz-
dem auf dein wunderbares Baby freuen. Und jetzt ist es Zeit, mit
deinem Mann und dem Arzt die Geburt deines Babys zu planen.

Dein Brief kann natürlich ganz anders aussehen. Wichtig ist, dass
deine Gefühle ernst genommen werden und du bestärkt wirst.
Wahrscheinlich werden diese liebevollen Worte an dich selbst erst
einmal die Tränenschleusen öffnen. Beruhige dich nach einer
Weile wieder, schließe die Augen und besinne dich auf dein Baby.
Der Weg geht nun in eine andere Richtung, als du für euch beide
vorgesehen hast, und er war auch steiniger, als du erhofft hast.
Aber nun wirst du in wenigen Minuten dieses wunderbare Kind,
das du so sehr liebst und mit dem du so eng verbunden bist, endlich in deinen Armen halten. Du kannst deinem Baby in Gedanken erzählen, was nun passieren wird und dass du dich darauf
freust, es gleich berühren und umarmen zu können.

Selbstbestimmte Kaiserschnittgeburt

Margarete, zweite Geburt nach einem Kaiserschnitt
Am Abend vor der Geburt spürte ich die ersten Wehen. Ich konnte mit den gezielten Atemübungen und einem Entspannungsbad lange zu Hause bleiben und mich kraftvoll auf die kommenden Stunden vorbereiten. Die Atemübungen, die ich im EigenSinn-Institut erlernt hatte, waren dabei eine sehr große Hilfe.
Die Wehen wurden immer intensiver, nachdem sich um Mitternacht der Schleimpfropfen gelöst hatte. Um vier Uhr in der Früh hatte ich, wie schon bei der ersten Geburt, einen Blasensprung. Nachdem ich spürte, dass der Kopf von Raphael Richtung Becken lag, konnte ich weiter Ruhe bewahren, musste keinen Rettungswagen alarmieren und konnte meine zunehmenden Wehen entspannt veratmen.
Als ich schon in Vier-Minuten-Abständen Wehen hatte, machten mein Mann und ich uns auf den Weg ins Krankenhaus. Es war für uns wichtig, die medizinische Versorgung in der Nähe zu haben, nachdem unser erstes Geburtserlebnis mit vielen Komplikationen verbunden war und unser erster Sohn medizinische Versorgung nach der Geburt dringend benötigte. Nach der Ankunft im Landeskrankenhaus wollten mein Mann und ich den Geburtsraum für uns alleine haben und uns nur den Wehen widmen, ohne gestört zu werden. Dadurch entstand eine sehr entspannte und besondere Atmosphäre.
Mein Mann hatte sich mit mir intensiv auf die Geburt vorbereitet und unterstützte mich bei der Wehenarbeit, sodass ich weniger Schmerzen hatte und eine Muttermundöffnung bis acht Zentimeter mit ihm alleine schaffte. Das war schon der erste große Erfolg für uns. Nachdem dann einige Stunden Stillstand war und sich der Muttermund nicht mehr weiter öffnete, wurde eine Scheitelbeineinstellung (absolut geburtsunmögliche Lage) diagnostiziert.

Raphael konnte nicht nach unten rutschen, um den Muttermund zu berühren und zu öffnen. Mir wurde eine PDA zur Entspannung der Beckenmuskulatur angeboten. Wir entschieden uns noch zu warten und mit Lageveränderung und Atemübungen die Situation zu verbessern. Raphael ging es immer gut und er war sehr entspannt, soweit man das von den Herztönen ablesen konnte. Ich konnte nach wie vor die Wehen gut annehmen.

Nach einiger Zeit und mehreren Untersuchungen bezüglich der Kopflage war keine Veränderung erkennbar. Der nächste Schritt war die PDA, um mehr Beckenentspannung zur erzielen und somit eine Spontangeburt zu ermöglichen. Auch bei der Anlage der PDA waren die Atemübungen für mich eine große Hilfe und ich verspürte wenig Schmerzen. Nach der PDA-Gabe waren die Herztöne von Raphael leider plötzlich nicht mehr hörbar. Daraufhin veränderte ich die Position und die Herztöne waren wieder zu hören. Es war kurzfristig eine bedrohliche Situation, aber wir konnten diese gut meistern. Wiederum nahmen wir uns Zeit, um mit Atemübungen und Lageveränderungen eine bessere Einstellung des Kopfes ins Becken zu erreichen.

Der Muttermund war mittlerweile neun Zentimeter offen, aber der Kopf von Raphael war immer noch nicht vollständig im Becken. Meine Kräfte ließen nach 30 Stunden intensiver Wehenarbeit dann stark nach und eine Spontangeburt war nicht mehr in realistischer Aussicht. Auch Raphael zeigte nun Anzeichen von Erschöpfung und der Kaiserschnitt wurde uns dringlich empfohlen. Wir baten nochmals um ein wenig Zeit für uns zum Durchatmen, Umarmen und Realisieren, dass eine Spontangeburt nicht möglich sein würde. Wir hatten den Geburtsraum noch einmal für uns alleine. Ich konnte mich wirklich in Ruhe sammeln und mich mit meinem Mann auf den unumgänglichen Kaiserschnitt vorbereiten. Bevor ich in den OP kam, baten wir noch um ein Gespräch mit dem operierenden Gynäkologen und besprachen mit ihm, wie wir die Ankunft von Raphael gestalten wollten. Ich wollte auf keinen Fall eine Vollnarkose, damit ich die Geburt von Raphael bei vollem Bewusstsein miterleben konnte. Ich erhielt dann die Anästhesie für den Kaiserschnitt über die bereits gelegte PDA, war dadurch wach und immer mit meinem Mann, dem Gynäkologen und Raphael in Kontakt. Es war eine sehr entspannte Atmosphäre im OP, wir wurden über jeden Schritt, der an mir vorgenommen wurde, informiert. Wir baten vor der OP ausdrücklich darum, dass Raphael gleich nach der Geburt auf meine Brust gelegt werde, sofern es ihm gut gehe und er stabil sei.

Nun war es dann so weit, dass er aus meinem Bauch geholt wurde. Ich empfand diesen Kaiserschnitt im Vergleich zu meinem ersten viel weniger invasiv, konnte mich sehr gut fallen lassen und entspannen. Der schönste Moment war für uns natürlich, als Raphael auf meine Brust gelegt wurde, so wie wir es uns gewünscht hatten, und wir ihn gemeinsam halten konnten. Es war ein großes Geschenk für uns, zu sehen und zu spüren, wie entspannt Raphael seine ersten Minuten und Stunden auf der Welt mit uns gemeinsam (trotz Kaiserschnitt) erleben konnte. Auch das Stillen klappte von Anfang an absolut problemlos. Schlussendlich war es für uns eine bestens vorbereitete und selbstbestimmte Kaiserschnittgeburt, die wir erleben durften.

Welche Gründe haben Interventionen?

Nachdem du nun die häufigsten Eingriffe und ihre sinnvollen Einsatzmöglichkeiten kennst, möchte ich mit dir noch die häufigsten Gründe für Interventionen besprechen.

»Schlechte« Herztöne

Die meisten sekundären Kaiserschnitte werden aufgrund eines pathologischen CTGs durchgeführt; das bedeutet, dass der Herztonschreiber anzeigt, dass die Herztöne problematisch sind. Die

CTG-Überwachung hat allerdings eine extrem hohe Falsch-Positiv-Rate – nämlich etwa 50 Prozent.[40] Das bedeutet, dass jedes zweite Mal, wenn das Gerät anzeigt, dass die Herztöne des Babys nicht in Ordnung sind, es in Wahrheit gar kein Problem gibt.

»Schlechte Herztöne«, das klingt natürlich erst einmal sehr gefährlich und suggeriert eine bedrohliche Situation für das Baby. Welche Mutter und welcher Vater würden in so einer Situation einen Kaiserschnitt infrage stellen? Tatsächlich kann eine Herzfrequenzveränderung aber auch aufgrund von kindlicher Bewegung oder der Kompression des Köpfchens während einer Wehe eintreten; möglich ist das auch, wenn das Baby mit der Nabelschnur spielt oder Schluckauf hat.

Eine Auswertung vieler Studien rund um die CTG-Überwachung ergab, dass sich die kontinuierliche Überwachung nicht positiv auf den Gesundheitszustand des Babys auswirkt.[41] Die ACOG[42] empfiehlt bei gesunden Schwangeren kein kontinuierliches CTG, sondern rät stattdessen dazu, in regelmäßigen Abständen eines zu schreiben. (Die erwähnten Studien konnten nicht einmal bei Risikoschwangerschaften einen Vorteil der dauerhaften CTG-Überwachung aufzeigen.)

Anstatt jedoch die dauerhafte CTG-Überwachung einzustellen, lösen viele Kliniken das Problem der Unzuverlässigkeit, indem sie eine weitere Intervention anbieten: die Fetalblutanalyse. Hierbei wird deinem Baby während der Geburt Blut aus dem Kopf entnommen, um den pH-Wert zu messen. Für diese umständliche Prozedur der Mikroblutuntersuchung musst du dich auf den Rücken legen, damit der noch verborgene Kopf deines Babys gefunden und dann durch einen Ritz in seine Kopfhaut Blut gewonnen werden kann. Auch wenn der Kopf deines Babys durch flüssigen Stickstoff betäubt wird, stellt sich die Frage, wie gerne dein Baby sich weiter in jene Richtung arbeitet, aus der es eine solche Behandlung erwartet …

Um dir ein Bild davon zu machen, wie deine Klinik arbeitet, kannst du beim Informationsabend fragen, wie die CTG-Überwachung durchgeführt wird. Im Falle eines kontinuierlichen CTGs kannst du auch nachfragen, warum es trotz der Studienlage geschrieben wird, wenn man doch weiß, dass es sich nicht positiv auf den Gesundheitszustand der Babys auswirkt, jedoch zu einer um 20 Prozent erhöhten Kaiserschnittrate führt.[43]

Das Herz deines Babys funktioniert im Prinzip ebenso wie dein Herz. Ein besonders schneller Herzschlag bedeutet oft Aufregung oder Stress, eine zu niedrige Herzfrequenz kann aufgrund einer tiefen Schlafphase, aber auch wegen Sauerstoffmangels vorkommen. Diesen gefürchteten Sauerstoffmangel wollen wir nun näher betrachten: Dein Baby erhält den Sauerstoff von dir. Wenn du einatmest, wird zuerst dein Körper mit Sauerstoff versorgt und danach wird der Rest des Sauerstoffs zu deinem Baby transportiert. Damit dieser Rest deines Sauerstoffs für das Baby reicht, können seine roten Blutkörperchen viel mehr Sauerstoff aufnehmen als jene von Erwachsenen.

Der Körper des Babys sorgt also dafür, dass es auch mit relativ wenig Sauerstoff sehr gut versorgt werden kann. Ein problematischer Sauerstoffmangel bei deinem Baby geht außerdem immer mit einem Sauerstoffmangel deinerseits einher. Dieser tritt besonders dann auf, wenn du auf dem Rücken liegst, da in dieser Position dein Lungenvolumen viel kleiner ist. Wenn du dann flacher atmest und weniger Sauerstoff aufnimmst, ist dein Baby die erste Person, die das zu spüren bekommt. Die Herztöne deines Babys verändern sich auch wenn es schläft, wenn es sich bewegt, wenn es am Daumen lutscht oder saugt, bei Druck aufs Köpfchen (zum Beispiel durch die Wehen) und durch Medikamente. In der Geburtsphase sind abfallende Herztöne häufig unbedenklich, wenn die Herztöne nicht zu tief abfallen und wenn der Abfall nicht zu lange dauert.[44]

Nun weißt du, dass »schlechte Herztöne« nicht unbedingt auf einen schlechten Zustand deines Babys hinweisen. Wenn du auf »schlechte Herztöne« aufmerksam gemacht wirst, kannst du erst einmal ruhig bleiben, selbst die Position wechseln oder die Hebamme darum bitten, dir einen Positionswechsel vorzuschlagen, der vielleicht eine Änderung bringen kann. Konzentriere dich dann darauf, besonders tief in deinen Bauch und zu deinem Baby zu atmen.

Du kannst die Herztöne deines Babys auch positiv beeinflussen, indem du es aktiv beruhigst. Stell dir dafür vor, wie du dein Baby beruhigen würdest, wenn es bereits auf der Welt wäre. Du kannst deine Arme um deinen Bauch legen, dich sanft wiegen und beruhigend mit deinem Baby sprechen. Auch für dein Baby bedeutet die Geburt Aufregung, und vielleicht hat es auch Angst. Indem du dich ihm zuwendest, mit ihm sprichst, es wiegst und ganz bewusst zu ihm atmest, kannst du dein Baby beruhigen.

In Kliniken werden 62 Prozent der Notkaiserschnitte aufgrund eines pathologischen CTGs durchgeführt, und es wird fünf Mal öfter ein pathologisches CTG diagnostiziert als an außerklinischen Geburtsorten.

Immer wieder berichten mir Frauen, dass sie während der Geburtsphase dazu aufgefordert wurden, aus einer aufrechten in eine liegende Position zu wechseln, da das CTG-Gerät die Herztöne in der aufrechten Position nicht mehr aufzeichnen konnte. Legten sich die Frauen dann hin, fand das Gerät die – völlig normalen – Herztöne wieder, die gewünschte Geburtsposition jedoch wurde verhindert.

Geburtsstillstand in der Eröffnungsphase

Geburtsstillstand ist ein sehr schwammiger und schwer zu definierender Begriff. In der Klinik wird von Geburtsstillstand gesprochen,

- wenn sich der Muttermund über längere Zeit hinweg nicht weiter öffnet (das bedeutet allerdings je nach Klinik eine andere Zeitspanne),

- wenn sich das Baby in der Geburtsphase über längere Zeit nicht Richtung Vagina bewegt,

- wenn kräftige Wehen wieder schwächer werden und über längere Zeit schwächer bleiben oder aufhören.

Sinnvolle Gründe für eine Pause im Geburtsverlauf

- *Du kannst neue Kraft schöpfen:* Vielleicht haben die Wehen sehr intensiv begonnen, vielleicht dauert die Geburt schon sehr lange, vielleicht hattest du bei Geburtsbeginn keine Gelegenheit mehr, etwas zu essen, vielleicht bist du schon lange wach und sehr müde. Es ist dein Körper, der arbeitet und spürt, wie viele Kraftreserven du noch hast. Ist es nicht vollkommen logisch und klug, dir eine Pause zu gönnen, wenn du eine brauchst?

- *Stress:* Hat eine neue Person den Raum betreten? Ist dein Geburtsbegleiter weggegangen? Hat dich jemand aus deiner Konzentration geholt? Hast du eine Bemerkung über die Geburt oder dein Baby aufgeschnappt, die dich unsicher macht? Viele Frauen reagieren sehr sensibel auf Störungen ihrer Konzentration während des Geburtsverlaufs. Sie spüren, dass sie sich nicht mehr auf die Wehenarbeit konzentrieren können – und schon legt der Körper eine Pause ein.

- *Vorwehen statt Geburtswehen:* Manchmal macht die Geburt eine Pause, wenn der Muttermund noch kaum eröffnet ist. In diesem Fall kann es sein, dass die bisherigen Wehen lediglich starke Vorwehen waren – denn diese können sich manchmal über viele Stunden ziehen –, die nun einfach wieder aufhören. In diesem Fall hat die eigentliche Geburt noch gar nicht begonnen.

• *Lange Eröffnungsphase:* Bei der Beobachtung von Frauen während ihrer Eröffnungsphasen wurde herausgefunden, dass die Latenzphase der Eröffnungsphase (diese dauert bis zu einer Muttermundöffnung von sechs Zentimetern) sehr, sehr lange dauern kann – nicht nur Stunden, sondern auch Tage, in denen die Frau über Stunden regelmäßige Wehen hat, die dann schwächer werden oder aufhören und nach einer kürzeren oder längeren Pause erneut stärker werden beziehungsweise wieder beginnen. Diese Regenerationspausen sind nicht nur normal, sondern sehr wichtig, damit sich der Organismus erholen kann.

• *Deine Psyche:* Die Geburt macht auch dann eine Pause, wenn du noch nicht bereit bist. Gibt es irgendeine Hemmschwelle in dir? Irgendeinen Gedanken, der dich nicht loslässt, irgendeine Angst oder Sorge, die dich beschäftigt? Was immer es ist: Sprich es aus! Ganz egal, ob es etwas mit der Geburt zu tun hat oder nicht: Ein Gedanke, der dich nicht loslässt und den du für dich behältst, kann die Geburt aufhalten. Deine Psyche spielt im Laufe der Geburt eine genauso große Rolle wie dein Körper. (Das bedeutet natürlich nicht, dass *immer* deine Psyche der Grund ist, wenn die Geburt pausiert. Aber manchmal kann das durchaus ein Grund sein.)

Wenn also unter deiner Geburt eine Pause entsteht: Genieße die Erholung und entspanne dich! Kümmere dich um deine Bedürfnisse. Schlaf, Essen, Trinken, Ruhe. Vertraue deinem Körper und nutze die Pause, indem du zusiehst, dass du deine Kraftreserven wieder auffüllst. Die Wehen werden wiederkommen, wenn du so weit bist.

Geburtsstillstand in der Geburtsphase

Manchmal dauert die Geburtsphase länger als erwartet. Besonders häufig ist das nach einer PDA der Fall; es kann aber auch ohne PDA passieren, dass dein Baby Schwierigkeiten hat, ins Becken zu finden. In so einem Fall ist die Bewegung deines Beckens sehr wichtig. Du kannst mit dem Becken kreisen, Achterbewegungen machen, bei jeder Wehe das eine und bei der nächsten Wehe das andere Bein aufstellen und dich in eine aufrechte Position begeben, sodass dein Baby besser nach unten findet.

Solche Übungen sind gut, können aber manchmal auch davon ablenken, effektiv mit den Wehen mitzuarbeiten. Besser, als solche Übungen in Dauerschleife zu machen, ist es daher, immer wieder damit aufzuhören, dich ganz auf dein Baby und die Wehe zu konzentrieren und dann besonders aktiv mitzuschieben – ganz einfach in der Position, die dir am liebsten ist.

Natürliche Geburt nach dreistündigem Geburtsstillstand

Sonja, dritte Geburt nach zwei vaginalen Geburten
Die Geburt meines Sohnes begann sechs Tage nach dem errechneten Termin und verlief während der Eröffnungsphase sehr gut. Die Wehen waren stark, aber ich konnte ihnen mit Bewegung und meinem Atem gut begegnen. Als ich am Ende der Eröffnungsphase nach etwa vier Stunden spürte, dass sich die Wehen veränderten, ging ich mit der Bewegung meiner Gebärmutter mit und gab dem Drang mitzuschieben nach.
Als 45 Minuten später das Köpfchen noch nicht am Scheideneingang war, tastete die Hebamme nach dem Kind und bemerkte, dass mein Sohn den Kopf schief eingestellt hatte und deshalb nicht

durch das Becken passte. Sie empfahl mir, meinem Sohn zu helfen, indem ich mich hinkniete und abwechselnd bei jeder Wehe einmal das rechte und einmal das linke Bein aufstellte, um ihn so ins Becken zu schaukeln.

Eine Stunde später hatte sich noch immer nichts verändert. Abermals tastete die Hebamme nach dem Köpfchen und bemerkte, dass die Fruchtblase noch intakt war. Wir besprachen, die Fruchtblase zu öffnen, damit der Druck stärker würde und mein Sohn so besser den Weg finden könnte. Nachdem die Fruchtblase geöffnet war, empfahl sie mir, aufzustehen und mein Becken zu bewegen, um den Druck auch noch durch die Schwerkraft zu erhöhen. Nach einer weiteren halben Stunde, in der ich die regelmäßigen und starken Presswehen im Stehen verarbeitet hatte, konnte noch immer kein Geburtsfortschritt festgestellt werden. Ich war mittlerweile schon sehr angestrengt; da die Herztöne und Bewegungen meines Sohnes aber weiterhin gut waren, sagte mir die Hebamme, dass es noch einen Versuch wert sei, nun stehend abwechselnd bei jeder Wehe ein Bein aufzustellen. Das schiefe Becken und der Druck nach unten könnten meinem Sohn vielleicht noch helfen, ins Becken zu finden.

Ich war froh über ihre Geduld und die vielen Empfehlungen. Wieder verging eine halbe Stunde ohne Veränderung. Ich wurde zunehmend verzweifelt und war so auf die Stellungswechsel konzentriert, dass ich mit den Wehen kaum noch mitschieben konnte. Nun sagte mir die Hebamme, dass die Geburt seit sehr langer Zeit nicht vorangehe und dass es nun wirklich an der Zeit sei, nachzuhelfen. Auf meine Nachfrage hin, was denn nachhelfen bedeute, antwortete sie, dass mir der Arzt wahrscheinlich ein Wehenmittel geben würde. Obwohl ich den Tränen nahe und bereits sehr erschöpft war, kam mir diese Vorgehensweise absurd vor. Ich hatte ja starke Wehen! Mit noch stärkeren Wehen zu arbeiten, konnte ich mir überhaupt nicht vorstellen. Und wenn es darum ging, mehr Kraft zu entwickeln, dann musste ich mich genau darauf auch konzentrieren können.

Ich sagte der Hebamme, dass ich ihre Empfehlung verstehen würde, ich aber jetzt kurz Zeit für mich brauchen würde und ob sie uns bitte eine Weile allein lassen könnte. Meinem Sohn ging es nach wie vor gut und die Hebamme ließ mich und meinen Mann alleine. Ich kniete mich hin, hörte mit den Stellungswechseln auf, konzentrierte mich ganz auf mich selbst und mein Baby und nahm die ganze Kraft der nächsten Wehe mit, indem ich mich ganz allein auf die Wehe, die Bewegung, den Druck nach unten und auf das aktive Verstärken dieses Drucks konzentrierte.

Nun bemerkte ich, wie sehr mich die vielen Wechsel und mein Fokus auf die Schaukelbewegung meines Beckens abgelenkt hatten. Bereits nach drei Wehen, denen ich meine ganze Konzentration und Kraft mitgab, spürte ich, dass sich der Kopf meines Sohnes zu bewegen begann. Nur zehn Minuten später wurde mein Sohn geboren. Die Hebamme kam wieder hinzu und staunte richtig. Ich bin noch immer sehr dankbar, dass mir im letzten Moment noch eingefallen ist, mich einfach auf mich zu besinnen und mich auf mein Gefühl, meinen Körper und mein Baby zu fokussieren und alles andere für eine Weile auszublenden. Ich weiß nicht, ob ich das geschafft hätte ohne die Ruhe und Zuversicht meiner wunderbaren Hebamme, die mir diesen Moment auch zugestanden und meinen Wunsch, alleine gelassen zu werden, respektiert hat.

»Zu großes« Baby – Missverhältnis?

Immer wieder wird Frauen bereits vor oder während der Geburt gesagt, dass ihr Baby zu groß sei und wohl nicht durch das Becken passen werde. Warum diese Diagnose immer häufiger wird, ist schwer zu sagen. Schließlich leiden mittlerweile kaum noch Frauen an Rachitis (einer Knochenerweichung aufgrund von Vitamin D-Mangel), weshalb Verformungen im knöchernen Becken der Frau so gut wie nie mehr vorkommen. Wenn während der Geburt ein Baby also nicht mehr vorwärtskommt, liegt das meist nicht am knöchernen Becken, sondern an den Weichteilen der Frau. Wie kommt es dazu?

Zum einen spielen Stress und Anspannung eine große Rolle. Deine Muskeln können sich nur dann entspannen, wenn auch du entspannt bist. Dabei ist es nicht sehr hilfreich, wenn der Arzt sorgenvoll von einem »zu großen Baby« spricht. Die Gewichtsschätzung des Ultraschalls unterliegt außerdem einer gewissen Spannbreite, und ich erlebe regelmäßig, dass Frauen, denen ein übermäßig schweres Kind vorausgesagt wurde, ein Baby weit unter 4000 Gramm gebären. Größe und Gewicht des Babys müssen auch immer in Relation zu den Eltern gesehen werden, denn dass große Frauen meist auch größere Babys gebären als kleinere Frauen, ist selbsterklärend. Lass dich von diesen Schätzungen daher nicht verunsichern.

Ein wichtiger Punkt, über den meist nicht gesprochen wird, ist, dass die Hormone am Ende der Schwangerschaft dafür sorgen, dass dein Gewebe weich und geschmeidig wird. Erst wenn dein Gewebe flexibel und dehnbar genug ist, erlaubt dein Körper den Geburtsbeginn. Bei Geburten, die eingeleitet werden, kann daher nicht von dieser Geschmeidigkeit ausgegangen werden.

Dein selbstbestimmter Umgang mit Routine-Eingriffen

Selbstbestimmt mit Interventionen umzugehen bedeutet, viele Möglichkeiten zu kennen, über die Interventionen Bescheid zu wissen und selbst zu spüren, was sinnvoll für dich persönlich in dieser einzigartigen Situation ist. Du kannst »Ja« sagen oder »Nein«; du kannst »später« sagen, »nicht jetzt« oder »sofort!«; du kannst abwarten oder um die Einschätzung der Fachkräfte bitten. Ich empfehle dir, dich nicht komplett auf eine bestimmte Vorgehensweise bezüglich der Interventionen festzulegen. Natürlich wirst du eine Richtung vor Augen haben, aber wie du dich tatsächlich fühlst, wirst du erst während der Geburt wissen. Jede Entscheidung, die du während der Geburt triffst, ist gut, wenn es deine Entscheidung ist – oder deine Entscheidung zur Nicht-Entscheidung.

Einer Betrachtung wert sind nun noch drei kleine Interventionen, da auch sie die Geburt beeinflussen:

- der Venenkatheter
- die intravenöse Gabe von Flüssigkeiten
- vaginale Untersuchungen

Der Venenkatheter

An vielen Kliniken wird Frauen standardmäßig kurz nach der Ankunft ein venöser Zugang gelegt. Begründet wird dies meist damit, dass so im Falle einer Komplikation schneller eingegriffen werden kann. Eine kürzlich erschienene Studie zeigt allerdings, dass sich durch das routinemäßige Legen einer Kanüle bei gesunden Schwangeren die Wahrscheinlichkeit auf Interventionen stark erhöht.[45] Ein Vergleich zweier Gruppen zeigte, dass in der Gruppe mit routinemäßigem Venenzugang um 26 Prozent mehr intravenöse Medikamente gegeben wurden, das erste Medikament 2,5 Stunden früher gegeben wurde, mehr als drei Mal so oft ein Schmerzmittel verabreicht wurde und durchschnittlich doppelt so viele intravenöse Präparate verabreicht wurden wie in der Gruppe ohne routinemäßigem Venenzugang.

Der Vergleich dieser beider Gruppen zeigt deutlich, wie sehr sich eine »kleine« routinemäßige Intervention, die auf den ersten Blick sehr harmlos erscheint, auf den weiteren Geburtsverlauf auswirkt. Jeder Arzt und jede Hebamme *muss* in der Lage sein, im Notfall rasch eine Venenkanüle zu legen. Schließlich ist das ein Routinehandgriff, der täglich viele Male durchgeführt wird. Bei

Medikamenten, die normalerweise während einer Geburt gegeben werden – Schmerzmittel, Wehenmittel, Wehenhemmer, Kochsalzlösung, Glukose –, besteht absolut keine Eile und es ist kein Problem, diese Mittel ein paar Minuten später zu erhalten.

Notsituationen, für die der Venenkatheter wichtig wäre, da es wirklich schnell gehen muss, sind etwa die Uterusruptur und die vorzeitige Plazentalösung. Eine kurze Zwischenfrage: Wie viele Personen kennst du, die zur Sicherheit mit Venenkanüle Auto fahren? Wenn du in einen Autounfall verwickelt wirst, liegt nämlich die Wahrscheinlichkeit, schwer verletzt zu werden, etwa bei 1:38, und ziemlich sicher befindest du dich zu diesem Zeitpunkt nicht einmal in der Nähe einer Klinik (während du bei der Geburt bereits *in der Klinik* bist).

Die Wahrscheinlichkeit für einen Gebärmutterriss (Uterusruptur) liegt bei Frauen, die noch keinen Kaiserschnitt hatten, bei 1:26.000.[46] Hast du allerdings während der Geburt ein Wehenmittel bekommen, erhöht sich die Gefahr auf 1:550. Wenn du bereits einen Kaiserschnitt hattest, beträgt die Wahrscheinlichkeit für eine Uterusruptur 1:475. Erhältst du außerdem nach einem vorangegangenen Kaiserschnitt bei der folgenden Geburt Wehenmittel, erhöht sich die Gefahr auf 1:31.

Die Wahrscheinlichkeit für eine vorzeitige Plazentalösung beträgt 1:714.

Wenn du dich für einen Venenzugang entscheidest, muss dir klar sein, dass die Wahrscheinlichkeit für medikamentöse Eingriffe in den Geburtsverlauf deutlich erhöht ist. Indem du dich gegen den Venenkatheter entscheidest, kann erst einige Sekunden später gehandelt werden, sollte eine Notsituation eintreten; die allerdings wird ja gerade durch den Venenkatheter und die daraus folgende häufigere Gabe von Wehenmitteln wahrscheinlicher.

Solltest du dich trotz dieser Zahlen sicherer fühlen, wenn ein Venenkatheter gelegt wird, dann kannst du mit deinem Geburtsbegleiter absprechen, dass er darauf achten soll, dass keine Medikamente ohne Absprache angeschlossen werden.

Intravenöse Verabreichung von Flüssigkeiten

In manchen Kliniken wird Frauen routinemäßig intravenös Kochsalzlösung oder auch Glukose zugeführt. Begründet wird dies damit, dass Frauen während der Geburt zu wenig trinken, der Tropf soll einen Blutdruckabfall verhindern. Dazu möchte ich anmerken, dass Frauen durchaus in der Lage sind, während der Geburt zu trinken oder auch zu essen, wenn sie das brauchen.

Außerdem gelangt diese Flüssigkeit selbstverständlich auch zum Baby und wirkt sich auf sein Gewicht nach der Geburt aus. In den folgenden Stunden scheidet das Baby die überflüssige Flüssigkeit dann wieder aus, was beim nächsten Wiegen zur Folge hat, dass das Baby überdurchschnittlich viel Gewicht verloren hat. Nicht selten wird aufgrund dieser Tatsache dann den jungen Müttern großer Stress gemacht: Ihr Baby nehme zu viel ab, es bekomme wahrscheinlich nicht genug Muttermilch, es sollte wohl besser zugefüttert werden. Dass die Gewichtsabnahme das Resultat einer übertriebenen Flüssigkeitszufuhr während der Geburt darstellt, wird nicht berücksichtigt.

Vaginale Untersuchungen

In vielen Kliniken ist es üblich, den Muttermund alle zwei Stunden zu untersuchen, um sich zu vergewissern, dass die Geburt kontinuierlich voranschreitet. Aus rechtlichen Gründen wird im Partogramm – dem Geburtsverlaufsbericht – alle zwei Stunden die Muttermundweite eingetragen. Da eine Geburt jedoch *niemals* kontinuierlich verläuft, stellt sich die Frage, ob diese Untersuchungen überhaupt sinnvoll sind. Ich wage zu behaupten, dass allen Frauen vaginale Untersuchungen unangenehm sind; außerdem unterbrechen sie die Frau in ihrer Geburtsarbeit.

Den Fortschritt einer Geburt kann jede Hebamme auch ohne vaginale Untersuchung leicht erkennen:

• Ein sehr deutliches Kennzeichen stellt die Purple Line dar. Da das Baby während der Geburt das Becken weitet und der gesamte Beckenboden kräftig durchblutet wird, entsteht vom Steißbein aufwärts eine leichte, bläulich-violette Linie. Je länger diese Linie (die bei 75 Prozent der Frauen zu sehen ist) ist, umso weiter ist der Muttermund eröffnet.

• Meist ist außerdem sehr deutlich zu hören, wie weit die Geburt fortgeschritten ist. Viele Frauen atmen zu Beginn der Geburt noch relativ leise, während sie mit Fortschreiten der Geburt immer intensiver tönen. Den Übergang zu den Geburtswehen hört man dann durch ein drückendes Atmen.

• Auch am Benehmen der Gebärenden lässt sich der Geburtsfortschritt feststellen. Je weiter die Geburt voranschreitet, umso stärker in sich gekehrt sind die meisten Frauen. Sie wenden sich ganz ihrer Geburtsarbeit zu und bleiben auch in den Wehenpausen bei sich. Je weiter die Geburt voranschreitet, umso weniger spricht die Frau, umso konzentrierter ist sie, umso tiefer geht sie in die Entspannung zwischen den Wehen. In der fortgeschrittenen Eröffnungsphase schlafen viele Frauen zwischen den Wehen fast oder auch ganz ein.

• Auch am Uterus der Frau und der Lage des Kindes lässt sich der Geburtsfortschritt ertasten.

Tatsache ist, dass die vaginale Untersuchung eine Routinemaßnahme ist, die in Kliniken wie selbstverständlich durchgeführt wird, ohne sie zu hinterfragen. Da das Ergebnis dieser Untersuchung keinerlei Auskunft für die Zukunft gibt, stellt sich die Frage, warum die Muttermundweite überhaupt eine Rolle spielt. Immer wieder berichten mir Frauen auch davon, dass während einer vaginalen Untersuchung ohne vorherige Absprache die Fruchtblase geöffnet, der Muttermund massiert oder eine Eipolablösung vorgenommen wurde. All dies sind Methoden, um die Geburt zu beschleunigen, und sie sollten niemals nebenbei, sondern immer nur nach einer umfassenden Aufklärung und in Absprache mit der gebärenden Frau durchgeführt werden.

Jeder Eingriff, der dich überrumpelt, und jede Manipulation hat Auswirkungen auf deinen Körper, auf deine Psyche, auf dein Baby und den ganzen Geburtsverlauf. In Großbritannien beispielsweise wird *empfohlen*, der gebärenden Frau alle vier Stunden eine vaginale Untersuchung *anzubieten*. Meiner Meinung nach sollte diese Untersuchung nur auf Bitte der gebärenden Frau hin ausgeführt werden.

Gedanken zu Eingriffen in den Geburtsverlauf

Es ist wirklich sehr beruhigend, dass es so viele Möglichkeiten gibt, um eine Frau und ein Baby bei Auftreten eines Notfalls während der Geburt vor Schaden zu bewahren. Ich befürworte jeden einzelnen medizinischen Eingriff, der dazu führt, dass sich am Geburtsverlauf etwas verbessert, und der sich positiv auf die Gesundheit oder das Wohlbefinden von Mutter und Kind auswirkt. Doch selbst die Gesellschaft »American College of Obstetricians and Gynecologists« publizierte vor Kurzem eine Leitlinie, die in vielen Punkten dazu aufruft, die Nicht-Intervention der Intervention vorzuziehen.[47] Indem du selbst über den Einsatz von Interventionen entscheiden kannst, hast du die Möglichkeit, sie in einem Maße zu nutzen, das für dich persönlich und für den einzigartigen Verlauf der Geburt deines Babys gut und sinnvoll ist.

In Hebammenfachbüchern zur ganzheitlichen Betreuung einer gebärenden Frau wird darauf hingewiesen, wie wichtig es ist, angemessen zu beraten, genügend Zeit zu geben und einen Plan immer nur in Zusammenarbeit mit der gebärenden Frau zu entwickeln. Außerdem wird kritisch angemerkt, dass viele Eingriffe und Handlungen ausgeführt werden, die für eine Hebamme im klinischen Setting so selbstverständlich sind, dass sie gar nicht als Intervention wahrgenommen werden und die Art der Ausführung dieser nicht hinterfragt wird.[48] Aufgabe der Hebammen ist es, dafür sensibel zu sein, da jede Empfehlung, jeder Handgriff, jede Untersuchung und jede Handlung eine Intervention mit Wirkungen und Nebenwirkungen darstellt. Eine solche Herangehensweise ist professionell und zeugt von hoher Qualität; mit weniger solltest du dich nicht zufriedengeben. Starre Klinikrichtlinien und zu wenig Personal machen es leider vielen Hebammen schwer, so hochwertig zu arbeiten, wie sie es gerne möchten.

Immer wieder fragen mich Frauen in meinen Vorbereitungsseminaren, ob sie denn während der Geburt überhaupt eine Entscheidung entgegen der ärztlichen Empfehlung treffen dürfen. Die Antwort ist absolut eindeutig: Das Selbstbestimmungsrecht über deinen Körper ist im Grundgesetz verankert. Aus rechtlicher Sicht ist es sogar so, dass dich ein Arzt nur behandeln darf, wenn du dieser Behandlung zustimmst, da der Eingriff ansonsten eine Körperverletzung darstellt. Der Arzt ist außerdem verpflichtet, dich vor einem Eingriff umfassend und ehrlich aufzuklären, du kannst deine Zustimmung jederzeit widerrufen und sie verliert ihre Gültigkeit, wenn du sie aufgrund einer Drohung oder Täuschung abgegeben hast. Ja, du darfst selbstverständlich auch während der Geburt über deinen Körper bestimmen.

Es ist mittlerweile in vielen Kliniken üblich, dass du bereits beim Aufnahmegespräch in den Wochen vor der Geburt eine Einverständniserklärung mitbekommst, in welcher du per Unterschrift deine Zustimmung zur Verwendung verschiedener Medikamente, zu Eingriffen in den Geburtsverlauf, im Falle einer

Indikation dem Kaiserschnitt und anderen möglichen Maßnahmen zustimmen sollst. Lies dir dieses Formular gut durch und überlege, *ob du all dem tatsächlich zustimmen möchtest.* Wenn du mit manchen Dingen nicht einverstanden bist, kannst du das anmerken oder das Formular einfach gar nicht unterschreiben. Wenn du das Formular unterschreibst, muss dir klar sein, dass du somit deine Einwilligung zu so gut wie jedem Eingriff in den Geburtsverlauf gibst, weshalb die Fachkräfte während der Geburt nicht mehr verpflichtet sind, dich erneut zu informieren und aufzuklären!

3. Was du über die Fachpersonen, die dich bei der Geburt begleiten, wissen solltest

Die Hebammen und Ärzte, die dich während der Geburt begleiten, können die Geburt sowohl positiv als auch negativ beeinflussen. Ihre Haltung zu Geburt und Selbstbestimmung wird in ihrem Auftreten, in ihrer Art, mit dir zu sprechen und dich zu berühren, sichtbar. Meiner Erfahrung nach ist Hebamme eher eine Berufung als ein Beruf, und ich bin davon überzeugt, dass die große Mehrzahl der Hebammen jede gebärende Frau nach bestem Wissen und Gewissen begleitet.

Die Rolle der Hebamme

Hebammen sind in Klinken oft in schwierigen Positionen. Sie sind *die* Fachpersonen für die Geburt – ihr Beruf ist es, Frauen in der Schwangerschaft, nach der Geburt und vor allem natürlich während einer Geburt kompetent zu begleiten. Sie haben eine Vielzahl an Handlungsmöglichkeiten, um komplexe Situationen während einer Geburt zu meistern, und sie wissen, wann es tatsächlich an der Zeit ist, medizinisch einzugreifen. Allerdings müssen sich Hebammen in einer Klinik selbstverständlich an die Vorschriften dieser Klinik halten.

Es kann also sein, dass die Hebamme der Meinung ist, dass die Eröffnungsphase zwar schon lange dauert, es aber der gebärenden Frau und dem Baby gut geht, weshalb eigentlich kein Handlungsbedarf besteht. In den Klinikvorschriften steht aber vielleicht, dass die Eröffnungsphase nicht länger als zwölf Stunden dauern darf, ohne dass ein Arzt hinzugezogen wird. Die Hebamme *muss* also einen Arzt rufen, auch wenn das ihrer Meinung nach nicht notwendig ist. Mit dem Arzt kommt eine Person in den Geburtsverlauf, die diesen bislang gar nicht miterlebt hat, aber in der Position ist, Entscheidungen treffen zu müssen. (Ich schreibe bewusst »müssen«, da es auch für einen Arzt kein Vergnügen ist, Entscheidungen zu treffen, ohne die Situation tatsächlich ausreichend zu kennen.) Und schon kommen neue Unsicherheitsfaktoren ins Spiel: Wie verstehen sich Arzt und Hebamme? Vertraut der Arzt auf die Meinung der Hebamme? Welche Einstellung hat dieser Arzt zu einer selbstbestimmten Geburt? Nach welchen Kriterien trifft er seine Entscheidungen? Spielt die Uhrzeit eine Rolle, weil seine Schicht vielleicht gerade begonnen hat oder bald endet? Orientiert sich seine Entscheidung eher an der Hebamme, weil er diese als kompetent erachtet, oder an seiner Chefin und deren Vorgehensweise? Ist er ein Anhänger der aktiven oder der abwartenden Geburtshilfe?

Ärzte werden außerdem allein durch den Rahmen ihrer Ausbildung sehr in Richtung Geburtsmedizin gedrängt. Der Ausbildungsfokus liegt meist darauf, nach Pathologien, nach Problemen zu suchen. Es ist eine große Herausforderung, eine Geburt abwartend zu begleiten, und man muss sehr viel wissen, um es zu wagen, wenig zu tun. Die Rahmenbedingungen an Kliniken und die Ausbildungskriterien von Gynäkologen führen dazu, dass es Ärzten sehr schwer gemacht wird, sich für eine abwartende Geburtshilfe anstelle der aktiven Geburtsmedizin zu entscheiden. Meiner Meinung nach sollte jeder angehende Gynäkologe auch einige Monate Geburten in Geburtshäusern oder mit Hausgeburtshebammen begleiten, um eine hohe Professionalität in der Begleitung natürlicher und gesunder Geburtsverläufe zu erlangen.

Durch die Organisation der Schichtpläne von Hebammen ist die Wahrscheinlichkeit ziemlich hoch, dass wenigstens zwei Hebammen (und verschiedene Ärztinnen) hintereinander deinen Geburtsverlauf betreuen. Mit jeder neuen Person, die zur Geburt dazustößt, kommen all diese Fragen erneut auf den Tisch. Weil du die Kriterien der Entscheidungsfindung nicht kennst, ist es umso wichtiger, dass du darauf vertraust, was du selbst spürst.

Worauf du dich noch einstellen musst, ist, dass auch die Hebamme nicht kontinuierlich an deiner Seite sein kann. Je nach Klinik muss eine Hebamme zeitgleich meist drei oder mehr Frauen betreuen, nebenbei den Ambulanzbetrieb versorgen und zusätzlich noch Dokumentationsarbeit leisten. Es ist daher häufig üblich, die Frauen während der Eröffnungsphase mit dem Geburtsbegleiter allein zu lassen. Für dich bedeutet das, dass es in jedem Fall wichtig ist, dich so auf die Wehen vorzubereiten, dass du selbst gute Möglichkeiten hast, mit ihnen alleine oder gemeinsam mit deinem Geburtsbegleiter zu arbeiten. Alles dazu erfährst du in Teil 2, Kapitel 1 und 2 dieses Buches.

Das Erstgespräch mit der Hebamme

Die erste Person, die du bei der Ankunft in der Klinik ins Boot holen solltest, ist die Hebamme, die dir zugeteilt wurde. Wenn es wirklich notwendig ist, kannst du auch ohne wohlwollende Hebamme selbstbestimmt gebären, viel leichter ist es aber, wenn dich deine Hebamme darin unterstützt. Das Erstgespräch mit deiner Hebamme ist daher ein wichtiger Schritt. Du kannst es selbst führen, gemeinsam mit deinem Geburtsbegleiter oder du überlässt es ganz deinem Geburtsbegleiter.

Frag die Hebamme, nachdem ihr euch gegenseitig vorgestellt habt, was nun die nächsten Schritte sind, und bitte sie, sich Zeit für ein Gespräch die Geburt betreffend zu nehmen. Bereits an der Reaktion auf diese Bitte kannst du einiges ablesen. Eine gute Hebamme weiß, wie wichtig ein persönliches Erstgespräch in Ruhe ist. Zugleich kann es aber natürlich sein, dass die Hebamme in Eile ist und euch erst einmal vertröstet. In diesem Fall sprecht sie einfach ein wenig später noch einmal darauf an, dass ihr gerne einige wichtige Punkte mit ihr besprechen wollt. Im Gespräch empfehle ich dir, der Hebamme zu erzählen, was dir während des Geburtsverlaufs besonders wichtig ist, was du dir wünschst, wenn es Komplikationen gibt, und auch, dass dir ihre Unterstützung und die Zusammenarbeit mit ihr sehr wichtig sind und dass du selbstverständlich ihrem Urteil als Fachperson vertraust. Wenn du im Laufe des Gesprächs noch unsicher bist, inwieweit die Hebamme deine Wünsche respektiert und unterstützt, dann frag sie am Ende des Gesprächs, was sie von deinen Wünschen hält. Viele Hebammen sind froh, wenn sich die Frauen gut vorbereitet haben und klar sagen, was ihnen wichtig ist. Du kannst normalerweise davon ausgehen, dass dich die Hebamme in der Erfüllung deiner Wünsche unterstützt.

Themen für das Erstgespräch mit der Hebamme:

- Was sind deine wichtigsten Wünsche im Laufe der Geburt?

- Welche Einstellung hast du zu Schmerzmitteln? Welches Vorgehen wünschst du dir diesbezüglich von der Hebamme?

- Wie intensiv kann dich die Hebamme im Falle einer PDA betreuen?

- Wie ist der Ablauf bei Eintreten einer Notsituation? Bitte die Hebamme darum, dass du auch in einer Notsituation eine ganz kurze Erklärung bekommst und persönlich angesprochen wirst.

- Welche Interventionen sollen auf keinen Fall durchgeführt werden (zum Beispiel Kristeller-Handgriff)?

- Welche Interventionen sollen nur im absoluten Notfall durchgeführt werden?

- Besprich mit der Hebamme das Vorgehen bezüglich vaginaler Untersuchungen während der Geburt. Welche Abstände sind üblich? Welche Abstände wünschst du dir? Einigt euch auf eine Vorgehensweise!

- Informationen: Bitte die Hebamme darum, euch auf Wunsch über den Geburtsverlauf und Geburtsfortschritt zu informieren.

- CTG und Wehenschreiber: Wie sieht das übliche Vorgehen aus? Was sind deine Wünsche? Einigt euch auf eine Vorgehensweise!

- Interventionen: Wenn die Hebamme der Meinung ist, dass eine Intervention sinnvoll wäre oder sie einen Arzt hinzuziehen möchte, soll sie dir das frühzeitig mitteilen und mit dir in Ruhe die Situation besprechen.

- Wenn du die Unterstützung deiner Hebamme möchtest, um für die Geburt eine aufrechte Position einzunehmen, dann besprich das mit ihr.

- Wenn du dein Baby nach der Geburt selbst hochnehmen möchtest, besprich dieses Vorgehen mit der Hebamme.

- Direkt nach der Geburt: Was sind deine Wünsche bezüglich der Nabelschnur, der Plazenta, des Ablaufes nach der Geburt (Wiegen und Messen) und des ersten Stillens?

- Ergänze die Liste noch mit allen Punkten, die dir wichtig sind.

Wenn du das Gefühl hast, dass die Hebamme gut zu euch passt, dann empfehle ich dir, noch folgende Dinge mit ihr zu besprechen:

- Du kannst sie darum bitten, im Falle eines Schichtwechsels dafür zu sorgen, dass eine Hebamme übernimmt, die eine ähnliche Einstellung hat.

- Frag sie, wie sie die diensthabenden Ärzte einschätzt, und bitte sie darum, dich zu informieren, bevor sie einen Arzt holt, und dir ihre Einschätzung der Situation mitzuteilen. (Es kann für Hebammen schwierig sein, sich vor einem Arzt gegen dessen Meinung auszusprechen.)

Hebammen werden täglich mit den unterschiedlichsten Wünschen und Vorstellungen von Frauen konfrontiert und sollen Frauen, die sich kaum mit der Geburt beschäftigt haben und schon beim Betreten der Räume nach einer PDA verlangen, genauso nach ihren Bedürfnissen begleiten wie Frauen, die mit dreiseitigen Geburtsplänen kommen und jede Intervention kategorisch ablehnen. Es ist daher für Hebammen auch hilfreich, klare Ansagen bezüglich der Wünsche zu bekommen. Einen Geburtsplan schriftlich abzugeben, ist hingegen meist keine gern gesehene Geste. Viele Hebammen empfinden solche (oft langen) Listen als Befehle, denen sie sich beugen sollen, und häufig sind die Listen in einem Ton geschrieben, der suggeriert, dass die Hebamme den Frauen etwas Böses will. Die meisten Hebammen wollen dich bei der Umsetzung deiner selbstbestimmten Geburt unterstützen und werden durch eine derartige Liste in eine Rolle gedrängt, die ihnen nicht im Geringsten entspricht – so etwas kann durchaus vor den Kopf stoßen.

Meiner Meinung nach wird in einem persönlichen Gespräch sehr schnell klar, wie gut du und die Hebamme zusammenpassen. Eine Hebamme, die auf deiner Wellenlänge ist, braucht keine Liste, da sie ohnehin in deinem Sinne arbeiten wird. Eine Hebamme, die weniger auf deiner Wellenlänge ist, wird trotz der Liste nicht ihre

Persönlichkeit ändern. In diesem Fall wird dein Geburtsbegleiter umso wichtiger.

Hilfe, die Hebamme passt nicht zu mir! Was nun?

Wie in jedem Beruf gibt es auch bei den Hebammen ein paar »schwarze Schafe«, also Personen, die kein Interesse daran haben, deine Wünsche in den Fokus ihrer Arbeit zu stellen. Außerdem passt nicht jede Hebamme zu jeder Frau. Wenn du Pech hast, kann es also passieren, dass du eine Hebamme zugeteilt bekommst, die du schrecklich findest. Erkundige dich unbedingt bereits vor der Geburt in der Klinik, welche Möglichkeiten du hast, wenn du dich mit der Hebamme nicht verstehst. An großen Kliniken ist es meist möglich, dass dich eine andere Hebamme betreut. Wenn diese Möglichkeit besteht, solltest du sie unbedingt nutzen, denn eine Hebamme, die gut zu dir passt und der du vertraust, hat sehr große positive Wirkung auf den Geburtsverlauf.

Du solltest diesbezüglich wirklich keine Skrupel haben, denn eine professionelle Hebamme weiß selbst, dass man manchmal einfach nicht zusammenpasst. Du kannst ihr ganz höflich sagen, dass du sicher bist, dass sie ihre Arbeit gut macht, du aber das Gefühl hast, dass ihr einfach nicht zusammenpasst und dass du deshalb um eine andere Hebamme bittest. Noch besser ist es, wenn du dieses Gespräch deinem Geburtsbegleiter überlassen kannst. Wenn auf diese höfliche Bitte tatsächlich eine beleidigte Antwort kommt, dann ist es umso besser, wenn du eine andere Begleitung erhältst. Weise bei Schwierigkeiten ruhig darauf hin, dass die Klinik diese Möglichkeit versprochen hat, und wenn es diesbezüglich Probleme gibt, würdest du das gerne mit einem Vorgesetzten besprechen. Die Geburt ist zu wichtig, um aus Höflichkeit zurückzustecken!

Das bedeutet nicht, dass ich dir empfehle, bei einem kleinen Zweifel, ob die Hebamme perfekt zu dir passt, nach einer anderen

Hebamme zu fragen. Wenn es dir besonders wichtig ist, von einer Hebamme begleitet zu werden, die du kennst und die ganz sicher deinen Wünschen entspricht, dann solltest du dich für eine Beleghebamme entscheiden (siehe Teil 1, Kapitel 3: »Geburt mit deiner persönlichen Beleghebamme«). Nach einer anderen Hebamme solltest du dann fragen, wenn du dir sehr sicher bist, dass die jetzige Hebamme nicht zu dir passt und nicht in deinem Sinne arbeitet. Dann allerdings solltest du auch nicht zögern, diese Möglichkeit in Anspruch zu nehmen.

Möchtest du dein Kind in einer kleineren Klinik zur Welt bringen, hast du wahrscheinlich keine Möglichkeit, von einer anderen Hebamme begleitet zu werden. Wenn dein Muttermund in solch einem Fall noch weniger als vier Zentimeter eröffnet ist, solltest du ernsthaft überlegen, noch einmal nach Hause zu fahren. Wenn du lieber in der Klinik bleibst, sag der Hebamme, dass du während der Wehen sehr gerne für dich bist und es für dich in Ordnung ist, wenn sie nicht im Raum ist. Besonders wenn du keinen guten Draht zu deiner Hebamme hast, ist es wichtig, höflich zu bleiben und respektvoll mit ihr zu sprechen. Auch du hoffst schließlich, dass sie deine Wünsche respektiert, selbst wenn sie anderer Meinung ist.

Lass dich, wenn möglich, von deinem Geburtsbegleiter abschirmen. Er soll die Gespräche mit der Hebamme übernehmen und dafür sorgen, dass sie nur die nötigsten Untersuchungen durchführt. Lass dich nicht entmutigen. Du bist so gut vorbereitet, dass diese Situation kein Problem ist. Konzentriere dich auf dich und dein Baby! Bleib mit deiner Aufmerksamkeit bei all den Dingen, die du geübt und erarbeitet hast (siehe Teil 2) und lass dich nicht ablenken.

Die Rolle des Arztes

Ärzte werden während einer Geburt dann gerufen,

- wenn eine Entscheidung ansteht, die eine Hebamme laut Klinikvorschrift nicht treffen darf,

- wenn ein Medikament verabreicht wird, das nur Ärzte geben dürfen,

- wenn der Geburtsverlauf aus irgendeinem Grund dem Geburtsplan der Klinik zuwiderläuft,

- wenn ein Eingriff bevorsteht, den ein Arzt durchführen muss oder

- wenn die Geburt des Babys kurz bevorsteht.

- Manche Ärzte stellen sich während ihrer Schicht auch gerne den Paaren vor, die sie betreuen – ein Arzt im Geburtsraum bedeutet daher nicht immer, dass es ein Problem gibt!

Ärzte sind also bei den meisten Geburten kaum oder nur sporadisch anwesend – dennoch sind sie es, die schlussendlich die Entscheidungen treffen (mit einer Ausnahme: In hebammengeleiteten Kreißsälen treffen die Hebammen alle Entscheidungen). Während die Hebammen also die Geburt von Beginn an begleiten (wenn auch nicht kontinuierlich – es sei denn, du hast eine Beleghebamme engagiert), sehen die Ärzte kurz vorbei, um Entscheidungen zu treffen.

Die Ressource Zeit ist ein sehr knappes Gut in Kliniken, und daraus ergeben sich häufig routinierte Entscheidungen, die die persönlichen Bedürfnisse und den persönlichen Geburtsverlauf der einzelnen Frau wenig beachten. Lass dich von diesem routinierten Auftreten nicht verunsichern! Das ist einfach notwendig, damit der Klinikablauf, wie er zurzeit aussieht, funktionieren kann. Du musst das nicht akzeptieren. Du darfst kritisch nachfragen und Alternativen einfordern, du darfst dir Zeit nehmen, um eine Entscheidung zu treffen, und du darfst auf einer Begleitung beharren, die von der Routine abweicht, um die einzigartigen und persönlichen Bedürfnisse von dir und deinem Baby zu erfüllen. Stell also jede Frage, die du stellen möchtest, lass dich nicht hetzen und vergiss niemals, dass du als gebärende Frau die Person bist, die am besten spürt, was das Richtige für dich und dein Baby ist.

Gespräche führen während der Geburt

Während Ärzte und Hebammen in der Klinik an einem Ort sind, den sie sehr gut kennen, und mit der Geburt eine Situation vorfinden, die ihnen vertraut ist, bist du an einem fremden Ort in einer Situation, die du noch gar nicht oder nur ein wenig kennst. Möglicherweise fühlst du dich von dem selbstsicheren und routinierten Auftreten der Ärzte und Hebammen eingeschüchtert, und es fällt dir schwer, deine Wünsche klar zu formulieren oder gar den Aussagen der Ärzte und Hebammen zu widersprechen. Weil aber weder der qualifizierteste Arzt noch die kompetenteste Hebamme spüren, wie es dir geht und wie sich dein Baby bewegt, und sie dein Baby gerade einmal vom Ultraschall, du es aber seit 40 Wochen kennst, bist du die kompetenteste Fachperson für dich und dein Baby.

Wenn du einen Geburtsbegleiter hast, der deine Wünsche kennt und bereit ist, dich während der Geburt in deinem Sinne zu begleiten, dann empfehle ich dir, möglichst alle Gespräche deinem Geburtsbegleiter zu überlassen. Besprecht schon vor der Geburt alle wichtigen Dinge und deine Wünsche in bestimmten Situationen. Lass deinen Geburtsbegleiter die folgenden Seiten lesen und überlass dann das Sprechen ihm. Indem du diesen rationalen Teil abgibst, kannst du dich viel besser und sorgloser deiner Geburtsarbeit überlassen und dich ganz auf dich selbst konzentrieren. Dadurch sorgst du dafür, dass die Geburt so gut wie möglich verläuft. Genau das Gleiche tut dein Geburtsbegleiter, indem er alle rationalen Aufgaben und alle Gespräche während der Geburt übernimmt und somit deine Geburtsatmosphäre schützt. Die folgenden Überlegungen können euch helfen, während der Geburt gute Gespräche zu führen.

Wie du und dein Geburtsbegleiter auftretet

Deine und eure Erwartungshaltung hat Einfluss auf die Gespräche und Vorgehensweisen in der Klinik. Indem dein Geburtsbegleiter eure Wünsche klar formuliert, indem er dafür sorgt, dass jeder Arzt und jede neue Person, die den Raum betritt, auch ihm erklärt, worum es geht, zeigt er Präsenz und macht klar, dass er kein passiv abwartender Begleiter ist, sondern erwartet, einbezogen zu werden. Um diese Haltung klarzumachen, kann er Folgendes tun:

- um das Erstgespräch mit der Hebamme bitten,

- Fragen stellen und ansprechen, was euch wichtig ist,

- wenn ein Arzt den Raum betritt, aktiv auf ihn zugehen, sich vorstellen und den Arzt darum bitten, bei Bedarf auf ihn zuzukommen, damit du nicht gestört wirst.

Diese kleinen Gesten haben eine große Wirkung: Sie machen klar, dass es für dich und deinen Geburtsbegleiter selbstverständlich ist, informiert zu werden und dass ihr erwartet, einbezogen zu werden.

Lasst euch nicht vom Ton irritieren

In Kliniken werden Empfehlungen bezüglich Interventionen häufig nicht wie Empfehlungen, sondern vielmehr wie unumstößliche Tatsachen oder gar Befehle formuliert. Sätze wie »Wir müssen die Wehen verstärken«, »Die Geburt geht zu langsam voran, wir beschleunigen sie jetzt«, »Sie bekommen jetzt eine PDA«, »Wenn sich der Muttermund nicht bald schneller öffnet, machen wir einen Kaiserschnitt« sind durchaus üblich. Sollte so eine »Empfehlung« ausgesprochen werden, lass dich nicht verunsichern, sondern erinnere dich daran, dass diese Empfehlung (fast immer) viel weniger mit dir und dem Geburtsverlauf, als vielmehr mit einem Regelwerk der Klinik zu tun hat.

Die zwei wichtigsten Fragen

Folgende Fragen solltest du – oder besser noch dein Geburtsbegleiter – stellen, wenn euch unter der Geburt eine Intervention nahegelegt wird.

- »Wie geht es unserem Baby *jetzt gerade*?«

- »Wie geht es der Mutter?«

Die erste dieser Fragen ist die wichtigste, die ihr immer stellen solltet, wenn euch ein Eingriff in den Geburtsverlauf empfohlen wird. Die zweite kannst du am besten selbst beantworten und meist wird allein durch dein Benehmen sehr klar, wie es dir geht. In Teil 2, Kapitel 3 erhältst du noch mehr Informationen zu vielen Varianten gesunder Geburtsverläufe.

Weitere hilfreiche Fragen

- Warum wird diese Intervention empfohlen?
  Sei hellhörig bei allen Aussagen, die ein »zu langsam«, »zu wenig«, »nicht rasch genug«, »zu schwach«, »zu lang« und so weiter beinhalten. Dein Geburtsverlauf darf so langsam oder schnell sein, wie er möchte. Deine Wehen dürfen so schwach oder so stark sein, wie sie eben sind. Mehr dazu Teil 2 des Buches.

- Warum soll diese Intervention *jetzt* durchgeführt werden? Was spricht dagegen, noch abzuwarten?
  Achte besonders auf Aussagen, die irgendwelche Probleme oder Gefahren für die Zukunft beschreiben. Wichtig ist, wie es dir und deinem Baby *jetzt* geht. Niemand weiß, was in Zukunft sein wird.

- Welche sanfteren und alternativen Möglichkeiten gibt es?

Je nach Situation und empfohlener Intervention habt ihr bestimmt noch mehr Fragen. Scheut euch nicht, sie alle zu stellen!

Beurteile die Beratung selbst

- Nach einer Beratung auf Augenhöhe fühlst du dich informiert, ernst genommen und bestärkt. Es gab genug Zeit für deine Fragen, für deine Wünsche und auch für deine persönliche Einschätzung der Situation. Nach einer hochwertigen Beratung fühlst du dich in deiner Kompetenz als gebärende Frau und werdende Mutter bestärkt, und es fällt dir leichter, eine Entscheidung zu treffen.

- In einer schlechten Beratung wird dir Angst gemacht, die Kompetenz der Fachkräfte wird über deine Kompetenzen als gebärende Frau und werdende Mutter gestellt und du fühlst dich ängstlicher und unsicherer als vor dem Gespräch. Du fühlst dich dazu gedrängt, die »richtige« Entscheidung – also die bevorzugte Entscheidung der beratenden Person – zu treffen. Deine Wünsche und deine Einschätzung der Situation haben kein Gewicht und werden abgetan.

- Je nachdem, wie das Gespräch verlaufen ist, kannst du leicht einschätzen, inwieweit es darum geht, eure persönlichen Wünsche zu berücksichtigen, und inwieweit es lediglich darum geht, Abweichungen von Routinen zu vermeiden. Auch diese Einschätzung kann dir helfen, dich bei deiner Entscheidung mehr oder weniger an den Informationen, die du soeben erhalten hast, zu orientieren.

Gute Entscheidungen brauchen Zeit

- Lasst euch nicht drängen! Geht immer – nachdem ihr alle Fragen gestellt habt – noch einmal aus der Gesprächssituation heraus und sprecht unter vier Augen miteinander. Wie fühlt sich der Vorschlag an? Welche Vorgehensweise bevorzugt ihr? Nehmt euch so viel Zeit für die Entscheidung, wie ihr braucht, und teilt diese dann der Hebamme und dem Arzt mit.

- Du fragst dich nun wahrscheinlich, ob du dein Baby nicht eventuell in Gefahr bringst, wenn du dir so viel Zeit lässt. All diese Empfehlungen sind für die vielen, vielen Situationen gedacht, die keine Notsituation darstellen. In den wenigen, sehr selten auftretenden Notsituationen erkennt ihr glasklar am Benehmen der Ärzte und Hebammen, dass ihr euch nun in einer kritischen

Situation befindet. In so einem Fall gehe ich davon aus, dass ihr ohnehin jeder Handlung zustimmt, die notwendig ist.

Selbstbewusstes Auftreten in der Klinik

Anna: erste Geburt, Baby in Beckenendlage
Mein Mann und ich hatten uns dazu entschieden, unser Baby in einem Geburtshaus zur Welt zu bringen. Da der Kleine aber in der 38. Woche noch immer in meinem Bauch saß und keine Anstalten machte, den Kopf nach unten zu drehen, mussten wir zur Geburt in eine Klinik. Wir wählten eine Klinik, in der ein Arzt arbeitete, der auf Geburten bei Beckenendlage spezialisiert war. Als die Geburt begann, blieben wir einige Stunden zu Hause, da ich die Wehen gut verarbeiten konnte und mich wohlfühlte. Schließlich fuhren wir in die Klinik und begegneten dort einem Arzt, den wir noch nicht kannten. Er kam in den Raum und sagte, ohne sich vorzustellen: »Sie sind die mit der Beckenendlage, richtig?«
»Richtig«, antwortete mein Mann. »Rufen Sie bitte nach Doktor Lofer[49], wir haben mit ihm bereits alles besprochen.«
»Der ist heute nicht im Dienst. Es ist außerdem niemand im Haus, der Beckenendlage kann. Wir werden also einen Kaiserschnitt machen.«
Ich war fassungslos und konnte im ersten Moment gar nichts sagen. Mein Mann aber reagierte sofort. »Das werden wir nicht«, antwortete er in völliger Ruhe. »Der einzige Grund, weshalb unser Baby in der Klinik zur Welt kommt, ist die Beckenendlage. Wenn niemand im Haus ist, der uns darin unterstützen kann, dann erwarte ich, dass Sie jemanden holen, der das kann.«
Es kam noch zu einem kurzen Wortwechsel, in dem mein Mann mehrmals wiederholte, dass er erwarte, einen Arzt mit der entsprechenden Expertise zu sprechen. Der Arzt verließ daraufhin unser Zimmer, und tatsächlich kam nach kurzer Zeit ein anderer

Arzt, der die Geburt unseres Sohnes sehr kompetent begleitete. Die Geburt verlief unkompliziert und mein Sohn wurde im Vierfüßler problemlos geboren. Ich hatte mich in der Schwangerschaft bewusst gegen die Klinik entschieden, da ich Angst vor den vielen Interventionen dort hatte. Seit der Geburt meines Sohnes denke ich aber, dass es gar nicht so schwer ist, auch in einer Klinik natürlich zu gebären. Es ist nur wichtig, klar zu sagen, was man will, und mein Mann hat durch sein ruhiges, aber bestimmtes Auftreten sehr viel bewirkt. Ich glaube, dass Männer gerade bei einer Geburt in der Klinik sehr viel mehr zu einer natürlichen Geburt beitragen können, als sie glauben.

Mütterfreundliche Kliniken

Im Jahr 1999 formulierte die Initiative CIMS[50] – eine gemeinnützige amerikanische Organisation, deren Ziel die Förderung einer mütter- und babyfreundlichen Betreuung in der Schwangerschaft, während und nach der Geburt ist – wichtige Kriterien für eine mütterfreundliche Schwangerenbetreuung und Geburtshilfe. Diese Kriterien wurden in interdisziplinärer Zusammenarbeit mit Fachkräften rund um das Thema »Geburt« erarbeitet und basieren auf evidenzbasierten Studien.

Kriterien für eine mütterfreundliche Schwangerenbetreuung und Geburtshilfe

- Gebärende haben während der Geburt die Möglichkeit umherzulaufen, sich zu bewegen und die Gebärhaltung ihrer Wahl einzunehmen; die herkömmliche Rückenlage während der Geburt wird abgelehnt.

- Routinemaßnahmen, die keinen erwiesenen Vorteil erbringen, werden abgelehnt. Dazu gehören: Schamrasur, Einlauf, Tropfinfusion zum Flüssigkeitsausgleich, Ess- und Trinkverbot sowie das kontinuierliche CTG.

- Weitere Maßnahmen werden nur eingeschränkt durchgeführt, nämlich Geburtseinleitungen (die Rate liegt unter zehn Prozent), Dammschnitte (die Rate liegt unter 20 Prozent, mit dem Ziel, fünf Prozent und weniger zu erreichen) und Kaiserschnitte (Rate unter zehn Prozent beziehungsweise in Kliniken, die auf Risikogeburten spezialisiert sind, also Level 1 und Level 2, unter 15 Prozent). Die Kaiserschnittrate bei Frauen, die bereits einen Kaiserschnitt hatten, liegt unter 40 Prozent, mit dem Ziel, 25 Prozent und weniger zu erreichen.

- Geburtshelfer sind in natürlichen Schmerzlinderungsmethoden geschult und verzichten auf den Einsatz von Analgetika und Anästhesien, wenn keine besonderen Komplikationen vorliegen.

Derzeit arbeitet die Organisation an einem Zertifizierungsprozess für Kliniken, die die Auszeichnung »Mütterfreundliche Klinik« erhalten möchten.

Auch die Weltgesundheitsorganisation (WHO) formulierte bereits 1985 Empfehlungen für eine normale Geburt. Prinzipiell gehen diese Empfehlungen davon aus,

- dass jede Frau ein grundlegendes Recht auf eine umfassende Betreuung in der Schwangerschaft hat,

- dass sie bei allen Aspekten dieser Betreuung im Mittelpunkt steht und an der Planung, Durchführung und Beurteilung der Vorsorgemaßnahmen teilnimmt und

- dass neben der medizinischen Vorsorge soziale, emotionale und psychische Faktoren für eine umfassende Betreuung in der Schwangerschaft entscheidend sind.

Die damals formulierten 16 Empfehlungen wurden erst kürzlich aktualisiert, da die WHO den Trend in Richtung interventionsreiche Geburtsmedizin scharf kritisiert. Zur Förderung einer natürlichen Geburt und positiven Geburtserfahrung wurden 56 neue Empfehlungen formuliert, die unter anderem folgende Punkte beinhalten:[51]

- Jede Frau soll während der Geburt respektvoll begleitet werden, sodass Privatsphäre, Würde und Vertraulichkeit geschützt werden, Schadensfreiheit gewährleistet und Misshandlungen vermieden werden. Die gebärende Frau muss umfassend informiert werden, um gute Entscheidungen treffen zu können, und sie soll während der Geburt kontinuierlich betreut werden.

- Frauen sollen Begleitpersonen ihrer Wahl zur Geburt mitbringen können.

- Jede Frau soll die gesamte Zeit der Schwangerschaft, während der Geburt und im Wochenbett von einer kleinen vertrauten Gruppe von Hebammen betreut werden.

- Jede Klinik soll sich an die Empfehlung zur Latenz- und Aktivphase der Eröffnungsperiode halten.

- Jede Frau soll darüber informiert werden, dass die Latenzphase der Geburt bis zu einer Muttermunderöffnung von fünf Zentimetern andauert.[52] Es existiert keine Empfehlung bezüglich einer zeitlichen Begrenzung dieser Geburtsphase. In dieser Geburtsphase sollte der Geburtsverlauf auf keinen Fall künstlich beschleunigt werden. Eine abwartende Begleitung wird empfohlen. Es existiert keine Empfehlung, wie schnell sich der Muttermund in der Latenzphase öffnen soll. Solange es Mutter und Kind gut geht, soll in dieser Phase der Geburt von jeder Intervention abgesehen werden.

- Die Aktivphase der Geburt beginnt erst ab einer Öffnung von fünf Zentimetern und dauert gewöhnlich nicht länger als zwölf Stunden. Von einer schnellen Öffnung des Muttermunds von einem Zentimeter pro Stunde kann nicht ausgegangen werden. Auch eine langsamere Öffnung des Muttermunds ist kein Grund für einen Eingriff oder eine Beschleunigung des Geburtsverlaufs.

- Bei gesunden Schwangeren mit spontanem Geburtsbeginn wird das routinemäßige Aufzeichnen der Herztöne (Dauer-CTG) nicht empfohlen. Stattdessen soll bei der Aufnahme in der Klinik ein Doppler-Ultraschall durchgeführt werden. Während der Geburt wird empfohlen, die Herztöne in bestimmten Abständen mittels Doppler-Ultraschall oder Hörrohr zu messen.

- Frauen dürfen bei der Geburt nach Bedarf essen und trinken.

- Frauen sollen während der Geburt natürliche Methoden der Schmerzlinderung (z. B. Wärme, Massagen) angeboten bekommen.

- Vaginale Untersuchungen sollen nicht häufiger als alle vier Stunden durchgeführt werden.

- Frauen sollen während der Geburt unterstützt werden, um aufrechte Positionen einzunehmen und sich nach Bedarf bewegen zu können.

- Die Fruchtblase darf nicht geöffnet werden, nur um die Geburt zu beschleunigen.

- Frauen, die eine PDA erhielten, sollen keine Wehenmittel zur Beschleunigung der Geburt erhalten.

- Frauen sollen für die Geburtsphase mindestens drei Stunden Zeit bekommen. Bei Frauen mit PDA wird in der Geburtsphase ein abwartendes Verhalten empfohlen, auch wenn diese Dauer überschritten wird (sofern es Mutter und Kind gut geht).

- Wenn eine Geburt mittels Zange oder Saugglocke beendet wird, soll kein routinemäßiger Dammschnitt erfolgen, sondern nur bei medizinischer Notwendigkeit.

- Die Nabelschnur soll nach der Geburt auspulsieren.

- Bei selbstständig atmenden Babys werden Mund und Nase nicht abgesaugt.

- Das Baby ist nach der Geburt in kontinuierlichem Hautkontakt mit der Mutter und wird bald nach der Geburt an die Brust gelegt.

- Das Baby soll in den ersten 24 Stunden nach der Geburt nicht gebadet werden.

Bislang gibt es zwar Kliniken mit dem Qualitätssiegel »Babyfreundlich«, ein Qualitätssiegel, das Mütterfreundlichkeit verspricht, existiert jedoch nicht einmal. Selbstverständlich kann es sein, dass die Klinik deiner Wahl ohnehin mütterfreundlich arbeitet und dich eine Hebamme begleitet, die alle Kompetenzen in sich vereint, die ich dir gleich vorstellen werde. Das Problem besteht darin, dass du keine Garantie dafür hast, wenn eine Klinik sich keinem Siegel verpflichtet.

Um Sicherheit zu erlangen, welche Art der Geburtsbegleitung du dir wünschst, ist es wichtig zu wissen, wie eine Begleitung, die eine selbstbestimmte und natürliche Geburt fördert, aussehen kann.

Wie hochwertige Hebammenarbeit zu guten Geburtserfahrungen beiträgt

Hebammen, die sich dafür entscheiden, in Kliniken Frauen bei der Umsetzung einer selbstbestimmten Geburt zu unterstützen, sind meine persönlichen Heldinnen. Sie arbeiten innerhalb eines Rahmens, der sie in ihrem eigenen Verständnis von hochwertiger Hebammenarbeit häufig sehr einschränkt, und oft bedarf es einiger »Verrenkungen«, um den eigenen Überzeugungen bezüglich der Geburtsbegleitung folgen zu können, ohne eine Richtlinie zu verletzen. Solche Hebammen vereinen eine Vielzahl von Komponenten in ihrer Arbeit, die der Deutsche Hebammenverband zur Unterstützung einer physiologischen Geburt erarbeitete.[53] Diese stelle ich dir nun vor, denn um eine hochwertige Hebammenarbeit verlangen zu können, musst du wissen, wie diese aussieht.

Hebammenarbeit durch Beziehung

Eine physiologische (also eine normale und gesunde) Geburt wird von Hebammen besonders unterstützt, wenn sie bereit sind, während der Geburt eine Beziehung zu der Gebärenden und dem Geburtsbegleiter aufzubauen. Dazu gehört eine bedingungslose Wertschätzung der Gebärenden, die nicht an die Voraussetzung geknüpft ist, sich so zu verhalten, wie es die Hebamme gerne hätte. Diese Wertschätzung bildet einen Rahmen, in welchem die Hebamme

- in Zeiten ihrer Anwesenheit der Frau ihre ungeteilte Aufmerksamkeit widmet,

- in einem festen, freundlichen Ton spricht,

- eine offene und zugewandte Körperhaltung einnimmt,

- der Gebärenden aktiv zuhört, sich vergewissert, ob sie alles richtig verstanden hat und wohlüberlegte Antworten gibt,

- Blickkontakt aufnimmt und auf Augenhöhe mit der Gebärenden spricht,

- sich an den Sprachgebrauch der Gebärenden anpasst,

- die Geburtssprache von ängstigenden und missverständlichen Ausdrücken befreit sowie

- Selbstreflexion und Supervision in Anspruch nimmt, um sich selbst besser zu verstehen und auch für sich selbst besser sorgen zu können.

Hebammenarbeit durch Kommunikation

Fast jede Frau äußert während des Geburtsverlaufes ihre Anstrengung, Unsicherheit, Erschöpfung oder Angst in Sätzen wie »Ich kann nicht mehr«, »Ich möchte eine PDA«, »Das schaffe ich nicht«, »Ich halte das nicht länger aus«, »Ich möchte sofort ein Schmerzmittel«. Hinter solchen Aussagen steckt aber weit mehr als der bloße Inhalt. Eine Geburt ist anstrengend, und es ist ganz normal und sogar gesund, dass Frauen in manchen Phasen eine tiefe Erschöpfung spüren und diese durch solche Aussagen auch ausdrücken. Das gehört einfach zur Geburtsarbeit dazu. Außerdem bedeuten solche

Aussagen häufig, dass die Gebärende mehr Hilfe in Form einer engeren Betreuung, Zuspruch, einer zuversichtlichen Äußerung oder liebevoller Unterstützung braucht. Eine kompetente Hebamme ist daher bei einer derartigen Äußerung nicht gleich mit einem Schmerzmittel oder dem Anästhesisten bei der Hand, sondern geht auf eine tiefere Ebene, indem sie nach den Gefühlen der Gebärenden, nach dem Hintergrund ihrer Aussage und nach ihren Bedürfnissen fragt. Sie zeigt mehrere Alternativen auf und gibt der Gebärenden die Möglichkeit, selbst kompetent mit dieser Situation umzugehen, indem sie ihr zum Beispiel sagt, dass sie sehe, dass eine Veränderung notwendig sei und dass es noch einige Möglichkeiten gebe, um Hilfe beim Umgang mit den Wehen zu bekommen, wie zum Beispiel ein warmes Bad. Ob die Frau das vielleicht einmal versuchen wolle, denn nach Meinung der Hebamme mache sie die Geburtsarbeit ganz wunderbar und in einer Dreiviertelstunde könne dann gemeinsam überlegt werden, wie es weitergehen solle.

Hebammenarbeit auf Augenhöhe

Eine kompetente Hebamme geht selbstverständlich von der Eigenkompetenz der gebärenden Frau aus. Diese Einstellung äußert sich durch Entscheidungsfindungsprozesse, in welchen die Autonomie der Frau gefördert wird. Eine gebärende Frau ist auf die Informationen der Hebamme (beziehungsweise des Arztes) angewiesen, um sich kompetent an einer Entscheidung beteiligen zu können. Du solltest über einen Eingriff also nicht nur informiert und zu den Risiken aufgeklärt werden, vielmehr sollte der Informationsfluss in beide Richtungen laufen: von der Hebamme zur Gebärenden und von der Gebärenden zur Hebamme. Die Hebamme klärt die Frau bezüglich der Richtlinien, der Routinen, des aktuellen Status der Geburt, ihrer Erfahrung, ihrer Überzeugungen und so weiter auf. Die Gebärende klärt die Hebamme bezüglich ihrer Werte, ihrer persönlichen Erfahrungen die Geburt betreffend, ihres aktuellen

Zustands, ihrer Wünsche und so weiter auf. Daraufhin erfolgt in einem Prozess, in welchem die unterschiedlichen Präferenzen, Alternativen und dergleichen zu Wort kommen, die Entscheidungsfindung. Erst wenn ein gemeinsamer Beschluss gefasst wurde, wird dieser umgesetzt. Die Hebamme behandelt die gebärende Frau stets als kompetente Erwachsene, die in der Lage ist, eigene Entscheidungen zu treffen und die Situation mitzugestalten.

Wie groß die Bedeutung der eigenen Entscheidungsfreiheit für die Zufriedenheit mit dem Geburtserlebnis ist, konnte in einer Studie gezeigt werden, in der Frauen beim Legen eines Wehentropfs unterschiedlich stark in die Entscheidung einbezogen oder eben nicht einbezogen wurden. Frauen, die bestimmen konnten, zeigten die größte Zufriedenheit – auch dann, wenn sie das Angebot nicht wahrnahmen und die Entscheidung den Fachkräften überließen. Frauen, die einbezogen werden wollten, dazu jedoch keine Gelegenheit hatten, waren überwiegend unzufrieden.[54]

Hebammenarbeit: Unterstützung eines gesunden Übergangs

Um Frauen einen körperlich und psychisch gesunden Übergang von der Schwangerschaft zur Mutterschaft zu ermöglichen, müssen Hebammen achtsam mit gebärenden Frauen umgehen und stets aufs Neue ihre Arbeitsroutine hinterfragen. Dafür ist die Grundhaltung der Hebamme von besonderer Bedeutung. Sie sollte aussehen wie folgt:

- Die Hebamme ist davon überzeugt, dass Frauen ohne Interventionen gebären können.

- Die gebärende Frau erhält ihre ungeteilte Aufmerksamkeit.

- Die Hebamme stellt unaufgefordert Erklärungen, Ermutigungen und Informationen zur Verfügung.

- Sie nimmt die Gebärende und den Geburtsbegleiter ernst.

- Die Hebamme fragt nach den Wünschen und Vorstellungen der Frau.

- Sie respektiert das Recht auf freie Entscheidung.

- Sie fördert die Gebärende in der Wahrnehmung ihrer Kompetenzen.

- Sie fördert den Eltern-Kind-Kontakt.

Ein besonderes Augenmerk gilt auch den äußeren Rahmenbedingungen, die die Hebamme während der Geburt schafft:

- Die Hebamme schafft einen geschützten Bereich und eine »sichere«, vertrauensvolle Umgebung.

- Sie wahrt die Intimsphäre der Frau.

- Die Hebamme vermeidet es, die Frau in eine Ohnmachtshaltung zu bringen.

- Sie vermeidet grelle Beleuchtung und störende Geräusche.

- Die Hebamme spricht in einem angenehmen und sicheren Tonfall.

- Sie sorgt für Ruhe und vermeidet Hektik.

- Die Hebamme sorgt dafür, dass alle Beteiligten auf gleiche Gesprächshöhe gehen.

- Sie baut Vertrauen auf durch Berührung und ihre Präsenz.

Schließlich gilt es auch beim Umgang mit Interventionen eine Reihe von Dingen zu beachten:

- Die Hebamme vermeidet es, die Frau in eine Rückenlage zu bringen. Auch bei Untersuchungen werden aufrechte Positionen angeboten.

- Die individuelle Schamgrenze wird erfragt und beachtet.

- Völlige Nacktheit wird vermieden (auch in den Geburtspool kann die Frau ein großes Badetuch mitnehmen).

- Eindringen in Körperöffnungen wird reduziert oder vermieden.

- Bei vaginalen Untersuchungen bestimmt die Frau das Tempo und kann jederzeit *Stopp* sagen.

- Alle Eingriffe werden erst durchgeführt, wenn die Frau zugestimmt hat.

- Grundsätzlich wird nichts gegen den Widerstand der Frau durchgeführt.

- Die Gebärende wird nicht unter Zeitdruck gesetzt.

- Die Gebärende wird grundsätzlich nicht festgehalten.

- Der Kristeller-Handgriff wird möglichst vermieden und nur in Ausnahmefällen sachgerecht in Zusammenarbeit mit der Frau durchgeführt.

- Bei allen Maßnahmen im Intimbereich sind nur Personen anwesend, die für diesen Moment dringend gebraucht werden.

- Der Intimbereich der Frau wird vor Blicken geschützt.

- Die Operationslampe wird nur zur chirurgischen Versorgung (von Geburtsverletzungen) verwendet.

- Bei der Wundversorgung wird eine Lokalanästhesie verwendet und entsprechend auf die Wirkung gewartet.

- Der Kontakt zum Kind wird nicht unterbunden.

- Berührungen an der Brust und Hautkontakt zum Kind erfolgen nur im Einvernehmen mit der Mutter.

All diese Dinge, die du nun erfahren hast, sollten eigentlich selbstverständlich im Umgang mit gebärenden Frauen sein. Ein Geburtsort, der Hebammen daran hindert, ihre Arbeit so hochwertig auszuführen, wie sie es möchten, muss dringend verändert werden: im Sinne der gebärenden Frau und im Sinne der begleitenden Hebamme. Wenn auch du dieser Meinung bist, dann sprich darüber. Stelle Fragen und Anforderungen an die Klinik deiner Wahl. Wäre es nicht wundervoll, wenn du in fünf Jahren das Geschwisterchen deines Kindes (und später deine Töchter oder Schwiegertöchter ihre Kinder) in einer Klinik mit Qualitätssiegel gebären könntest und somit die *Gewissheit* hättest, dass der Wunsch nach einer selbstbestimmten Geburt respektiert wird, weshalb es keine spezifische Vorbereitung mehr bräuchte?

Dein Begleiter bei der Geburt

Dein Geburtsbegleiter ist keine Fachperson, aber da er großen Einfluss auf die Geburt hat, spielt er ebenfalls eine wichtige Rolle im Geburtsteam. Daher sollte die Entscheidung, wer dein Geburtsbegleiter sein soll, nicht voreilig getroffen werden. Sehr oft begleitet der Partner seine Frau während der Geburt. Aber ist er auch ein Begleiter, der die Geburt in deinem Sinne beeinflussen wird? Beim Beantworten dieser Frage helfen dir die folgenden Hinweise.

- Ein guter Geburtsbegleiter ist bereit, sich mit dir gemeinsam auf die Geburt vorzubereiten. Nur, wenn er weiß, wie er dich gut unterstützen kann und worin seine wichtigsten Aufgaben bestehen, kann er dich kompetent begleiten.

- Ein guter Geburtsbegleiter ist informiert. Er sollte wenigstens das Kapitel für den Geburtsbegleiter gelesen haben (Teil 2, Kapitel 4). Noch besser wäre es, wenn er außerdem gemeinsam mit dir ein Seminar zur Vorbereitung auf Geburt und Elternschaft besucht.

- Ein guter Geburtsbegleiter kennt dich und deine Wünsche und ist bereit, diese für dich während der Geburt zu vertreten.

- Ein guter Geburtsbegleiter handelt aktiv: Er weiß, was während der Geburt zu tun ist, und tut dies auch ohne Aufforderung.

- Ein guter Geburtsbegleiter respektiert, dass eine gute Geburtserfahrung eine große Bedeutung für dich als Frau hat und tut sein Möglichstes, dich bei dieser wichtigen Erfahrung zu unterstützen.

Wenn dein Partner nicht der richtige Begleiter für dich ist, kannst du selbstverständliche eine andere Person zur Geburt mitnehmen. Es sollte eine Person sein, der du vertraust und die so weit wie möglich die eben genannten Punkte erfüllt. Wichtig ist, dass sich dann auch diese Person mit dir gemeinsam auf die Geburt vorbereitet. Es spricht auch nichts dagegen, mit dieser Vertrauensperson ein Seminar zur Vorbereitung auf die Geburt zu besuchen.

Ohne Begleitung in die Klinik

Wenn dir keine Begleitperson einfällt, die du mitnehmen möchtest oder kannst, hast du die Möglichkeit, dir eine professionelle Begleitung, also eine Beleghebamme zu suchen. Wenn du eine umsorgende Unterstützung möchtest, die dich vor allem emotional bestärkt, kannst du eine Doula zur Geburt mitnehmen. Wenn du ganz ohne Begleitung in die Klinik gehen möchtest, empfehle ich dir, dich mit Teil 2 des Buches besonders intensiv auseinanderzusetzen. Es wird dir leichter fallen, dich auf den Geburtsverlauf einzulassen, wenn du weißt, was dich erwarten kann, und wenn du alle Dinge, die einen harmonischen Geburtsverlauf unterstützen können, so gut geübt hast, dass du sie problemlos anwenden kannst. Außerdem wirst du – wenn du Klarheit bezüglich deiner Wünsche erlangt hast – diese auch leichter aussprechen und im Notfall verteidigen können.

Geburt mit deiner persönlichen Beleghebamme

Eine Beleghebamme ist deine persönliche Hebamme, die du bereits in der Schwangerschaft kennenlernst und die dich vom Beginn der Geburt bis zu dem Zeitpunkt, wenn dein Baby da ist, begleitet. Eine kontinuierliche Betreuung durch eine vertraute Fachperson während der Geburt hat eine sehr starke, positive Wirkung auf den Geburtsverlauf. Studien zeigen, dass durch die kontinuierliche Begleitung einer vertrauten Hebamme die Interventionsrate stark sinkt.[55] Wenn du dich für eine persönliche Beleghebamme entscheidest, lernst du diese bereits in der Schwangerschaft kennen und triffst sie einige Male, um mit ihr abzusprechen, was für dich während der Geburt wichtig ist.

Wenn die Geburt beginnt, kannst du deine Hebamme anrufen und ihr trefft euch dann in der Klinik. Vielleicht kannst du mit deiner Hebamme sogar vereinbaren, dass sie dich während der frühen Eröffnungsphase zu Hause begleitet und ihr dann erst bei bereits gut geöffnetem Muttermund gemeinsam in die Klinik fahrt. Dies ist eine Vorgehensweise, die einen harmonischen Geburtsverlauf stark unterstützt. Du kannst zu Hause bleiben, solange du dich wohlfühlst, kannst dich noch besser entspannen, da du weißt, dass deine Hebamme einschätzen kann, wann es an der Zeit ist, um in die Klinik zu fahren, und du kannst dein Baby in der Sicherheit der Klinik und begleitet von der Hebamme deines Vertrauens zur Welt bringen.

Auch wenn du eine eigene Hebamme zur Geburt mitbringst, solltest du so auf die Geburt vorbereitet sein, dass du nicht das Gefühl hast, ein positives Geburtserlebnis hinge allein von dieser einen Hebamme ab. Auch Beleghebammen können krank werden oder aus anderen Gründen ausfallen. Auf eine solche Situation solltest du so vorbereitet sein, dass du trotzdem guten Mutes in die Geburt gehen kannst. Eine Beleghebamme kannst du in jede Art von Klinik mitnehmen – vorausgesetzt, die Klinik hat Verträge mit Beleghebammen. Bei der Suche nach einer Beleghebamme helfen dir die folgenden Webseiten:

Hebammensuche

- In Deutschland: www.hebammensuche.de
- In Österreich: www.hebammen.at
- In der Schweiz: www.hebammen.ch

Ich finde keine Beleghebamme! Was nun?

Leider wird es immer schwieriger, eine Beleghebamme zu finden, da sich die Arbeitsbedingungen für Hebammen kontinuierlich verschlechtern und immer weniger Hebammen Geburten begleiten. Solltest du tatsächlich keine Beleghebamme finden, empfehle ich dir, dich mit der Geburtsbegleitung durch eine Doula auseinanderzusetzen. Da Doulas regelmäßig Frauen bei Geburten begleiten, kennen sie die Klinik, das Personal und die Routinen vor Ort meist sehr gut. Du kannst mit deiner persönlichen Doula all deine Wünsche die Geburt betreffend abklären.

Wenn eine Doula für dich nicht infrage kommt (oder wenn du auch keine Doula findest, die dich begleiten kann), ist es von Vorteil, wenn dein Geburtsbegleiter durch eine gute Vorbereitung und eine aktive Rolle während der Geburt die mentale Unterstützung übernimmt. Dafür ist es allerdings notwendig, dass er sich eingehend mit dem Geburtsverlauf, der Klinik als Geburtsort und deinen persönlichen Wünschen auseinandersetzt. Er wird jedoch immer eine andere Rolle spielen als eine Fachperson. Schließlich ist er emotional stark involviert. Lass dir Zeit, um herauszufinden, welche Begleitung die richtige für dich ist, und wähle deine Begleitpersonen sorgfältig aus. Jede Person, die der Geburt beiwohnt, beeinflusst diese.

Geburtsbegleitung durch eine Doula

Eine Doula ist eine Frau, die dich in der Schwangerschaft, während und bei Bedarf auch nach der Geburt begleitet. Sie kümmert sich ganz um dich, deine Wünsche und dein Wohlbefinden. Ihr Fokus liegt darauf, während der Geburt für dich da zu sein, dir zur Seite zu stehen, all deine Bedürfnisse zu erfüllen und dich mental zu unterstützen. Sie wird dich, so gut sie kann, dabei unterstützen, eine selbstbestimmte Geburt zu erleben. Du kannst sie bereits Wochen vor der Geburt kennenlernen und in mehreren Treffen mit ihr deine Wünsche die Geburt betreffend klären.

4. Finde heraus, welche Geburtsklinik am besten zu dir passt

Hast du dir schon Gedanken darüber gemacht, in welcher Klinik dein Baby zur Welt kommen soll? Je nach Wohnort hast du die Möglichkeit, zwischen unterschiedlichen Geburtskliniken zu wählen. Ich werde dir hier die verschiedenen Arten von Kliniken vorstellen, damit du die Schwerpunkte und Unterschiede kennenlernst. Wenn du in einer Großstadt wohnst, hast du wahrscheinlich eine große Auswahl; im ländlichen Bereich kann es natürlich sein, dass nur eine Klinik gut erreichbar ist; aber auch dann ist es für dich hilfreich zu wissen, nach welchen Kriterien die Klinik arbeitet. Viele Vorgehensweisen an einer Klinik hängen von der Haltung der Führungskraft ab, denn eine Chefärztin, die eine natürliche und selbstbestimmte Geburt unterstützt, wird sich mehr für eine individuelle Vorgehensweise einsetzen, als eine Chefärztin, die eine medizinische Geburtshilfe befürwortet. Detaillierte Informationen zu einer einzelnen Klinik wirst du daher immer nur direkt vor Ort in Erfahrung bringen können.

Allgemein lässt sich sagen, dass es aus gutem Grund Geburtskliniken unterschiedlicher Sicherheitsstufen gibt. Eine Universitätsklinik inklusive Kinderklinik auf Level-1-Niveau ist darauf spezialisiert, Risikogeburten zu betreuen, während an kleinen Level-4-Kliniken hauptsächlich gesunde Schwangere mit voraussichtlich normal verlaufenden Geburten begleitet werden. Die Frage ist daher, in welcher Situation du bist, denn nur weil eine Klinik groß und für alle denkbaren Notfälle ausgestattet ist, heißt das nicht automatisch, dass sie auch am besten zu dir passt. Sehen wir uns das in gleich einmal näher an!

Perinatalzentrum Level 1 und Level 2

Perinatalzentren sind Kliniken, in denen die Fachbereiche Geburtshilfe und Neonatologie nicht nur eng miteinander kooperieren, sondern sich auch räumlich innerhalb des gleichen Gebäudes befinden. Diese Kliniken sind darauf spezialisiert, Frühchen zu versorgen, Schwangere und Babys mit Krankheiten oder Geburten mit hohen Risiken zu betreuen. Fachärzte der Gynäkologie und der Pädiatrie sind rund um die Uhr vor Ort.

Eine solche Klinik kann sich sehr gut um dich und dein Baby kümmern, wenn:

- dein Baby viel zu früh geboren wird. Die Klinik muss immer vier bis sechs Notversorgungsplätze für Frühchen bereithalten und kann jedes Frühchen (Level 1) beziehungsweise Frühchen ab 1250 Gramm (Level 2) adäquat versorgen.

- bei deinem Baby eine schwere Erkrankung festgestellt wurde. Die Kinderklinik ist darauf spezialisiert, schwer kranke Babys zu operieren und zu betreuen.

- du Drillinge oder Vierlinge erwartest.

- du an einer schweren Erkrankung leidest (zum Beispiel HELLP-Syndrom).

- du Diabetes hast, Insulin spritzen musst *und* eine absehbare Gefährdung des Babys besteht.

- aufgrund deiner Vorgeschichte eine komplizierte Geburt erwartet wird. (Was noch lange nicht bedeutet, dass sich diese Erwartung bestätigt! Du kannst durch die Vorbereitung auf die Geburt sehr viel beeinflussen.)

Level-1-Kliniken dürfen all diese gelisteten Schwangeren und Babys betreuen, aber natürlich auch alle gesunden Schwangeren annehmen und normale Geburten begleiten. Solche werden selbstverständlich besonders gerne gesehen, da sie wenig Risiko bergen und auch der Aufwand geringer ist. Da an Perinatalzentren Komplikationen und die Arbeit mit risikoreichen Situationen auf der Tagesordnung stehen, birgt diese Risikoroutine allerdings die Gefahr, dass eine völlig normal verlaufende Geburt pathologisiert wird. Harmonisch verlaufende Geburten sind an solchen Kliniken die Ausnahme und niemand ist daran gewöhnt, eine Geburt zu begleiten, indem geduldig abgewartet wird. Manchmal kann die fehlende Erfahrung mit normalen Geburten auch in die andere Richtung ausschlagen: Wenn die Geburt problemlos verläuft, nimmt sich niemand Zeit für dich, da du neben all den Risikopatientinnen »nichts brauchst«. Das Team an einem Perinatalzentrum, das dich während der Geburt begleitet, besteht aus einer Hebamme, einem Arzt, einem Fach- und einem Oberarzt. Das bedeutet nicht, dass all diese Personen permanent anwesend sind, aber sie stehen quasi in den Startlöchern – jederzeit bereit dazu, mit Interventionen einzugreifen.

Wenn du gesund bist und dein Baby ebenso, ist eine solche Klinik dann passend für dich, wenn du:

- ein sehr hohes Sicherheitsbedürfnis hast und dich nur entspannen kannst, wenn wirklich für jede Art der Komplikation und jede Eventualität sofort Hilfe bereitsteht.

- keine Möglichkeit hast, eine andere Klinik zu erreichen, obwohl du Vertrauen in einen gesunden Geburtsverlauf hast und lieber eine Begleitung hättest, die daran gewöhnt ist, normal verlaufende Geburten zu betreuen. In diesem Fall ist die Vorbereitung, die ich in Teil 2 des Buches beschreibe, sehr wichtig für dich, und ich empfehle dir, die Übungen besonders gut zu trainieren und einen sehr gut vorbereiteten Geburtsbegleiter, eine persönliche Beleghebamme oder eine Doula zur Geburt mitzunehmen. Sprecht in diesem Fall beim Erstgespräch mit der Hebamme unbedingt an, dass ihr wisst, dass sie darauf spezialisiert ist, schwierige Geburten zu begleiten, euch aber ein natürlicher Geburtsverlauf sehr wichtig ist. Da du und dein Baby gesund seid, bittet sie, euch in eurem Wunsch nach einer natürlichen Geburt zu unterstützen und euch keine Interventionen anzubieten beziehungsweise alle natürlichen Möglichkeiten zuerst auszuschöpfen.

Kliniken mit perinatalem Schwerpunkt (Level 3)

Diese Kliniken haben entweder eine Kinderklinik im Haus oder kooperieren mit einer nahen Kinderklinik; bei Auftreten eines Notfalls muss ein Kinderarzt innerhalb von zehn Minuten im Geburtszimmer sein. Außerdem besteht die Möglichkeit zur notfallmäßigen Beatmung bei Neugeborenen und Frühchen ab einem Geburtsgewicht von 1500 Gramm (beziehungsweise 32. Schwangerschaftswoche).

Eine solche Klinik kann sich sehr gut um dich und dein Baby kümmern, wenn:

- dein Baby etwas zu früh geboren wird. Die Klinik kann Frühchen ab 1500 Gramm adäquat versorgen.

- du Diabetes hast und Insulin spritzen musst, für dein Baby jedoch keine absehbare Gefahr besteht. (Sollte dies bei dir der Fall sein, du dich jedoch an einer normalen Level-4-Geburtsklinik wohler fühlen, sprich einfach mit den Ärzten vor Ort darüber.)

- du ein relativ hohes Sicherheitsbedürfnis hast.

Ärzte und Hebammen an Kliniken mit perinatalem Schwerpunkt sind zwar auch daran gewöhnt, mit leichten Risikofällen zu arbeiten, müssen aber nicht permanent in höchster Risikobereitschaft sein.

Wenn du und dein Baby gesund seid, ist eine solche Klinik dann passend für dich, wenn du:

- ein relativ hohes Sicherheitsbedürfnis hast und dich besser entspannen kannst, wenn für viele Komplikationen Hilfe sofort bereitsteht.

- keine Möglichkeit hast, eine andere Klinik zu erreichen, obwohl du einen höheren oder niedrigeren Level bevorzugen würdest. Du kannst bei der Level-1-Klinik und bei der normalen Geburtsklinik nachlesen, wie du mit dieser Situation umgehen kannst.

Normale Geburtskliniken (Level 4)

An kleinen Geburtskliniken werden vor allem gesunde Schwangere mit Einlingen oder vielleicht Zwillingen begleitet. Häufig ist ein Kinderarzt nicht dauerhaft vor Ort, sondern wird nur bei Bedarf gerufen; außerdem ist keine Kinderklinik direkt an die Geburtsklinik angeschlossen. Im schlechtesten Fall kann das bedeuten, dass dein Baby bei schwereren gesundheitlichen Problemen nach der Geburt in eine andere Klinik verlegt werden muss. Normalerweise besteht die Möglichkeit, dass du gemeinsam mit deinem Baby verlegt wirst. Welche Notfallmaßnahmen zur Erstversorgung eines Babys mit Problemen nach der Geburt vorhanden sind, musst du bei der jeweiligen Klinik erfragen.

Eine kleine Klinik kann sich sehr gut um dich und dein Baby kümmern, wenn:

- du und dein Baby gesund seid.

- zu erwarten ist, dass eine ganz normale Geburt bevorsteht.

- deine Schwangerschaft normal verlaufen ist und dein Baby und du keine großen gesundheitlichen Probleme habt.

Wie gut die Begleitung an einer kleinen Klinik ist, hängt stark vom Personalschlüssel ab – das gilt selbstverständlich auch für alle anderen Kliniken. Hebammen können nur individuell arbeiten und hochwertig begleiten, wenn sie Zeit haben, sich auf die jeweilige Frau und deren Geburtsverlauf einzulassen. Eine Hebamme sollte sich daher höchstens um zwei Frauen gleichzeitig kümmern müssen, wobei das – je nachdem wie viel Dokumentationsarbeit und Ambulanzdienst gefordert wird – auch schon grenzwertig sein kann.

Wenn du und dein Baby gesund seid, ist eine solche Klinik dann passend für dich, wenn du:

- ein normal hohes Sicherheitsbedürfnis hast.

- selbstverantwortlich mit der Geburt umgehen möchtest, aber dennoch die Sicherheit einer Klinik brauchst, um dich entspannen zu können.

- keine Möglichkeit hast, eine andere Klinik zu erreichen, obwohl du ein höheres Sicherheitsbedürfnis hast. In diesem Fall empfehle ich dir, die Hebamme beim Erstgespräch um eine möglichst kontinuierliche Begleitung zu bitten. Sag ihr, dass es für dich sehr wichtig ist, oft versichert zu bekommen, dass alles in Ordnung ist und dass es deinem Baby gut geht. Außerdem empfehle ich dir, dich auch mental gut auf die Geburt vorzubereiten und so mehr Vertrauen zu entwickeln, damit du mehr Sicherheit bekommst. Wenn deine Ängste besonders groß sind, obwohl mit deinem Baby alles in Ordnung ist, empfehle ich dir, eine logotherapeutische Beratung aufzusuchen. Vielleicht gelingt es auf diesem Wege, deine Ängste zu verringern, sodass du zuversichtlicher in die Geburt gehen kannst.

In kleinen Kliniken mit weniger Geburten pro Jahr ist die Wahrscheinlichkeit für ein positives Geburtserlebnis größer. Bei einer Befragung von beinahe 10 000 Frauen waren jene fast doppelt so häufig mit der Betreuung und dem Geburtserlebnis unzufrieden, die ihr Kind an einer großen Klinik zur Welt brachten, wie Frauen, die für die Geburt in eine kleine Klinik gingen.[56] Dennoch schließen immer mehr Geburtsstationen an kleinen Kliniken, da sie nicht mehr finanzierbar sind.

In welchen dieser Klinikbeschreibungen findest du dich wieder? Du kannst auch mit deinem Geburtsbegleiter über die Unterschiede sprechen und gemeinsam mit ihm überlegen, an welcher Klinik ihr euch am wohlsten fühlt. Wenn du mehrere Kliniken zur Auswahl hast, kannst du dir auch zwei oder drei Kliniken persönlich ansehen, bevor du eine Entscheidung triffst.

Die Organisation von Kliniken

Kliniken haben verschiedene Möglichkeiten, um die Geburtshilfe zu organisieren. Diese Organisation ist unabhängig vom Level der Klinik; jede Organisationsform kann also an jeder der eben vorgestellten Kliniken zum Tragen kommen. Du solltest auf der

Homepage der jeweiligen Klinik nähere Informationen dazu finden oder du kannst diese beim Informationsabend erfragen.

Kliniken mit Anstellungs- oder Belegsystem

Derzeit gibt es zwei Organisationsformen in Kliniken: Entweder werden Hebammen angestellt oder die Klinik arbeitet mit freiberuflichen (selbst versicherten) Hebammen zusammen. Für dich ist der Unterschied gering, da sowohl bei einer normalen Anstellung als auch im Belegsystem Hebammen in Schichten arbeiten. Wichtig ist, dass du das Beleg*system* nicht mit der Beleg*hebamme* verwechselst. Nur mit einer persönlichen Beleghebamme hast du die Möglichkeit einer Eins-zu-eins-Betreuung, nicht aber im Belegsystem.

Klinken mit hebammengeleiteten Kreißsälen

Seit einigen Jahren bieten manche Kliniken (unabhängig vom Level) eine Geburt im hebammengeleiteten Kreißsaal an. Das bedeutet, dass dich von Beginn der Geburt bis zu ihrem Ende eine oder mehrere Hebammen komplett selbstverantwortlich begleiten – die Geburt findet ohne ärztliche Betreuung statt.

Diese Möglichkeit wird zusätzlich zur normalen, arztgeleiteten Geburt in der Klinik angeboten und steht allen gesunden Schwangeren mit voraussichtlich komplikationslosen Geburtsverläufen offen. Konkret bedeutet das, dass du in eines der vorhandenen Geburtszimmer der Klinik kommst und dann an der Türe ein Schild angebracht wird, auf dem steht: *Hebammenkreißsaal.* Solange dieses Schild an der Tür hängt, tragen die Hebammen die volle Verantwortung für die Geburt. Solltest du nun während der Geburt doch medizinische Hilfe benötigen, wirst du in einen *ärztegeleiteten Kreißsaal* verlegt und zwar ganz einfach, indem das Schild an der Tür ausgewechselt wird. Auf diese Weise werden die Vorteile einer hebammengeleiteten Geburt mit der medizinischen Absicherung wunderbar kombiniert.

Das selbstverantwortliche Hebammenteam im hebammengeleiteten Kreißsaal kann sich sehr gut um dich und dein Baby kümmern, wenn:

- du und dein Baby gesund seid.

- zu erwarten ist, dass eine ganz normale Geburt bevorsteht.

Studien zeigen, dass durch die abwartende Geburtshilfe der Hebammen die Interventionsrate stark sinkt.[57] Die Kaiserschnittrate liegt in hebammengeleiteten Kreißsälen bei nur fünf Prozent. Außerdem werden bei Geburten, die im hebammengeleiteten Kreißsaal beginnen, signifikant weniger Wehenmittel, Wehenhemmer, Schmerzmittel und PDAs eingesetzt. Auch langfristige Auswirkungen sind zu beobachten: Frauen, die in hebammengeleiteten Kreißsälen geboren haben, stillen ihre Babys länger.

Wenn du und dein Baby gesund seid, ist ein hebammengeleiteter Kreißsaal dann passend für dich, wenn du:

- eigentlich mit einer Geburt im Geburtshaus oder zu Hause liebäugelst, dir die fehlende Kliniknähe aber zu unsicher ist.

- im Notfall auf Interventionen zurückgreifen möchtest, prinzipiell aber davon ausgehst, dass solche nicht notwendig sind.

- davon ausgehst, dass eine Geburt ein gesunder und normaler Vorgang ist, der am besten durch eine kompetente und ganzheitliche Begleitung unterstützt wird.

- die Geburts*hilfe* der Geburts*medizin* vorziehst.

Kliniken mit Beleghebammen

Beleghebammen begleiten dich – wie bereits erwähnt – den gesamten Geburtsverlauf hindurch persönlich. Sie müssen sich nicht an den Schichtplan der Klinik halten, sondern bleiben bei dir, bis die Geburt vollendet ist.

Eine Beleghebamme kann sich sehr gut um dich und dein Baby kümmern, wenn:

- du eine Klinik in der Nähe hast, in der eine Geburt mit persönlicher Beleghebamme möglich ist.

- du eine Beleghebamme findest, mit der du dich wohlfühlst. (Denn es macht natürlich keinen Sinn, eine persönliche Hebamme zu haben, wenn dir diese nicht sympathisch ist.)

- du dich in dem Wissen, dass eine vertraute Fachperson die Geburt begleiten wird, besser entspannen kannst.

- du dir viele Gedanken darüber machst, wie die begleitende Hebamme wohl sein wird.

- dir der Gedanke an einen Hebammenwechsel während der Geburt unangenehm ist. Die Beleghebamme bleibt die gesamte Geburt über bei dir – unabhängig davon, wie lange die Geburt dauert.

- dir die Vorstellung, bereits vor der Geburt alles Wichtige mit der Hebamme besprechen zu können, guttut.

Beleghebammen begleiten dich sehr individuell, sie kennen dich und deine Wünsche und bemühen sich, dich ganz in deinem Sinne zu betreuen. Dennoch müssen sich selbstverständlich auch Beleghebammen an die Leitlinien der Klinik halten. Da sie aber sowohl diese als auch deine Wünsche kennen, hast du mit der Beleghebamme auch eine Person bei dir, die für dich vermittelt und sich darum bemüht, eine Vorgehensweise in deinem Sinne möglich zu machen.

Dein Fragenkatalog für die Klinik

Fast alle Kliniken bieten einen Informationsabend rund um die Geburt und eine Führung durch die Geburtsräume sowie die Wochenbettstation an. Ich empfehle dir, diesen Informationsabend gemeinsam mit deinem Geburtsbegleiter zu besuchen, damit ihr alle Fragen stellen könnt und die Räume schon einmal gesehen habt. Das gibt euch Sicherheit. In manchen Kliniken ist es auch möglich, spontan nach einer kurzen telefonischen Anfrage die Geburtszimmer zu besichtigen. In so einem privaten Rahmen hast du vielleicht sogar die Möglichkeit, ein persönliches Gespräch mit einer Hebamme zu führen, die gerade Zeit hat. Folgende Fragen habe ich für dich zusammengestellt; die Liste ist selbstverständlich individuell erweiterbar.

Fragen an die Geburtsklinik

Besonders wichtige Fragen sind hervorgehoben

- ☐ **Wie ist der genaue Ablauf bei der Aufnahme (CTG, Einlauf, Blutentnahme, Venenzugang)?**

- ☐ Wer betreut mich während der Geburt? Wie viele Frauen muss eine Hebamme gleichzeitig betreuen? Tagsüber? Nachts? Am Wochenende? Welche Arbeiten muss die Hebamme neben der Geburtsbegleitung noch erledigen und wie viel Dokumentationsarbeit muss sie leisten?

- ☐ Wann beginnen und enden die Schichten der Hebammen? Darf eine Hebamme die Schicht überziehen, wenn die Geburt sich dem Ende zuneigt? Wie lange darf sie überziehen?

- ☐ **Was passiert, wenn ich mit der Hebamme nicht klarkomme? Besteht die Möglichkeit der Begleitung durch eine andere Hebamme? Wenn ja: Was muss ich tun, um eine andere Hebamme zu bekommen?**

- ☐ Kann ich eine Beleghebamme in die Klinik mitnehmen?

- ☐ Ist es möglich, zusätzlich zum Geburtsbegleiter eine Doula zur Geburt mitzunehmen?

- ☐ Wo sind Ärzte, falls sie benötigt werden, und wie schnell können sie bei mir sein? Der Gynäkologe? Der Anästhesist? Der Kinderarzt?

- ☐ In welchen Situationen kommt ein Arzt zu mir?

☐ Wie hoch ist die Dammschnittrate?

☐ Wie hoch ist die sekundäre Kaiserschnittrate?

☐ **Wann wird nach einem Blasensprung ohne Wehen eingeleitet? Besteht die Möglichkeit, noch länger zu warten?**

☐ **Gibt es Richtlinien, wie lange jede Phase der Geburt dauern darf, bevor eingegriffen wird? Wie sehen diese Richtlinien aus?**

☐ Welche Ausstattung haben die Geburtszimmer (Gebärhocker, Geburtswanne, Gymnastikball, Matte)?

☐ Muss ich die Geburtswanne reservieren, wenn ich mir eine Wassergeburt wünsche?

☐ Wo kann ich bei Geburtsbeginn anrufen, wenn ich eine Frage habe, aber noch nicht in die Klinik kommen möchte?

☐ **Was passiert, wenn ich mit Wehen in die Klinik komme, alle Zimmer jedoch bereits belegt sind?**

☐ Welche alternativen Methoden zur Schmerzbekämpfung bieten Sie an?

☐ Welche Schmerzmittel setzen Sie am häufigsten ein?

☐ Haben Sie eine Walking-PDA? Wird mir – wenn ich mich für eine PDA entscheide – ein Urinkatheter gelegt?

☐ Bekommt man immer einen Einlauf bei Geburtsbeginn?

☐ Wird routinemäßig ein Venenzugang gelegt oder nur bei Bedarf?

☐ **Wir wünschen uns eine möglichst natürliche Geburt ohne Eingriffe. Inwiefern unterstützen Sie hier an Ihrer Klinik einen natürlichen und selbstbestimmten Geburtsverlauf?**

☐ **Betreiben Sie ein aktives oder ein abwartendes Plazentamanagement?**

☐ **Wie ist die Vorgehensweise, wenn ich auf manche Routinen verzichten möchte (zum Beispiel Venenkatheter, Dauer-CTG, die Anwesenheit eines Arztes bei der Geburt)? Sind Verzichtserklärungen, beziehungsweise Haftungsausschlüsse vorbereitet, die ich in so einem Fall unterschreiben kann?**

_____

_____

_____

_____

_____

Speziell an kleinen Kliniken ohne Kinderklinik sind die folgenden Fragen von Interesse:

☐ Wie hoch ist die Verlegungsrate der neugeborenen Babys?

☐ **Wie ist der genaue Ablauf, wenn das Baby verlegt werden muss? In welche Klinik kommt es und bekomme ich dort auch ein Zimmer?**

☐ **Welche Möglichkeiten gibt es hier an der Klinik, um ein Baby mit Problemen nach der Geburt zu versorgen?**

Wenn du Interesse daran hast, die Weichen der zukünftigen Geburtshilfe in Richtung Selbstbestimmtheit und Natürlichkeit zu stellen, solltest du außerdem noch folgende Frage stellen:

☐ Kennen Sie die Empfehlungen der WHO bezüglich einer mütterfreundlichen Geburtshilfe? Arbeiten Sie nach diesen Richtlinien? Wenn nein, warum nicht?

_____

_____

_____

_____

Die Liste der Fragen ist ganz schön lang, nicht wahr? Vielleicht fühlst du dich bei dem Gedanken unwohl, am Informationsabend so viele Fragen zu stellen. Du hast mehrere Möglichkeiten, um mit dieser Situation umzugehen:

• Nimm eine Kopie der Fragen mit und sag den Vortragenden, dass du dich mithilfe eines Buches auf die Geburt in der Klinik vorbereitest und dass in diesem empfohlen wird, sich einige Fragen beantworten zu lassen. Da dieser Fragenkatalog alle anwesenden Frauen betrifft, hast du eine Kopie mitgebracht und bittest um die Beantwortung.

• Du kannst dieses Buch gut sichtbar zum Infoabend mitnehmen und so herausfinden, ob noch andere Frauen Interesse daran haben, all diese Fragen beantwortet zu wissen. Wenn du andere Frauen mit Buch antriffst, könnt ihr euch mit dem Fragen-Stellen abwechseln.

• Weniger empfehlen würde ich, die Fragen per Mail beantworten zu lassen. Denn aus einer persönlichen Antwort lässt sich mehr ablesen als nur der Inhalt. Bei einer Mail besteht die Gefahr, dass in Belanglosigkeiten ausgewichen wird oder Standardantworten gesendet werden.

• Sollte es an einer Klinik tatsächlich nicht möglich sein, auf diese Fragen Antworten zu bekommen, kannst du auch daraus deine Schlüsse ziehen. In diesem Fall solltest du versuchen, zumindest Antworten auf die *hervorgehobenen Fragen* zu bekommen.

Du kennst nun die Unterschiede zwischen den Klinikarten sowie ihren Organisationsformen und kannst überlegen, welcher Geburtsort und welches Geburtsteam für dich möglich und passend sind.

5. Was für deine individuelle Geburtsvorbereitung wichtig ist

Die wichtigste Rolle inmitten all dieser Informationen und Überlegungen zur Klinik als Geburtsort spielst selbstverständlich du selbst. Ich möchte dich nun einladen, dir anzusehen, wie deine persönlichen Rahmenbedingungen für die Geburt aussehen. Um in Teil 2 des Buches nach deinen Bedürfnissen arbeiten zu können, ist es für dich wichtig zu wissen, wo du stehst.

Der folgende Fragebogen kann dir helfen, selbst einzuschätzen, wie du deine persönliche Vorbereitung auf die Geburt gestalten solltest, um gute Voraussetzungen für eine selbstbestimmte Geburt zu schaffen. Eines gleich vorweg: Dieses Buch ist so angelegt, dass du sogar dann gute Voraussetzungen für eine selbstbestimmte Geburt hast, wenn du bei diesem Fragebogen nur sehr wenige Punkte erreichst. Dieser Fragebogen zeigt *nicht*, wie gut deine Chancen auf eine selbstbestimmte Geburt sind. Er zeigt dir lediglich, *welche Bereiche* der Vorbereitung in Teil 2 des Buches besonders wichtig für dich sind. Zähle hierfür die Buchstaben deiner Antworten zusammen.

Fragebogen zur Einschätzung deiner persönlichen Situation

1. **Welchen Sicherheitslevel hat die Klinik deiner Wahl?**
   Level 1 oder Level 2 (A)
   Level 3 (AA)
   Level 4 (AAA)

2. **Welche Leitung hat der Kreißsaal deiner Klinik?**
   Hebammengeleiteter Kreißsaal (AAAA)
   Ärztegeleiteter Kreißsaal (A)

3. **Wurden dir beim Informationsabend in der Klinik alle Fragen des Fragenkatalogs ausreichend beantwortet?**
   Ja, alle Fragen wurden ausführlich beantwortet.
   (AAAA)
   Die meisten Fragen wurden ganz gut beantwortet.
   (AAA)
   Die Fragen wurden nur ungern oder kaum beantwortet. (AA)
   Die Fragen wurden nicht beantwortet. (A)

4. **Begleitet dich deine persönliche Beleghebamme bei der Geburt?**
   Ja (AAAA)
   Nein (A)

5. **Begleitet dich eine Doula bei der Geburt?**
   Ja (AAA)
   Nein (A)

6. Wie kompetent schätzt du deinen Geburtsbegleiter ein?
Sehr kompetent (AAA)
Eher kompetent (AA)
Keine Ahnung, er bereitet sich nicht auf die Geburt
vor. (A)
Ich gehe ohne Geburtsbegleiter in die Klinik. (A)

7. Wie zufrieden bist du mit der Wahl der Klinik?
Sehr zufrieden (AAA)
Eher zufrieden (AA)
Wenig oder gar nicht zufrieden (A)

8. Wie gesund bist du?
Ich bin normal gesund. (BBBB)
Ich bin eher gesund (zum Beispiel bei leichtem
Schwangerschaftsdiabetes). (BBB)
Ich habe teilweise gesundheitliche Probleme. (BB)
Ich habe schwere gesundheitliche Probleme. (B)

9. Wie fit schätzt du dich ein?
Ich bin normal fit. (BBBB)
Normalerweise bin ich fit, aber seit ich schwanger bin,
bin ich weniger fit. (BBB)
Ich bin nicht besonders fit. (BB)
Ich bin gar nicht fit und bewege mich sehr ungern. (B)

10. Wie wohl fühlst du dich in deinem Körper?
Sehr wohl (BBBB)
Eher wohl (BBB)
Eher nicht wohl (BB)
Unwohl (B)

11. Wie groß ist das Vertrauen in deinen Körper?
Groß (BBBB)
Eher groß (BBB)
Eher klein (BB)
Sehr klein (B)

12. Wie sehr vertraust du darauf, dass dein Baby die Geburt gut übersteht?
Sehr stark. Ich glaube, dass es meinem Baby bei der Geburt gut gehen wird. (BBBB)
Etwas. Ich kann mir vorstellen, dass es meinem Baby bei der Geburt gut gehen wird. (BBB)
Eher wenig. Ich habe Sorge, dass meinem Baby bei der Geburt etwas passieren könnte. (BB)
Gar nicht. Ich empfinde die Geburt als große Gefahr für die Gesundheit meines Babys. (B)

13. Wenn du an den Wehen- und Geburtsschmerz denkst, gehst du davon aus, dass du
gut damit umgehen kannst. (BBBB)
wahrscheinlich damit umgehen kannst. (BBB)
eher nicht ohne Schmerzmittel damit umgehen kannst. (BB)
sicher nicht ohne Schmerzmittel damit umgehen kannst. (B)

14. Wenn du an die Anstrengung der Geburt denkst, gehst du davon aus, dass du
die Anstrengung gut aushalten wirst. (BBBB)
die Anstrengung irgendwie durchhalten wirst. (BBB)

Probleme haben wirst, die Anstrengung durchzuhalten. (BB)
die Anstrengung nicht aushalten wirst. (B)

15. **Bist du zuversichtlich, wenn du an die Geburt
    deines Babys denkst?**
    Ja! (CCCC)
    Eher schon. (CCC)
    Eher nicht. (CC)
    Nein. (C)

16. **Was empfindest du, wenn du an die Geburt
    denkst?**
    Respekt (CCCC)
    Etwas Sorge (CCC)
    Angst (CC)
    Große Angst (C)

17. **Der Aussage »Ich habe ein Recht auf eine selbst-
    bestimmte Geburt« stimmst du**
    voll zu. (CCCC)
    eher zu. (CCC)
    eher nicht zu. (CC)
    gar nicht zu. (C)

18. **Durch Autoritätspersonen lässt du dich**
    nicht einschüchtern. (CCCC)
    etwas einschüchtern. (CCC)
    einschüchtern. (CC)
    extrem einschüchtern. (C)

19. **Deinem Baby fühlst du dich**
    sehr nahe und eng verbunden. (CCCC)
    eher nahe. (CCC)
    nicht besonders nahe. (CC)
    gar nicht verbunden. (C)

20. **Denkst du, du spürst, wie es deinem Baby geht?**
    Natürlich spüre ich das. (CCCC)
    Ich denke schon, dass ich das spüre. (CCC)
    Eher nicht. (CC)
    Nein, gar nicht. (C)

21. **Wie geht es dir bei dem Gedanken, dass die
    Geburt die Symbiose mit deinem Baby beendet
    und du dein Baby ein Stück weit »loslassen«
    musst?**
    Sehr gut. Das ist in Ordnung für mich. (CCCC)
    Eher gut. Ich gewöhne mich gerade daran, dass die
    Schwangerschaft nun bald vorbei ist. (CCC)
    Ambivalent. Ich hätte mein Baby gerne noch länger so
    nahe bei mir. Der Gedanke, es bald im Arm zu halten,
    hilft mir aber. (CC)
    Nicht gut. Ich möchte mein Baby noch länger so nahe
    bei mir und für mich alleine haben. (C)

22. **Wenn dir auf dem Weg zu einem Ziel Hindernisse
    und Schwierigkeiten begegnen,**
    ist das ein Ansporn, der Energie freisetzt. (CCCC)
    finde ich das anstrengend, lasse mich aber nicht be-
    irren. (CCC)

frustriert mich das und es fällt mir schwer weiterzu-
machen. (CC)

lasse ich mich entmutigen und gebe auf. (C)

Auswertung

Eine kleine Anmerkung vorweg: Ich verwende bewusst schwam-
mige Begriffe wie »viele« und »wenige«, da du selbst entscheiden
kannst, wie du deine Punkteanzahl einschätzt. Wenn du der Meinung bist, dass du viele Punkte hast, dann ist das richtig. Und
wenn du der Meinung bist, dass du wenige Punkte hast, dann
stimmt das ebenso.

A: Viele Punkte

Je mehr Punkte du in diesem Bereich gesammelt hast, umso mehr
äußere Unterstützung hast du bereits bei der Umsetzung einer
selbstbestimmten Geburt. In Teil 2 des Buches geht es für dich vor
allem darum, zu erfahren, wie du selbst mit den Wehen, deinen
Gefühlen und dem Geburtsverlauf umgehen kannst. Suche dir
jene Übungen aus, die gut zu dir passen. Auch wenn du gute Begleiter und einen guten Geburtsort für die Umsetzung einer selbstbestimmten Geburt hast: Die Wehen- und Geburtsarbeit musst du
selbst leisten, weshalb eine Vorbereitung darauf für jede Frau
wichtig ist.

A: Wenige Punkte

Wenn du in diesem Bereich wenige Punkte gesammelt hast, dann
ist es für dich besonders wichtig, dich darauf vorzubereiten, dass
du dich wahrscheinlich stärker dafür einsetzen musst, dass deine
Wünsche bezüglich der Geburt berücksichtigt werden. Für dich ist
es daher sehr wichtig, dass du einerseits selbst viele Möglichkeiten

hast, um mit der Wehenarbeit umzugehen, sodass du weniger auf deine Begleitpersonen angewiesen bist. Zum anderen solltest du dir selbst sehr klar darüber sein, was du dir wünschst und was dir bei der Geburt wichtig ist, denn je klarer du selbst bist, umso leichter kannst du deine Wünsche auch formulieren und umsetzen. Sieh dir die Fragen mit den geringsten Punktzahlen noch einmal an und überlege selbst, ob sich daran noch etwas ändern lässt. Bei welcher Frage wäre es dir am wichtigsten, eine andere Antwort geben zu können? Vielleicht lässt sich ja bei dieser einen Sache noch etwas verändern?

B: Viele Punkte

Je mehr Punkte du in diesem Bereich gesammelt hast, umso sicherer fühlst du dich, was die körperliche Aktivität bei der Geburt angeht. In Teil 2 des Buches kannst du dich darauf konzentrieren, dir jene Übungen herauszusuchen, die dir bei der Wehentätigkeit helfen können und dich von den positiven Informationen noch mehr bestärken zu lassen.

B: Wenige Punkte

Wenn du in diesem Bereich wenige Punkte gesammelt hast, kannst du dich in Teil 2 des Buches auf zwei Dinge konzentrieren:

- Die körperliche Vorbereitung: Wähle all jene Körperübungen aus, die gut zu dir passen, und wiederhole sie so oft, wie du möchtest. Diese Übungen helfen dir bei der Geburt, und je mehr Möglichkeiten du in deinem Kopf gespeichert hast, umso mehr Sicherheit wirst du erlangen.

- Die mentale Vorbereitung: In Teil 2, Kapitel 3, »Mentale Vorbereitung auf die Geburt«, findest du verschiedene Möglichkeiten, um deinen Kompass auf eine gute Geburt einzustellen und so auch dein Vertrauen in deinen Körper und in dein Baby zu stärken.

Sieh dir die Fragen mit den geringsten Punktzahlen noch einmal an und überlege selbst: Gibt es eine Möglichkeit, etwas daran zu verändern? Zögere nicht, diese Themen mit einer zuversichtlichen Begleitperson zu besprechen. Vielleicht würde es dir auch helfen, sie mit deinem Partner oder Geburtsbegleiter zu besprechen?

C: Viele Punkte

Je mehr Punkte du in diesem Bereich gesammelt hast, umso mehr Sicherheit und Klarheit hast du bereits im Hinblick auf die selbstbestimmte Geburt. Um diese noch weiter zu festigen, kannst du dich in Teil 2 des Buches auf jene mentalen Übungen konzentrieren, die dich ansprechen und dir guttun.

C: Wenige Punkte

Wenn du in diesem Bereich wenige Punkte gesammelt hast, ist die mentale Vorbereitung auf die Geburt besonders wichtig für dich. Je mehr du dich auf die vorgeburtliche Bindung und auf eine positive Einstellung zur Geburt bemühst, umso stärker wird die Verbindung zu deinem Baby werden und umso mehr Sicherheit und Vertrauen wirst du in dich selbst und die Umsetzung einer selbstbestimmten Geburt erlangen. Sieh dir die Fragen mit den geringsten Punktzahlen noch einmal an: Wer oder was könnte dir dabei helfen, eine Veränderung zu bewirken? Gibt es eine Frage, bei der es dir besonders wichtig wäre, eine andere Antwort geben zu können? Siehst du eine Möglichkeit, an dieser einen Sache etwas zu verändern? Wenn du die Möglichkeit dazu hast, empfehle ich dir, deine Unsicherheiten und Sorgen mit einer zuversichtlichen Begleitperson zu besprechen. Ein solches Beratungsgespräch kann dir sehr viel Sicherheit geben.

Die Umsetzung deiner persönlichen Wünsche innerhalb der Klinikrichtlinien

Wenn sich im Laufe der Schwangerschaft und der Geburtsvorbereitung deine persönlichen Wünsche an die Geburt herauskristallisieren, wenn du Klarheit darüber erlangst, welche Richtlinien für dich in Ordnung sind und welche nicht, und wenn du für dich passende Herangehensweisen gefunden hast, um in der Klinik zu diesen Wünschen zu stehen, dann muss dir nun noch bewusst sein, was dies in letzter Konsequenz bedeutet. Prinzipiell ist in jeder Klinik sehr viel möglich – solange du die Verantwortung für deine Entscheidungen übernimmst. Das bedeutet, dass du wahrscheinlich einen Haftungsausschluss (oder eine Verzichtserklärung) unterschreiben musst, wenn du eines oder mehrere der folgenden Dinge möchtest.

Haftungsausschluss wird nötig bei folgenden Wünschen:

- keinen Venenkatheter

- kein dauerhaftes CTG

- keinen Wehenschreiber

- ein passives Plazentamanagement

- eine Geburt ohne Arztbegleitung (nur mit der Hebamme)

- keine Geburtseinleitung trotz Empfehlung (zum Beispiel bei Terminüberschreitung oder Blasensprung ohne Wehentätigkeit)

Außerdem bei folgenden Geschehnissen unter der Geburt:

- Du möchtest mehr Zeit für die Eröffnungs- oder Geburtsphase haben, als in den Richtlinien vorgesehen ist.

- Du entscheidest dich trotz Empfehlung gegen PDA, Wehentropf oder Kaiserschnitt.

- Du verlangst im Falle einer langsam fortschreitenden Geburt oder eines »Geburtsstillstandes« nach einem abwartenden Umgang mit der Situation.

Indem du einen Haftungsausschluss unterschreibst, verzichtest du auf deine Möglichkeit, die Klinik zu verklagen. Du verzichtest *nicht* auf das medizinische Angebot. Auch wenn du eine solche Erklärung unterschreibst, kannst du dich im Laufe der Geburt *jederzeit* für eine dieser oder andere Interventionen entscheiden. Wird dir beispielsweise ein Kaiserschnitt empfohlen, du entscheidest dich jedoch dagegen und unterschreibst den Haftungsausschluss, kannst du deine Entscheidung selbstverständlich eine oder zwei Stunden später rückgängig machen. Wenn du dich dazu entschieden hast, manche der Routinemaßnahmen abzulehnen, empfehle ich dir, dies bereits bei Ankunft in der Klinik zu besprechen (oder noch besser von deinem Geburtsbegleiter besprechen zu lassen), damit die Formalitäten in Ruhe erledigt werden können und du dies nicht im späteren Verlauf der Geburt tun musst. Fragst du bereits beim Informationsabend nach, wie die Vorgehensweise ist, wenn du eine der Routinemaßnahmen ablehnst, weißt du schon frühzeitig Bescheid und kannst dich darauf einstellen.

Selbstbestimmung in besonderen Situationen

Wenn deine Schwangerschaft aus irgendeinem Grund eine besondere ist – vielleicht, weil du Zwillinge oder Mehrlinge erwartest, bereits mehrere Kaiserschnitte hattest, du oder dein Baby nicht ganz gesund seid, dein Baby besonders groß und schwer oder klein und leicht ist oder bei einer vorangegangenen Geburt etwas schiefgegangen ist –, dann musst du wahrscheinlich noch vehementer für deine Selbstbestimmung und eine natürliche Geburt einstehen. Für die Klinik ist jede Abweichung von der Norm ein potenzielles Risiko, dem meist mit engmaschiger Überwachung, Kontrolle und frühen Eingriffen in den Geburtsverlauf begegnet wird. In so einem Fall sind zuversichtliche Begleiterinnen besonders wichtig, und ich empfehle dir, dir auch zu überlegen, wie du mit Situationen umgehen möchtest, in denen es dir vielleicht nicht gelingt, eine Intervention, die du eigentlich vermeiden wolltest, abzulehnen.

Nach einer schweren Geburt oder in einer schwierigen Situation

Wenn du bereits eine Geburt erlebt hast, dann weißt du wahrscheinlich sehr genau, was du für die kommende Geburt willst – oder wenigstens, was du auf keinen Fall willst. Viele Frauen, die ein negatives oder gar traumatisches Geburtserlebnis hinter sich haben, verspüren Schuldgefühle. Sie denken, dass ihr Körper nicht gut genug gearbeitet hat, dass sie sich nicht gut genug vorbereitet haben oder dass sie nicht stark genug für ihre Wünsche und für ihr Baby eingestanden sind. Diese Gefühle sind absolut verständlich – und zugleich reiner Unsinn.

All die Dinge, die du jetzt weißt und die du durch die letzte Geburt erfahren hast, konntest du vorher nicht wissen. Du hast dich, so gut es dir in der damaligen Situation möglich war, vorbereitet, und du hast bei der Geburt alles getan, was du damals tun konntest. Du konntest schließlich nicht wissen, welche Informationen du brauchen würdest. Du konntest nicht wissen, was dich erwarten würde, und du konntest auch nicht wissen, was du hättest tun können, um die Situation anders zu gestalten. Es stand nicht in deiner Macht. Jetzt würdest du andere Entscheidungen treffen. Aber das konntest du damals noch nicht.

Ich empfehle dir von Herzen, mit deiner Geburtsgeschichte in eine Beratung zu gehen. Vielleicht findest du eine logotherapeutische Beraterin oder eine Hebamme in deiner Nähe, die auch Geburtsverarbeitung anbietet. Ein negatives Geburtserlebnis kann eine tiefe Verletzung deines Selbstverständnisses als Frau und Mutter bedeuten. Und doch ist es möglich, dieses aufzuarbeiten. Besonders vor einer neuen Geburt ist es meist sehr hilfreich, sich die letzte Geburt noch einmal anzusehen, sodass du keine Sorge davor haben musst, dass dich das Erlebte bei dieser Geburt einholt und behindert. Was immer geschehen ist: Es war nicht deine Schuld. Du verdienst es zweifellos, dass dieser Schmerz aufgelöst wird – was immer auch geschehen ist.

Das Gleiche empfehle ich dir, wenn du in einer anderen schwierigen Situation warst oder bist. Ob du schon lange auf dieses Kind wartest und eine harte Zeit der Kinderwunschbehandlung hinter dir hast, wenn du die Erfahrung von Fehlgeburten machen musstest oder wenn du aufgrund der Situation mit deiner Familie oder dem Vater des Kindes in einer schwierigen Lage bist: Zögere nicht, all das mit einer zuversichtlichen Begleitperson zu besprechen. Indem du dich jemandem anvertraust, verliert die Last, die du trägst, an Gewicht und du wirst dich erleichtert und ruhiger fühlen.

2

Deine persönliche Vorbereitung auf die Geburt deines Babys

1. Wie du dem Wehen- und Geburtsschmerz gut begegnen kannst

Die Wehen sorgen dafür, dass sich dein Muttermund öffnet und deinem Baby den Weg in die Welt freigibt. Außerdem bereiten sie dein Baby auf die neue Umgebung und dich auf die Herausforderungen der Mutterschaft vor. Die Erfahrung der Wehenarbeit, welche zu einem persönlichen und selbstbestimmten Geburtserlebnis führt – und damit meine ich *jedes* Geburtserlebnis, das selbstbestimmt abläuft, unabhängig davon, wie viele Interventionen stattfinden und ob die Geburt vaginal oder durch einen Kaiserschnitt beendet wird –, überschüttet dich mit Zuversicht, Vertrauen, Selbstsicherheit, Gelassenheit und Stärke, die dich durch all die Herausforderungen tragen werden, vor die der Alltag mit einem Baby dich stellt.

Die Wehen und das Wehengefühl

Der Schmerz während der Geburt ist ein Thema, das fast alle werdenden Mütter sehr beschäftigt. Vor der Geburt des ersten Kindes ist es beinahe unerträglich, nicht zu wissen, wie sich Wehen anfühlen, und wenn du schon ein Kind geboren hast, suchst du vielleicht nach einer Möglichkeit, um mit den Wehen gut umgehen zu können. Dazu gleich mehr; zuerst jedoch eine kurze Erklärung zu den Begrifflichkeiten:

- In der Eröffnungsphase öffnet sich der Muttermund durch die Arbeit der Gebärmutter – Wehen genannt – auf etwa zehn Zentimeter. In dieser (meist) längsten Phase des Geburtsverlaufs geht es also um den *Wehenschmerz*.

- Erst in der Geburtsphase, wenn dein Baby tatsächlich zur Welt kommt, verspürst du *Geburtsschmerzen*.

Jede Frau empfindet die Wehen anders. Ich habe im Laufe der Zeit viele Frauen gebeten, mir ihr Gefühl während der Wehen zu beschreiben, und immer wieder erklären Frauen diese Empfindungen auf eine neue Art. Einige dieser Frauen lassen uns hier an ihren Erfahrungen teilhaben.

Ich bestehe aus zwei Personen

Zu Beginn der Geburt kündigt sich meine Wehe mit einem leichten Ziehen auf beiden Seiten des Schambeins an. Es fühlt sich an, als würde ich eine Sehne dehnen. Dieses Gefühl wandert langsam meinen Bauch nach oben und ich fühle, wie der Muskel der Gebärmutter sich anspannt. Mein Bauch wird hart, das Ziehen wird intensiver und klingt viel schneller, als es gekommen ist, wieder ab. Ich bin klar, ich bin bei mir, aber meine Aufmerksamkeit kann noch umherwandern. Ich bin eins.

Im späteren Geburtsverlauf überrollt die Wehe meinen Bauch; das anfängliche Ziehen fegt meinen Bauch nach oben mit unbändiger Kraft, die nicht haltmacht, die ein Ventil braucht, mein Mund muss offen sein, die Kraft erzeugt ihren eigenen Ton, der meinen Mund verlässt, während ich mich bewege, kreise, um dieser Kraft, dieser Intensität, diesem Ziehen, dieser reinen Körperlichkeit standzuhalten. Wie ein Erdbeben, das starre Gebäude zerstört – in Bewegung aber halte ich dieser Urkraft stand. Ich bestehe nur noch aus Körper, aus Kraft, aus Bewegung, aus Ton; meine Gedanken, mein Kopf, meine Umgebung verschwinden im Nebel und mein Körper drängt mich zur Hingabe. Ich bin nur noch ein tiefer Ton, eine instinktive, weibliche Bewegung, eine mühsame und zugleich hingebungsvolle Arbeiterin. Es zieht, es wirkt, es spannt – reine Kraft, der ich entfliehen möchte, doch sie zieht mich in sich und ich lasse es zu, weil ich spüre und spüre und nichts als spüre, dass es sein muss. Plötzlich ebbt die Wehe ab, verflüchtigt sich. Ich nehme meinen Atem wieder wahr, finde meinen Kopf im Nebel, bin klar und denke wieder. Entspannung. Entspann dich. Ich denke, dass ich zum Baby atmen muss. Geh in die Entspannung. Schöpfe Kraft. Alles ist mir bewusst. Wer war diese Frau vor wenigen Sekunden?

Wehen bedeuten Anstrengung

Ich finde, dass Wehen vor allem anstrengend sind. Ja, sie sind schon auch schmerzhaft, aber der Schmerz fühlt sich für mich wie die Folge dieser Anstrengung an. Wenn sich eine Wehe ankündigt, bin ich rundum beschäftigt, um sie aushalten zu können. Ich muss in den Vierfüßler gehen, ich muss laut und tief atmen, ich muss meinen Bauch massieren, ich muss hin und her schaukeln, ich muss meine Augen schließen und ich darf mit all dem keine Sekunde aufhören, bis die Wehe vorbei ist. Dann allerdings ist der Vierfüßler plötzlich viel zu anstrengend und ich lehne mich zurück an ein Polster, um mich ausruhen zu können. Wenn ich gerade verschnauft habe, kommt schon die nächste Wehe und ich finde den Wechsel in den Vierfüßler furchtbar anstrengend, aber in einer anderen Position halte ich die Wehe einfach nicht aus. Und so geht das sehr lange weiter. Bis dann plötzlich alles ganz schnell geht und dann ist mein Sohn da und all die Anstrengung verwandelt sich in reine Freude.

Wehen haben eine eigene Zeitzone

Meine Geburtsarbeit beginnt rasch. Gerade schlafe ich noch, plötzlich weckt mich ein Druck aus meinem Bauch. Ich bin müde, der Druck aber weckt mich hartnäckig. Pause. Ich dämmere wieder weg. Fast schlafe ich wieder, da kommt er wieder. Eine Kraft in meinem Bauch drängt nach außen, mein Bauch, mein Rücken, überall Druck. Die Müdigkeit wird weggedrückt, die Pausen werden kürzer, ich werde unruhig, das Bett wird unbequem, der Druck wird stärker. Pause. Ich stehe auf. Suche den Gymnastikball. Ein neuer Druck beginnt, rollt von innen nach außen, strahlt in meinen Bauch, in meinen Rücken, ein brennender, strahlender Druck aus unbändiger Kraft. Mein Mund öffnet sich, mein Becken öffnet sich, ich kreise, ich atme, leise, weniger leise, laut, richtig laut. Laut mit meiner Musik, laut muss sie sein, ich lasse mich mitreißen von meinem Becken, von der Musik, von meinem Ton. Pause. Ich falle in die Entspannung, in die Arme meines Partners, in den Schlaf. Der nächste Druck überrollt mich, will mich umwerfen, ich stemme mich dagegen, so geht das nicht, mein Atem wird zu schnell, ich höre auf zu stemmen, lasse mich in die Knie ziehen, finde Halt mit den Händen am Boden, gebe nicht auf, aber dem Druck nach, überlasse ihm die Bewegung, lasse mich bewegen, überlasse dem Druck meine Stimme. Wieder und wieder. Der Druck weht mich mit, der Schlaf verschlingt die Pausen. Schon ewig geht dieser Wechsel. Druck. Schlaf. Mein Körper arbeitet, führt mich, bewegt mich. Körperliche Ewigkeit. Endlich findet der Druck eine Öffnung, eine Fülle durchschlängelt mich, endlich kann ich dem Druck eine Richtung geben, mein Atem, meine Bewegung, alles geht in eine Richtung, und aus dem Druck entsteht ein Brennen, ein Feuer, mächtig und groß, nun arbeiten wir gemeinsam, mein Körper, mein Baby und ich, wir drängen zum Ziel, überwinden das Feuer, und auf einmal wird alles langsam und ruhig, der Kopf meines Babys an meiner Handfläche, in meinen Händen. Ein letzter, dieses Mal ein leiser Druck, ein sanftes Schlängeln, ein weicher, kleiner Körper in meinen Händen. Auf meinem Bauch. Ich staune. Mein Baby. Ein lauter Seufzer. Ein tiefer Atem. Ein weiser Blick. Ein Wunder ist geboren aus meiner Kraft. Die Uhr zeigt elf Stunden später. Wie kann das sein? Ich war doch gerade in der Ewigkeit.

Wehen im Kopf

Vor der Geburt dachte ich immer, dass die Geburt eine Herausforderung für meinen Körper sein würde. Tatsächlich aber war die Geburt für mich eine unglaublich anstrengende Kopfarbeit. Mein Körper tat einfach, was er tun musste – ganz selbstverständlich, unbeirrt. Mein Kopf aber, meine Sorgen, meine Angst vor der Zeit, die noch vor mir lag – das alles drängte zu Beginn jeder Wehe in meinen Kopf. »Du schaffst das nicht«, »Das ist zu viel«, »Gib auf!«, flüsterten diese Gedanken, und es war so, so anstrengend, diesen Gedanken nicht nachzugeben, mich nicht mitziehen zu lassen, hinein in die Angst und die Panik. Wenn eine Wehe begann, dachte ich mit aller Macht an mein Baby, ich fixierte mit meinem Blick das Gesicht meines Mannes, und ich flüsterte meine guten Gedanken vor mich hin: Ich kann ganz wunderbar gebären! (Du schaffst das nicht, es ist zu viel …) Ich werde unglaublich weit. Mein Körper wird unglaublich weit! (Du bist zu schwach. Du kannst das nicht …) Mein Muttermund öffnet sich immer weiter. Mein Baby und ich machen das gut. (Du kannst nicht mehr … Gib auf …) Ich bestimme, was ich will. Ich bleibe sicher und stark. Mein Baby ist gesund. Meinem Baby geht es gut. Dann endlich Ruhe in meinem Kopf. Pause. Ich atme zu meinem Baby. Ich stelle mir vor, wie es in mir liegt und eifrig an seiner Geburt arbeitet. Ich sage meinem Mann, wie sehr ich ihn und mein Baby liebe. Und schon spüre ich mit dem Beginn der nächsten Wehe die Ängste und Sorgen erneut in meinen Kopf drängen, und ich brauche all meine Kraft, um dem Flüstern standzuhalten und all meine Konzentration, um nicht einfach alles aufzugeben. So ist das mit meinen Wehen. Sie sind Kopfarbeit.

Wehen und Lust

Mein errechneter Termin war schon einige Tage überschritten und ich sehnte den Augenblick des Geburtsbeginns bereits herbei. Ich hatte mich so gut vorbereitet, und ich war voller Vorfreude und Aufregung, endlich zu fühlen, wie mein Körper arbeiten würde und was ich spüren würde, wenn mein Baby zur Welt kam. Am frühen Nachmittag spürte ich, wie mein Bauch immer wieder richtig warm und gleichzeitig fest wurde. Mein ganzer Körper kribbelte während dieses Gefühls, und ich bekam Lust, mich zu diesem Gefühl zu bewegen. Rasch kam das Wärmegefühl in kürzeren Abständen und mein Bauch wurde mit jedem Mal härter. Die Wärme der Wehen wurde immer intensiver, sie durchdrang meinen Körper, ging in die Tiefe und ließ ein wohliges, kribbelndes Gefühl entstehen. Ich genoss dieses Gefühl in vollen Zügen und spürte, dass ich es durch Kreise meines Beckens noch intensiver spürte. Ich bewegte meinen ganzen Körper mit der Wärme, in die ich völlig eintauchte, in die ich mich fallen ließ, mit der ich tanzte. Ich spürte, dass ich schwitzte, ich war außer Atem – und so sehr ich die Pausen brauchte, um zu Atem zu kommen, wuchs zugleich die Vorfreude auf die nächste Wehe. Noch nie hatte ich meinen Körper so intensiv gespürt, noch nie hatte ich körperliche Bewegung, arbeitende Bewegung, als so lustvoll erlebt. Lange Zeit verging so. Irgendwann wurden die Pausen zwischen den Wehen immer kürzer, die Wärme wurde intensiver und strahlte als mächtige Hitze meinen Bauch hinab und durchdrang meine Vagina. Nun begann die Hitze sich zu bewegen, ich schob sie durch meine Vagina wie eine brennende Fülle der Lust. Als mein Baby geboren wurde, spürte ich die Dehnung meiner Vagina als feurigen, lodernden Ring der Lust. Und dann hielt ich mein Baby in meinen Händen und wir staunten uns gegenseitig an. Mit meinem Baby auf dem Bauch überkam mich eine tiefe Erschöpfung, eine friedliche, schläfrige Ruhe, wie nach einem endlos langen Liebesakt.

Diese Frauen erleben die Wehen sehr unterschiedlich, und auch du wirst dein ganz persönliches Gefühl bei der Geburt deines Babys entwickeln. Um besser zu verstehen, was die körperlichen Gefühle während der Wehen auslöst, betrachten wir nun die Arbeit deiner Gebärmutter.

Die wunderbare Arbeit deiner Gebärmutter

Die Gebärmutter ist ein Muskel, die Wehen sind die Bewegungen dieses Muskels. Von Geburtsbeginn an hebt und senkt sich die Gebärmutter bei jeder Wehe genau einmal. Es ist eine ruhige und kraftvolle Bewegung, die sich aufbaut und dabei gegen Ende hin am stärksten ist. Wenn man sich die Muskelschichten der Gebärmutter ansieht, dann stellt man fest, dass sie aus drei verschiedenen Muskelarten besteht:

- Längsmuskeln, die vom oberen Ende der Gebärmutter bis nach unten zum Muttermund reichen,

- ringförmige Muskeln, die rund um den Muttermund verlaufen, dort sehr dicht sind und sich nach oben ausdünnen,

- und verzweigte Muskeln, die für die Blutversorgung zuständig sind.

Idealerweise arbeiten diese Muskelschichten harmonisch miteinander: Die verzweigten Muskeln sorgen dafür, dass die Gebärmutter reichlich mit Blut versorgt wird, um eine reibungslose Bewegung zu ermöglichen. Die Längsmuskeln ziehen nach oben und öffnen dadurch den Muttermund. Die ringförmigen Muskeln entspannen sich und lassen so eine Öffnung zu. In dieser Zusammenarbeit aus Entspannung (des Muttermundes), kräftigem Zug nach oben (Längsmuskeln) und einer reichlichen Blutversorgung für eine harmonische Zusammenarbeit (verzweigte Muskeln) kann sich der Muttermund ganz wunderbar öffnen.

Woher kommt das Gefühl während der Wehen?

Der Wehenschmerz kommt von zwei Bewegungen: der Muskelarbeit deiner Gebärmutter und der Dehnung der Muskeln im Kreuzbein.

Wir alle kennen diese Form von Muskelschmerz: Wenn wir beschließen, zu Fuß in den zwölften Stock eines Hauses hochzusteigen, dann beginnen irgendwann die Muskeln von der ständigen Wiederholung der immer gleichen Bewegung zu schmerzen. Sobald wir stehen bleiben, hört der Schmerz auf – wenn wir aber weitergehen, spüren wir ihn wieder; je stärker der Muskel bereits belastet wurde, umso intensiver fühlen wir den Schmerz. Das ist die Art von Muskelschmerz, die du bei der Geburt spüren wirst: deine Wehen.

Zusätzlich zu diesem Muskelschmerz schiebt deine Gebärmutter dein Baby bei jeder Wehe ein kleines Stück tiefer in dein Becken, wodurch das Köpfchen deines Babys beginnt, auf dein Kreuzbein zu drücken. Durch diesen Druck dehnen sich die Muskeln rund um das Kreuzbein – sie müssen nachgeben, um dem Köpfchen Platz zu machen. Da diese Muskeln bis zu diesem Zeitpunkt stets dafür da waren, deinen Bewegungsapparat zu stützen, sind sie es nicht gewöhnt, sich zu dehnen. Auch diesen Dehnungsschmerz spürst du während der Wehe. Je tiefer dein Baby rutscht, umso intensiver spürst du die Dehnung – im Rücken, im Bauch oder vielleicht auch in den Oberschenkeln.

Die gute Nachricht ist: Bei einer normal verlaufenden Geburt und einer guten Vorbereitung im Vorfeld wirst du als gesunde Frau mit dem Wehenschmerz ganz wunderbar umgehen und arbeiten können. Es ist kein Verletzungsschmerz und kein Krankheitsschmerz, sondern vielmehr eine Kombination aus Anstrengung und daraus resultierendem Anstrengungsschmerz; aus Dehnung und daraus resultierendem Dehnungsschmerz. Vielleicht hast du ja schon einmal mehrere Stunden Holz gehackt, einen Garten umgegraben, in glühender Sonne Heu gewendet oder bist einen Marathon gelaufen? Ja, eine Geburt ist richtig anstrengende körperliche Arbeit, die Ausdauer, Schweiß und Durchhaltevermögen kostet – aber am Ende fühlt man sich großartig. Die Geburt eines Kindes ist sogar die schönste und sinnvollste körperliche Arbeit von allen nur vorstellbaren Tätigkeiten, denn am Ende fühlst du dich wie neugeboren – mit deinem Neugeborenen im Arm.

Wie stark ist der Wehenschmerz?

Wie stark du den Muskel- und Dehnungsschmerz spürst und wie intensiv du ihn empfindest, hängt von mehreren Faktoren ab, die du teilweise beeinflussen kannst. Zu diesen Faktoren gehören:

- Dein Stresslevel: Je mehr Stress du hast, umso stärker wirst du den Wehenschmerz empfinden. Wenn du also bemerkst, dass du sehr aufgeregt, nervös oder ängstlich bist, dann arbeite aktiv daran, dich zu beruhigen und zu entspannen.

- Deine Umgebung: Je besser du dich auf dich und dein Baby konzentrieren kannst, umso besser wirst du in deine Geburtsarbeit und in deinen persönlichen Rhythmus finden, und beides wird dir helfen, mit dem Wehenschmerz besser umgehen zu können. Alle äußeren Störungen sollten so weit wie möglich vermieden werden.

- Entspannung: Je entspannter du bist, umso harmonischer können die Muskelschichten in deiner Gebärmutter arbeiten. Die Zeit, die du dir in der Schwangerschaft nimmst, um zu üben, wie du möglichst rasch in eine möglichst tiefe Entspannung kommst, ist gut investiert. Die Fähigkeit, zwischen den Wehen in eine Tiefenentspannung zu gelangen, erleichtert die kommende Wehe enorm.

- Die Kompetenz deines Geburtsbegleiters: Je klarer du mit deinem Geburtsbegleiter über seine Aufgabenbereiche während der Geburt gesprochen hast und je besser dein Geburtsbegleiter weiß, wie er dich während der Geburt unterstützen kann, umso besser wirst du deine Umgebung ausblenden und dich auf dich und dein Baby konzentrieren können, in dem sicheren Wissen, dass er alle anderen Aufgaben übernimmt.

- Dein persönliches Schmerzempfinden: Das ist der Unsicherheitsfaktor, auf den du dich einfach einlassen musst. Ja, manche Menschen halten Schmerz länger oder besser aus als andere, aber es hat keinen Sinn, sich darüber Gedanken zu machen oder damit zu hadern. Bereite dich einfach nur so gut auf die Geburt vor, dass du dich möglichst sicher fühlst, und lass dieses einzigartige Gefühl, das dein Körper während der Geburt erschafft, auf dich zu kommen. Lass dich darauf ein, dass du in deinem Tempo einen Weg finden wirst, der dir einen Umgang mit deinem ganz persönlichen Wehenerleben erlaubt. Manchen Frauen gelingt das schneller, für andere ist es schwieriger – es geht einfach nur darum, dass du dich erst einmal darauf einlässt.

Geburtsarbeit: Halte ich durch?

Ich mag den Begriff Geburtsarbeit sehr gerne, weil ich finde, dass es ein sehr treffender und positiver Begriff ist. Die Arbeit, die dich bei der Geburt deines Kindes erwartet, ist mit vielen Fragen verbunden:

- Wie lange werde ich an der Geburt arbeiten?
- Wie intensiv muss ich arbeiten?
- Wie anstrengend wird die Arbeit für mich sein?
- Werde ich die Arbeit so bewältigen, wie ich es mir und meinem Baby wünsche?

Wenn eine Frau, die sich nicht auf die Geburt ihres Kindes vorbereitet, mit diesen Fragen konfrontiert wird, lösen sie meist Angst und Unsicherheit aus. Frauen hingegen, die darauf vorbereitet sind, können diese Fragen zwar auch nicht beantworten, sie wissen aber, dass sie einen gut gepackten Werkzeugkoffer dabeihaben, der sie so flexibel macht, dass diese Unsicherheitsfaktoren nicht länger beängstigend sind.

Stell dich darauf ein, dass dir die Geburt eine sehr intensive und anstrengende Körperarbeit abverlangen wird, die dich immer wieder an deine Grenzen bringen kann. Zugleich kannst du darauf vertrauen, dass du als gesunde Frau die Anstrengungen der Geburt gut durchhalten wirst, dein Körper ist schließlich darauf ausgelegt, genau diese Art von Arbeit zu machen. Und wenn du trotz deiner guten Vorbereitung ans Ende deiner Kräfte kommst, dann ist es natürlich in Ordnung, deinem Körper zu helfen.

Wie du den Wehen gut begegnen kannst

Dein Körper verfügt über eine beeindruckende Möglichkeit, um mit dem Wehenschmerz umzugehen: Die Hormone, die du während der Geburt ausschüttest, schaffen dafür die perfekten Bedingungen. Ab Geburtsbeginn werden im Wechsel kleine Mengen zweier verschiedener Hormone ausgeschüttet: ein Hormon (das Oxytocin), das die Geburt vorantreibt und die Gebärmutter dazu anregt, stärker zu arbeiten, und ein anderes Hormon (das Endorphin), das auf diese stärkere Anstrengung reagiert und die Belastungsgrenze sowie die Schmerztoleranz deines Körpers steigen lässt. Kurz gesagt: Je anstrengender und somit auch schmerzvoller die Geburt wird, umso mehr Ressourcen bekommst du, um mit dieser Anstrengung umzugehen, und umso toleranter wird dein Körper diesem Schmerz gegenüber.

Helfende Hormone aktivieren

Du kannst deinen Körper darin unterstützen, möglichst große Mengen des »Toleranzhormons« Endorphin zu produzieren, denn es ist das gleiche Hormon, das ausgeschüttet wird bei:

- sexueller Erregung: Wie wäre es also mit Küssen? Vielleicht kannst du dir auch vorstellen, dass dein Partner deine Brustwarzen stimuliert?

- Gänsehaut: Die Fingerspitzenmassage (siehe Kapitel 2, »Phase 3: Eröffnung«/»Unterstützende Massagen«) macht ein wunderbares Gänsehautgefühl.

- Lachen: Ja, Humor während der Geburt ist ausdrücklich erwünscht! Einmal erzählte mir eine Frau, sie habe sich während der frühen Eröffnungsphase ein Kabarett angesehen und je mehr sie lachen musste, umso sanfter seien die Wehen geworden.

Berührung und Massagen

Druck, Wärme oder eine sanfte Berührung an der richtigen Stelle können die Wehen erträglicher machen. Erprobte Methoden sind zum Beispiel:

- Kreuzbeinmassage während der Eröffnungswehen: Viele Frauen fühlen eine Erleichterung, wenn ihr Kreuzbein massiert oder während der Wehe ein einfacher Gegendruck erzeugt wird.

- Bauchmassage mit Magnesiumspray: Sehr starke Wehen können mit einem Magnesiumspray gelindert werden. Dieses wird auf den Bauch gesprüht und einmassiert, wodurch eine sanfte Entspannung ausgelöst wird.

Bewegung

Seit ewigen Zeiten bewegen sich Frauen, während sie gebären, instinktiv aus ihrem eigenen und ursprünglichen Körperwissen heraus. Die selbstbestimmte Bewegung ist ein sehr wichtiger Bestandteil eines guten Geburtsverlaufs. Du wirst während der Geburt ganz von selbst jene Positionen einnehmen und dich so bewegen, wie es dir und deinem Körper guttut. Die Position, in der du die Wehen am besten verarbeiten kannst, ist gleichzeitig auch jene Position, in der der Druck auf das Köpfchen deines Kindes am geringsten ist. Eine gute Position für dich ist also immer auch eine gute Position für dein Baby.

Halte dein Becken während der Geburt gut in Bewegung – deinem Baby fällt es dann leichter, den Kopf richtig in dein Becken zu senken. Du kannst dein Becken kreisen, Achterbewegungen oder jede andere Beckenbewegung machen, die dir guttut – stehend, im Gehen, im Vierfüßlerstand oder auf einem Gymnastikball sitzend.

Diese Art der Bewegung ist für den Geburtsverlauf sehr hilfreich; übertriebene Bewegung aber verbraucht zu viele Kraftreserven, die du lieber sparen solltest. Eine Frau während der Geburt zum Treppensteigen zu schicken, finde ich daher nicht sehr sinnvoll. Das wird in Kliniken gerne vorgeschlagen, wenn die Wehen plötzlich schwächer werden oder bei Ankunft in der Klinik gar aufhören. Ich empfehle dir allerdings, dich stattdessen zu entspannen, zur Ruhe zu kommen und dich zu erholen. Genieße die Pause, die du bekommst, und fülle deine Kraftreserven wieder auf. Wenn du entspannt und ruhig bist, werden die Wehen rasch wieder zurückkommen. Und wenn nicht, dann gibt es meist einen guten Grund dafür. (Siehe Teil 1, Kapitel 2: »Welche Gründe haben Interventionen?«/»Geburtsstillstand in der Eröffnungsphase«.)

Der Atem bändigt den Schmerz

Mit deinem Atem kannst du die Geburt sehr stark beeinflussen. Viele Frauen finden ihren ganz persönlichen Atemrhythmus für die Geburt. Solange du also das Gefühl hast, gut mit deinem Atem umgehen zu können, musst du an nichts Besonderes denken, sondern kannst den Atem einfach so fließen lassen, wie es dir guttut. Manche Frauen bevorzugen es, sich vor der Geburt mit speziellen Atemtechniken auseinanderzusetzen. Wenn du während der Geburt intuitiv in einen Atemrhythmus findest, dann ist das die ganze Geburt über gut so. Manche Frauen fühlen sich aber sicherer, wenn sie spezielle Atemmöglichkeiten in der Hinterhand haben.

Langsame Atmung für die Eröffnungsphase

Die langsame Bewegung der Gebärmutter kann durch eine sehr langsame Atmung unterstützt werden. Um den Atemzug in die Länge zu ziehen, lässt du die Luft beim Einatmen sehr langsam durch deine Nase nach innen strömen. Du kannst deinen Reflex, schnell einzuatmen, bremsen, indem du ganz hinten in deiner Kehle ein leises, schnarchendes Geräusch machst. Wenn du am Ende der Einatmung angelangt bist, öffnest du deinen Mund und lässt die Luft langsam durch deinen Mund wieder nach außen fließen. In der Ausatmung gelingt dir das Halten der Luft leichter, wenn du mit einem Ton – idealerweise mit einem »AAAAA« – ausatmest. Wichtig: Auch wenn diese Atmung sehr langsam ist, so hältst du dabei doch niemals die Luft an.

Diese Atmung wird dir besonders helfen, wenn du eine Frau bist, der es schwerfällt, mit dem Denken aufzuhören und deinem Körper die Führung zu überlassen. Diese Art der Atmung beansprucht deine ganze Konzentration, sodass du deine Gedanken weg von deinem Körper auf deine Atmung lenkst und gar keine Zeit hast, um über den Wehenschmerz nachzudenken. Die Konzentration auf die Atmung zu lenken, drängt den Schmerz in den Hintergrund.

So langsam zu atmen ist zunächst sehr ungewohnt, daher wäre es sinnvoll, es in den Wochen vor der Geburt immer wieder zu üben. Dafür begibst du dich in eine bequeme Position, schließt die Augen und entspannst dich. Dann atmest du drei Atemzüge in dieser sehr, sehr langsamen Atmung und konzentrierst dich darauf, den Atem sowohl beim Ein- als auch beim Ausatmen so lange wie möglich zu halten. Am Anfang ist das sehr schwierig, aber du wirst feststellen, dass es mit jeder weiteren Übung leichter wird. Nach diesen drei langsamen Atemzügen atmest du zwei tiefe Atemzüge in deinen Bauch und zu deinem Baby und konzentrierst dich dann darauf, dich zu entspannen. Sobald du tief in der Entspannung bist, beginnst du wieder mit der langsamen Atmung.

Ruhige Atmung für die Eröffnungsphase

Wenn du mit der langsamen Einatmung nicht zurechtkommst, kannst du einfach ganz normal durch die Nase einatmen und mit einem langgezogenen »AAAA« durch den Mund ausatmen. Konzentriere dich dabei darauf, den Mund weit, offen und locker zu haben und das »AAAA« möglichst ausgedehnt zu tönen. Alternativ kannst du auch singen oder ohne Ton ausatmen.

Pferdeatmung

Bei der Pferdeatmung atmest du in deinem persönlichen Tempo – am besten durch die Nase – tief ein und prustest beim Ausatmen wie ein Pferd. Das klappt nur, wenn deine Lippen locker und entspannt sind, was wiederum auch deinem Muttermund hilft, sich zu entspannen.

Wirkungen der Atemarbeit

Für die Eröffnungsphase haben diese Atemtechniken – inklusive deiner persönlichen Atmung – mehrere Auswirkungen:

- Sie unterstützen deine Gebärmutter ideal in ihrer Bewegung.

- Sie helfen dir, ruhig und locker zu bleiben.

- Wenn du beim Ausatmen deinen Mund lockerst oder weit öffnest, wirkt sich diese Öffnung direkt auf den Muttermund aus, da der Mund und der Muttermund zusammenwirken. Je weiter, lockerer und entspannter dein Mund ist, umso besser kann sich auch dein Muttermund öffnen. Gähnen ist daher ausdrücklich erwünscht!

Hecheln

Gehechelt wird eigentlich nicht mehr. Früher sollten Frauen erst mitschieben, wenn der Muttermund tatsächlich komplett eröffnet war. Weil es beinahe unmöglich ist, nicht mitzuschieben, wenn eine Presswehe kommt, wurde die Hecheltechnik eingesetzt, um das Mitdrücken zu minimieren. Mittlerweile weiß man, dass es in Ordnung ist, dem Druck nach unten nachzugeben, sobald er spürbar wird.

Positionen zur Schmerzregulation

Während einige Frauen schnell ihre Lieblingsposition für die Eröffnungsphase finden und kein Bedürfnis nach Veränderung haben, wechseln andere Frauen die Positionen häufiger. Wie das bei dir während der Geburt ist, musst du auf dich zukommen lassen. Ich empfehle dir aber, jede Position vor der Geburt wenigsten einmal ausprobiert zu haben, weil du einfach eher auf die Dinge zurückkommst, die du bereits kennst. Die Positionen für die Eröffnungsphase findest du in Kapitel 2, »Phase 5: Geburt«/»Positionen für die Geburt deines Babys«.

Wehenarbeit statt Wehenschmerz

Wusstest du, dass in der Bibel lange Zeit der Satz »Eine Frau muss durch *Arbeit* gebären« stand und erst bei einer neueren Übersetzung die Formulierung »durch Arbeit« durch »unter Schmerzen« ausgetauscht wurde? Nur so eine Bemerkung am Rande ... Ich hoffe, du verstehst nun bereits besser, warum ich das Wort »Arbeit« so viel treffender finde. Du musst deine Körperkraft, Bewegung, mentalen Kräfte, deinen Kopf und deine Atmung einsetzen, um mit dieser Arbeit, die es zu tun gilt, umgehen zu können. Es geht nicht darum, einen Schmerz zu ertragen, sondern einer Arbeit, die meist auch schmerzvoll ist, mit deinem persönlichen Einsatz zu begegnen.

Wann ist es sinnvoll, sich für ein Schmerzmittel zu entscheiden?

Auf diese Frage gibt es eine kurze Antwort: wenn es für dich die beste Lösung in dieser einen Situation ist. Du bekommst hier in der Vorbereitung viele Möglichkeiten aufgezeigt, um mit Schmerzen während der Geburt umzugehen. Wenn du spürst, dass dir das nicht reicht und du mehr Unterstützung brauchst, empfehle ich dir, zuerst die Hebamme um natürliche Möglichkeiten der Schmerzlinderung zu bitten. Das kann Akupunktur sein, ein entspannendes Zäpfchen, eine spezielle Position, ein wärmendes Bad oder anderes.

Meiner Meinung nach verlangen viele Frauen nach einem Schmerzmittel, wenn es ihnen an Geborgenheit, enger Betreuung und liebevoller Begleitung fehlt. Indem du einen kompetenten Geburtsbegleiter zur Geburt mitnimmst und vielleicht auch eine persönliche Fachperson, beugst du einer solchen Situation bereits vor. Wenn all das nicht hilfreich ist, dann kannst du selbstverständlich auf ein Schmerzmittel zurückgreifen. Es geht nicht darum, alles zu ertragen, es geht darum, dass du Einfluss auf die jeweiligen Situationen hast und Entscheidungen selbstbestimmt treffen kannst.

Geburtsrhythmus

Wenn es dir gelingt, in deinen ganz eigenen, persönlichen Geburtsrhythmus zu kommen, dann wird es dir deutlich leichterfallen, diesen Rhythmus auch beizubehalten, wenn sich die Gefühle und der Geburtsverlauf verändern und anstrengender oder heftiger werden. Der Geburtsrhythmus ist etwas, an dem du dich festhalten kannst, was dir Sicherheit gibt und dir über eventuelle Hürden hilft. Wie genau dein Rhythmus aussieht, wirst du erst während der Geburt sehen – ich möchte dir aber ein Beispiel geben, damit du weißt, wovon ich spreche. Ein solcher Geburtsrhythmus könnte also so aussehen:

- Die Wehe beginnt und du lässt auf dem Gymnastikball sitzend dein Becken leicht kreisen.

- Du atmest langsam, ganz langsam durch die Nase ein und mit einem stimmhaften »AAAA« sehr langsam wieder aus.

- Dein Geburtsbegleiter massiert deinen Rücken mit der Fingerspitzenmassage.

- Du visualisierst deinen Muttermund, wie er sich sanft und leicht öffnet.

- Die Wehe ebbt ab, und du atmest zwei tiefe Atemzüge zu deinem Baby, um es gut mit Sauerstoff zu versorgen.

- Du lehnst dich zurück zu deinem Geburtsbegleiter, der hinter dir sitzt und dich in deiner Entspannung sicher hält.

- Du konzentrierst dich darauf, dein Gesicht zu entspannen, und visualisierst, wie sich diese tiefe Entspannung in deinem ganzen Körper ausbreitet.

- Du genießt die Entspannung und beginnst den Rhythmus mit der nächsten Wehe von Neuem.

Der Geburtsschmerz in der Geburtsphase

Sobald der Muttermund vollständig geöffnet ist und dein Baby beginnt, sich nach unten zu bewegen, verändert sich das Gefühl während der Wehen. Nun verspürst du mit jeder Wehe einen mehr oder weniger starken Drang mitzudrücken. Manche Frauen überwältigt dieser Drang geradezu – ihr Körper drückt ganz von selbst und es ist nur die Frage, wie mit diesem Druck umgegangen wird. Bei anderen Frauen ist dieser Drang kaum spürbar, und sie müssen sich darauf konzentrieren, die Bewegung nach unten wahrzunehmen. Das eine, das andere und jedes Gefühl dazwischen ist absolut in Ordnung; es braucht nur unterschiedliche Varianten, um damit umzugehen.

- Bei starkem Pressdrang: Wenn dein Körper selbst sehr aktiv ist, kannst du dich darauf konzentrieren, deinen Körper in dieser Bewegung, die er ganz von selbst macht, zu unterstützen, indem du der Bewegung nachgibst und mit ihr mitgehst.

- Bei schwachem Pressdrang: Wenn es für dich nicht so klar spürbar ist, was dein Körper in der Geburtsphase bei den Wehen macht, dann hilft es dir möglicherweise, dir den Weg deines Babys vorzustellen. Stell dir vor, wie dein Baby nach unten wandert und du diesen Weg mit deiner Atmung unterstützt. Du kannst auch deine Hand an deine Vagina legen und dann ganz bewusst zu deiner Hand atmen.

- In besonderen Situationen – zum Beispiel wenn du aufgrund einer Fehleinstellung des Babys zu früh einen Pressdrang verspüren solltest – wird idealerweise die Hebamme gemeinsam mit dir besprechen, wie diese Situation am besten zu lösen ist.

Atmung für die Geburtsphase

Wenn du dich mit deiner persönlichen, instinktiven Atmung in der Geburtsphase wohlfühlst, dann mach dir keine weiteren Gedanken um die Atmung; dann ist alles wunderbar.

Wenn dir das Atmen in der Geburtsphase jedoch Schwierigkeiten bereitet, kannst du folgende Atmung anwenden: Du atmest normal schnell durch die Nase ein und mit offenem Mund so aus, als würdest du deinen Atem aktiv durch deine Vagina nach außen drücken. Du atmest richtig, wenn sich dein Bauch beim *Ausatmen* nach außen wölbt. (Während einer normalen Atmung wölbt sich der Bauch beim *Einatmen* nach außen und beim Ausatmen geht die Wölbung wieder zurück.)

Mit dieser Art der Atmung wird das Baby langsam, aber stetig weitergeschoben. Am Scheideneingang angelangt, ist es – gerade bei Erstgebärenden – ganz normal, dass sich das Köpfchen deines Babys mehrmals nach außen schiebt und dann wieder zurückrutscht. Dadurch wird der Damm langsam gedehnt und bleibt somit eher heil. Es ist also keine Eile geboten und durchaus sinnvoll, auch diese Phase der Geburt im eigenen Tempo verlaufen zu lassen. Nur wenn das Baby längere Zeit nicht weiter nach unten rutscht, kannst du deinen Mund schließen und dadurch beim Pressen größeren Druck aufbauen. Dammschonender ist eine Unterstützung des natürlichen Druckes nach unten, indem du mit offenem Mund ausatmest. Mehr Kraft entwickelst du, wenn du mit geschlossenem Mund mitschiebst. Gewaltsames Pressen mit geschlossenem Mund führt häufig zu einer schnellen und heftigen Dehnung des Damms und dadurch auch oft zu Verletzungen.

Wenn du also spürst, dass dein Körper nun mit Presswehen arbeitet, lass deinen Mund beim Ausatmen weiterhin offen und arbeite mit deinem Körper so mit, wie es sich für dich richtig anfühlt. Ändere diese Technik nur, wenn du merkst, dass du so nicht genug Druck entwickelst. Dann kannst du selbstverständlich den Mund schließen und aktiver mitschieben.

Wie deine Erwartungshaltung die Geburt beeinflusst

Ein Kind zu gebären bedeutet, eine intensive Körperarbeit zu leisten, während der dein Körper unglaublich präsent und dominant ist. All unsere Gedanken und Gefühle, unsere Wahrnehmung und unser Zeitgefühl werden von der Körperlichkeit beherrscht. Dass diese Körperlichkeit im Vordergrund steht und dass eine Frau auf jeden Fall intensive und kraftvolle Gefühle durchlebt, während sie ihr Kind gebärt, ist eine Tatsache. Wie du persönlich dieses Gefühl empfinden wirst, hängt allerdings auch stark von deiner Einstellung zur Geburt ab. Denn unsere Haltung zu einer Situation gestaltet die Situation und unser Erleben maßgeblich mit.

Wenn du nach einem langen Arbeitstag im Büro eine große Schubkarre voll Holz hacken musst, dann siehst du in diesen Holzscheiten vielleicht eine Möglichkeit, die Büromüdigkeit loszuwerden. Du packst ein Scheit nach dem anderen auf den Stock, schwingst die Axt und genießt den Rückschlag beim Zerteilen des Scheites. Du kommst in einen schnellen Rhythmus, schnaufst, packst, schwingst, keuchst, hältst, schlägst, atmest. Der Schweiß rinnt, die Muskeln und deine Hände beginnen zu schmerzen, du steigerst das Tempo und lässt all deine Kraft in deinen arbeitenden, pulsierenden, wundervoll angestrengten Körper fließen.

Nach dem letzten Scheit bist du schweißgebadet, deine Arme zittern, deine Hände sind voller Blasen und schmerzen, du spürst jeden Muskel in deinem Körper, und während sich dein Atem beruhigt, steigt ein Glücksgefühl in dir hoch und eine zufriedene Erschöpfung breitet sich in dir aus.

Wenn du nach einem langen Arbeitstag im Büro eine große Schubkarre voll Holz hacken musst und du bemitleidest dich selbst, dass dich nach diesem arbeitsreichen Tag nun auch noch eine körperliche Anstrengung erwartet, dann sieht der Berg aus Scheiten unbezwingbar aus. Lustlos wirfst du eines auf den Stock, hebst mühsam die schwere Axt auf und schlägst sie in das Holz. Mit jedem Schlag kommt dir die Axt noch schwerer vor, die Scheite scheinen absichtlich krumm zu liegen, sodass du sie schlecht triffst und die Axt dauernd in einem der Scheite stecken bleibt, weshalb du sie wieder und wieder mühsam lösen musst. Deine verschwitzten Hände können die Axt immer schlechter fassen, schon bekommst du Blasen an den Fingern, die zusätzlich schmerzen. Jeder Schlag wird zur Qual und die Scheite scheinen nicht weniger zu werden. Verärgert über die Zeit, in der du so viele andere Dinge lieber getan hättest, fluchst du über dein Schicksal. Als du endlich das letzte verdammte Scheit zerteilt hast, fühlst du dich wie überfahren und kannst dich gerade noch so ins Haus schleppen. Du bist dir sicher, dass du dir den Rücken verrenkt hast.

Du kannst ein und dieselbe Situation, beeinflusst durch deine Erwartung und deine Haltung, als wundervoll oder schrecklich erleben. Wie sehr sich die Erwartungshaltung auf deinen Körper, dein Schmerzempfinden und deine Handlungen auswirken, zeigen auch aktuelle Studien[58]: Männer, die davon ausgingen, gesund zu sein, haben ein drei Mal so geringes Risiko, einen Herzinfarkt zu erleiden wie Männer, die ihre Gesundheit schlecht einschätzen – unabhängig vom tatsächlichen körperlichen Risiko, einen Herzinfarkt zu erleiden. Eine weitere Untersuchung beschäftigte sich anhand von wiederholten Hitzetests mit der Schmerztoleranz von Männern. Sie zeigte, dass Männer, denen nach dem ersten Test eine besonders hohe Schmerztoleranz attestiert worden war, bei der Wiederholung des Hitzetests eine signifikant höhere Schmerztoleranz aufwiesen als zuvor. Umgekehrt sank bei Männern, denen eine niedrige Schmerzgrenze bescheinigt wurde, die Schmerztoleranz bei der Wiederholung des Tests: Sie waren nun deutlich empfindlicher.

Schauen wir unter diesem Blickwinkel auch auf das Thema Geburt! Während in Amerika eine medizinische Geburtshilfe üblich ist, stellt die Geburt in den Niederlanden ein soziales Ereignis dar. In einer Studie wurden schwangere Frauen in beiden Nationen danach befragt, wie sie die zu erwartenden Schmerzen bei der Geburt einschätzen würden.[59] 54 Prozent der Amerikanerinnen gaben an, sehr große Schmerzen zu erwarten, 62 Prozent gingen außerdem davon aus, ein Schmerzmittel zu benötigen. Dem standen 19 Prozent der Niederländerinnen gegenüber, die sehr große Schmerzen erwarteten, und 20 Prozent gingen davon aus, ein Schmerzmittel während der Geburt zu erhalten. Bei der Geburt erhielten daraufhin 84 Prozent der Amerikanerinnen ein Schmerzmittel, jedoch nur 38 Prozent der Niederländerinnen.

Deine Erwartungshaltung spielt eine große Rolle und wird großen Einfluss auf deine Empfindungen während der Geburt haben. Überlege selbst, wie du dich gut auf die Geburt, die du dir wünschst, einstimmen kannst und was dich vielleicht noch daran hindert zu glauben, dass diese Geburt möglich wird.

2. Welche Geburtsphasen dich erwarten und wie du sie positiv beeinflussen kannst

Wir werden uns nun ansehen, welche Phasen eine Geburt durchläuft, und du erfährst, was du selbst tun kannst, um jede Phase der Geburt möglichst gut zu unterstützen.

Die Phasen der Geburt

- Phase 1: Vorbereitung auf die Geburt
  Das ist die Zeit der letzten Wochen vor der Geburt bis hin zum tatsächlichen Geburtsbeginn.

- Phase 2: Beginnende Geburt
  Dein Körper beginnt auf seine einzigartige Weise die Geburtsarbeit.

- Phase 3: Eröffnung
  In dieser Phase der Geburt öffnet sich dein Muttermund auf etwa zehn Zentimeter.

- Phase 4: Übergang
  Dein Muttermund öffnet sich das letzte Stück und gibt somit den Weg für dein Baby frei.

- Phase 5: Geburt
  In dieser Phase streckt sich das Baby durch das Becken sowie deine Vagina und wird geboren.

- Phase 6: Plazentageburt
  In dieser letzten Phase der Geburt wird die Plazenta geboren.

Phase 1: Vorbereitung auf die Geburt

Die Geburt ist kein Ereignis, das plötzlich aus dem Nichts auftaucht, vielmehr ist sie die Krönung eines langsamen, sorgfältigen, körperlichen, mentalen und sozialen Prozesses. Dein Körper nützt die vielen Wochen der Schwangerschaft dazu, um sich ganz auf die Geburt deines Babys einzustimmen. Genauso zuverlässig und selbstverständlich, wie er bislang dafür gesorgt hat, dass dein Baby sicher und geborgen wachsen und gedeihen kann, bereitet er sich nun auf die Geburt vor.

Wie sich dein Körper ganz von selbst auf die Geburt vorbereitet
In den letzten Wochen der Schwangerschaft geschieht in deinem Körper schon so einiges, um die Geburt vorzubereiten. Einige dieser Prozesse laufen im Verborgenen, andere wirst du wahrscheinlich bemerken:

- Dein Becken wird gegen Ende der Schwangerschaft immer flexibler, da dein Körper Relaxin, ein Weichmacherhormon, produziert. Dadurch werden die Verbindungen zwischen den Knochen deines Beckens sehr weich. Das sorgt dafür, dass dein Baby – unabhängig von seiner Größe und seinem Gewicht – problemlos durchschlüpfen kann.

- Dein Muttermund wird langsam weich und durchlässig.

- Deine Gebärmutter beginnt zu üben und schiebt dein Baby durch die Vorwehen sanft tiefer ins Becken. Manche Babys – oft sind das zweite, dritte oder vierte Kinder – senken sich auch erst während der Geburt ins Becken.

- Deine Vorwehen massieren dein Baby und bereiten es so auf die Geburt, die Umgebung nach der Geburt und die Berührungen nach der Geburt vor.

- Dein Körper beginnt in den Tagen vor der Geburt dein Gewebe ganz weich und flexibel zu machen, um deinem Baby den Geburtsweg zu erleichtern.

- Sobald die Geburt beginnt, werden Hormone ausgeschüttet, die deinen Beckenboden und die Scheide kräftig durchbluten und den Geburtskanal sowie das Gewebe im Scheiden- und Dammbereich weich und dehnbar machen.

Wie sich dein Baby auf die Geburt vorbereitet
Nicht nur dein Körper weiß, dass die Zeit der Schwangerschaft sich langsam ihrem Ende zuneigt, das gilt ebenso für dein Baby. Schauen wir uns an, was sich alles tut:

- Dein Baby weiß intuitiv, dass es nun langsam Zeit wird, deine Gebärmutter zu verlassen. Es dreht sich (meist) mit dem Kopf nach unten und nimmt eine Position ein, die es ihm ermöglicht, gut durch das Becken zu kommen.

- In den Tagen vor der Geburt steigt der Oxytocinspiegel deines Babys, wodurch es bereit wird, eine tiefe Bindung zu den Eltern einzugehen.

- In den Wochen vor der Geburt übt dein Baby bereits für die Geburt, indem es sich mit dem Rücken von links nach rechts dreht und immer wieder mit den Beinen oben abstößt.

- Es holt sich aus der Plazenta vermehrt Progesteron, das die Vorstufe von Kortisol darstellt, welches wiederum verantwortlich für die Reifung der Lunge ist.

- Durch den Schluckauf trainiert dein Baby seine Atemmuskulatur.

- Die Schädelplatten deines Babys sind beweglich und flexibel. Sie können sich – unabhängig vom Kopfumfang – so verschieben, dass der Kopf wunderbar durch die ungefähr zehn Zentimeter große Öffnung deines Muttermundes, durch dein Becken und durch deine Vagina passt.

- Der ganze Körper deines Babys ist weich, dehnbar und gelenkig, sodass er problemlos durch dein Becken schlüpfen kann.

- Dein Baby lagert braunes Fettgewebe ein, um sich auf den zu erwartenden vermehrten Energieverbrauch nach der Geburt vorzubereiten. Dies geschieht vor allem in den letzten Tagen vor der Geburt, weshalb es so wichtig ist, dass dein Baby selbst bestimmen darf, wann es bereit ist, um auf die Welt zu kommen.

Wie du deinen Körper und dein Baby unterstützen kannst

Um deinen Körper und dein Baby in ihrer Vorbereitung auf die Geburt aktiv zu unterstützen, hast du verschiedene Möglichkeiten.

Vorbereitende Haltungen und Positionen

Einige Haltungen sind gegen Ende der Schwangerschaft besonders empfehlenswert, da sie deinem Baby helfen, eine gute Startposition zu finden. Diese Haltungen solltest du bewusst so oft wie möglich einnehmen. Andere Haltungen erschweren deinem Baby eine gute Geburtsposition, weshalb du sie möglichst vermeiden solltest.

- Hocken: Die tiefe Hocke ist eine wunderbare Möglichkeit, deinem Baby tiefer ins Becken zu helfen sowie bei dir die richtigen Bereiche zu dehnen. Dafür hockst du dich so hin, wie kleine Kindern oft hocken, wenn sie spielen. Deine Knie zeigen dabei weit nach außen, und wenn möglich kannst du deine Hände zusätzlich zwischen deinen Knien falten und deine Knie gleichzeitig mit den Ellbogen auseinanderdrücken. Ich empfehle dir, diese Position so oft wie möglich einzunehmen und in ihr zwei bis fünf Minuten zu verharren.

  ➕ Besonders zu empfehlen ist die tiefe Hocke, wenn der Kopf deines Babys noch nicht tief im Becken sitzt.

  ➖ Wenn sich dein Baby in Beckenendlage befindet, solltest du die tiefe Hocke vermeiden. In diesem Fall soll sich dein Baby nicht ins Becken senken, damit es sich noch besser drehen kann.

- Aufrecht sitzen: Auf einem Stuhl solltest du möglichst auf der vorderen Kante mit geöffneten Beinen und tiefen Knien sitzen. Das macht dein Becken schön weit und schafft Platz für dein Baby. Überschlagene Beine solltest du vermeiden. Damit dein Baby gut ins Becken rutschen kann, solltest du außerdem möglichst nicht mit einem Rundrücken auf dem Sofa lümmeln, da in dieser Position der Platz im Becken eng wird und dein Baby nicht tiefer rutschen kann. Sitze immer möglichst aufrecht und an der vorderen Kante eines Sessels, mit breiten Beinen, die Knie tiefer als das Becken. Das ist eine Position, die deinem Baby Platz schafft, um schön tief ins Becken zu rutschen. Wenn du gemütlich lümmeln möchtest, dann mach das am besten in Seitenlage.

- Kein Hohlkreuz: Wenn du sitzt, stehst und gehst, achte immer darauf, deinen Bauch mit deinem Baby »bei dir« zu tragen. Das gelingt dir, indem du dein Becken leicht nach vorne kippst und das Schambein sanft nach oben ziehst. Ein gerader Rücken unterstützt ebenfalls eine gute Lage deines Babys und schont deinen Rücken.

- Nach vorne geneigte Haltungen: Wenn du dich stehend an einem Tisch, der Anrichte oder einer Fensterbank abstützt, entspannst du den Bauch, was deinem Baby hilft, in eine gute Position zu gelangen.

- Auf einem Bein auf einem Hocker stehen und das andere Bein locker nach unten hängen lassen. Nun schwingst du das hängende Bein vor und zurück. Diese Übung kräftigt und dehnt den Psoas-Muskel, der bei der Geburt eine wichtige Rolle spielt.

Dammmassage

Der Damm ist das Gewebe zwischen deiner Vagina und deinem After – also der Bereich, der sich bei der Geburt deines Babys stark dehnen muss. Die Dammmassage ist eine wunderbare Möglichkeit, um dieses Gewebe weicher und dehnbarer zu machen. Durch eine regelmäßige Massage ab der 34. Schwangerschaftswoche bereitest du das Gewebe gut auf die Dehnung vor, die zur Geburt deines Babys notwendig ist, und kannst somit einem Dammriss vorbeugen.

Die Dehnung Richtung After ist während der Massage besonders wichtig, denn so muss sich das Gewebe auch bei der Geburt deines Babys dehnen. Versuche, die Dehnung täglich ein wenig zu steigern, und spüre, wann der Dehnungsschmerz unangenehm wird. An diesem Punkt atmest du bewusst ein paar tiefe Atemzüge, bevor du die Dehnung langsam wieder zurücknimmst und weiter massierst. Es geht dabei nicht darum, eine unglaublich große Dehnung zu erreichen, sondern nur darum, dein Gewebe etwas vorzubereiten und dein Gefühl für die Dehnung bei der Geburt zu schulen.

Lass dich nicht verunsichern, wenn sich die Massage die ersten Male etwas komisch oder unangenehm anfühlt; du wirst merken, dass sich das bald ändert. Wenn dir die Massage allerdings immer unangenehmer wird, ist sie vielleicht einfach nichts für dich.

⊕ Wenn du bei einer vorangegangenen Geburt einen Dammschnitt hattest, solltest du die Narbe besonders gut massieren.

⊖ Bei vorzeitigen Wehen solltest du erst mit Beginn der 37. Schwangerschaftswoche mit der Massage beginnen. Solltest du einen Pilz oder eine andere Infektion an der Scheide haben, behandle diese bitte, bevor du mit der Dammmassage beginnst.

Heublumendampfbad
Eine weitere Möglichkeit, um das Gewebe weich zu machen, ist ein Heublumendampfbad. Du erhältst die Heublumen in der Apotheke. Gib etwa eine Handvoll davon in eine große Schüssel, übergieße sie dann mit heißem Wasser und stell den Behälter in die Toilettenschüssel. Anschließend setzt du dich mit freiem Unterkörper auf die Toilette, wickelst dir ein großes Badetuch um den Bauch und lässt dich schön eindampfen. Sei vorsichtig, denn der Dampf kann ganz schön heiß sein! Bitte erst ab der 38. Schwangerschaftswoche beginnen, da dieses Dampfbad bei manchen Frauen sehr gut wirkt.

⊕ Wenn der Geburtstermin bereits einige Zeit überschritten ist und dein Baby auf sich warten lässt, kannst du auch zweimal täglich und besonders lange auf dem Dampfbad sitzen, um dein Baby ein wenig zu locken.

⊖ Solltest du eine Heuallergie haben, bitte keine Heublumen verwenden, sondern nur mit Wasser arbeiten. Nicht zu empfehlen ist das Dampfbad bei Hämorrhoiden.

Fitness
Da eine Geburt in jedem Fall anstrengend ist, wird es dir dein Körper danken, wenn du ihn in der Schwangerschaft fit hältst. Dabei geht es nicht darum, sich täglich auszupowern, sondern vielmehr um eine gewisse maßvolle Ausdauer. Ein täglicher Spaziergang, etwa eine Stunde lang und in flottem Tempo, oder eine andere vergleichbar anstrengende Tätigkeit ist zu empfehlen.

✛ Wenn dein Baby auf sich warten lässt, kannst du es durch Bewegung ein wenig »anstupsen«. Achte dabei allerdings darauf, dass du dich nicht zu sehr auspowerst – wenn die Geburt jeden Moment beginnen kann, solltest du sparsam mit deinen Kräften umgehen.

⊖ Bei vorzeitiger Wehentätigkeit und der Gefahr einer Frühgeburt solltest du dich auf keinen Fall zu sehr anstrengen. Ob Bewegung in Form von Spaziergängen in Ordnung ist, solltest du mit deinem Arzt abklären.

Akupunktur
Studien belegen, dass sich bei erstgebärenden Frauen, die ab der 36. Schwangerschaftswoche einmal wöchentlich mit einer geburtsvorbereitenden Akupunktur behandelt werden, die Geburtsdauer um durchschnittlich zwei Stunden verkürzt.[60] Die geburtsvorbereitende Akupunktur dürfen Hebammen mit einer Zusatzausbildung in Akupunktur oder Ärzte mit TCM-Diplom durchführen. Eine gut ausgebildete TCM-Fachperson erkennst du daran, dass sie dir einige Fragen stellt, bevor sie beginnt, die Nadeln zu

setzen. In letzter Zeit sind sogenannte »Nadelkränzchen« in Mode gekommen. Dabei bietet eine Hebamme Akupunktursitzungen in der Gruppe an. Wenn du ein solches Angebot nutzen möchtest, dann sollte dennoch genug Zeit bleiben, um auf die persönlichen Bedürfnisse jeder Frau Rücksicht zu nehmen.

⊕ Wenn dir eine lange Dauer der Geburt Sorgen macht, ist die Akupunktur eine gute Möglichkeit für dich.

⊖ Bei vorzeitigen Wehen solltest du keine Akupunktur in Anspruch nehmen.

Yoga zur Vorbereitung auf die Geburt
Sollte in deiner Nähe ein Yogakurs für Frauen vor der Geburt angeboten werden, ist das eine sehr gute Möglichkeit, deinen Körper fit zu halten sowie hilfreiche Positionen für die letzten Wochen der Schwangerschaft und für die Geburt zu trainieren. Ein guter Schwangerenyogakurs ist die gesamte Schwangerschaft über zu empfehlen. Manche Institute bieten auch einen Yogakurs speziell für Frauen in den Wochen vor der Geburt an, um die wichtigsten Positionen zur Vorbereitung auf die Geburt und hilfreiche Haltungen während der Geburt zu festigen. Im *EigenSinn-Institut* runden wir den Kurs mit Übungen zur vorgeburtlichen Bindung und hilfreichen Atemübungen für die Geburt ab.

⊕ Durch die wöchentliche Wiederholung werden die Bewegungen und Haltungen automatisiert und sind somit bei der Geburt leichter abrufbar.

⊖ Ebenfalls nicht zu empfehlen bei vorzeitigen Wehen.

Vorbereitende Massage von deinem Geburtsbegleiter

Das Kreuzbein ist ein Bereich, der einerseits in der Schwangerschaft durch das zunehmende Gewicht des Bauches sehr belastet wird und andererseits bei der Geburt flexibel und beweglich sein soll. Es erstreckt sich etwa von der Po-Ritze bis circa 15 Zentimeter den Rücken hinauf. Eine regelmäßige Massage des Kreuzbeines in der Schwangerschaft ist doppelt sinnvoll: Zum einen beugt die Massage Rückenschmerzen vor, zum anderen wird das Kreuzbein gut für die Geburt vorbereitet.

Bei der Kreuzbeinmassage legt dein Geburtsbegleiter seine ganze Handfläche auf dein Kreuzbein und massiert es mit langsamen, kräftigen und kreisenden Bewegungen mindestens zehn Minuten täglich. Wenn ihr für die Massage Johanniskrautöl verwendet, fördert das die Durchblutung noch zusätzlich, da dieses Öl eine sehr wärmende Wirkung hat. Diese Massage könnt ihr auch während der Eröffnungsphase anwenden, denn ein kräftiger Druck auf das Kreuzbein während der Eröffnungswehen verschafft dir vielleicht Erleichterung.

Der Epi-No: Yes or No?

Seit einigen Jahren ist ein Gerät auf dem Markt, das einen Dammriss vermeiden soll, indem bereits in den Wochen vor der Geburt das Gewebe der Scheide vorgedehnt wird. Dafür wird ein Ballon in die Scheide eingeführt und mittels Pumpe jeden Tag etwas mehr aufgepumpt, bis eine Dehnung von zehn Zentimetern erreicht wird. Das Problem bei dieser Vorgehensweise besteht darin, dass eine langfristige Dehnung in einer Hormonphase erfolgt, in der dein Körper noch gar nicht auf Flexibilität und Loslassen eingestellt ist – denn noch hält dein Körper dein Baby. Jene Hormone, die ausgeschüttet werden, um das Gewebe dehnbar zu machen, werden erst kurz vor der Geburt aktiv. Außerdem wünschst du dir wahrscheinlich, dass dein Gewebe nach der Geburt wieder straff und fest wird, und der Epi-No verursacht eine langfristige Dehnung.

○ Selbstverständlich gibt es Ausnahmen: Wenn Frauen, die bei einer vorherigen Geburt (ohne Saugglocke und ohne dass das Kind durch starken Druck auf den Bauch herausgeschoben wurde) schlimme Dammverletzungen hatten, den Epi-No verwenden, kann das hilfreich sein. Im Regelfall können Dammverletzungen aber anders vermieden werden.

● Die Anwendung führt zu einer langfristigen Dehnung und führt daher auch zu einer deutlich langsameren Rückbildung.

Deine persönliche Mischung

All diese Dinge sind Möglichkeiten, um deinen Körper bei der Vorbereitung auf die Geburt zu unterstützen, und du kannst die für dich beste Kombination individuell zusammenstellen. Nicht alle Vorbereitungsmöglichkeiten passen zu jeder Frau, und wenn du das eine oder andere ablehnst, dann ist das selbstverständlich in Ordnung und bedeutet nicht, dass die Geburt deshalb schlechter verläuft.

Manche Frauen fühlen sich am wohlsten damit, einfach alles getan zu haben, was möglich ist; andere picken sich zwei oder drei der Vorschläge heraus und sind damit zufrieden. Es ist deine Entscheidung, denn du wirst spüren, was dir guttut – darauf kannst du dich ruhig verlassen.

Was du für den Geburtsbeginn überlegen und vorbereiten solltest

Ich empfehle dir, in den letzten Wochen vor der Geburt dein Zuhause und die Kliniktasche für den Geburtsbeginn vorzubereiten und mit deinem Geburtsbegleiter gemeinsam alle organisatorischen Dinge abzuklären. Zu wissen, dass alles erledigt und bereit ist, kann eine sehr entspannende Wirkung haben. Daher empfehle ich dir, dich um folgende Dinge zu kümmern:

Die Kliniktasche

Die Kliniktasche solltest du etwa drei Wochen vor dem errechneten Termin fertig gepackt haben. Du findest viele Packlisten für Kliniktaschen, ob online oder in Büchern, daher erwähne ich hier nur jene Dinge, die nicht selbstverständlich, aber empfehlenswert sind:

- ein Magnesiumspray für die Bauchmassage, sollten die Wehen sehr stark und schmerzhaft sein

- ein Luftballon, falls die Plazenta auf sich warten lässt

- eine Schlafmaske, damit du die Umgebung ausblenden kannst

- eine Spucktüte fürs Auto. Während der Wehenarbeit kann dir sehr plötzlich übel werden, und dann bist du froh, darauf vorbereitet zu sein.

- Eine kleine Mappe mit der Erstgesprächsliste, der Kaiserschnittliste, dem Kaiserschnitt-Brief, der Telefonnummer eurer Hebamme und einer IBCLC-Stillberaterin aus eurer Umgebung und deinen positiven Geburtsgedanken.

Ich empfehle dir, zwei kleine Taschen anstelle einer großen zu packen. In die eine Tasche kommen alle Dinge, die du für die Geburt brauchst, und in die andere alle Dinge für die Zeit nach der Geburt.

Absprachen mit deinem Geburtsbegleiter
Überlegt euch zusammen folgende Dinge:

- In welchen Situationen kann die Geburt losgehen? Wo kann sich jeder von euch bei Geburtsbeginn befinden?

- Wie lange braucht dein Geburtsbegleiter, um bei dir zu sein? Sollte er lange brauchen, willst du vielleicht eine andere Person bei dir haben, um diese Zeit zu überbrücken?

- Wenn du bereits Kinder hast: Wo werden die Kinder während der Geburt sein und wie kommen sie dorthin? Wenn deine Kinder zu Hause betreut werden: Wo kannst du dich zurückziehen und dich auf dich und die Geburt konzentrieren? Bedenke, dass du vielleicht nicht möchtest, dass dir deine Mutter oder Schwiegermutter beim Tönen zuhört.

- Wer ist wofür zuständig? Wer packt die letzten Dinge in die Kliniktasche? Wer packt die letzten Dinge ins Auto?

- Dein Geburtsbegleiter sollte die Kliniktasche für die Geburt gut kennen. Wenn du nach einem Traubenzucker oder dem Waschlappen verlangst, sollte er genau wissen, wo er diese Dinge findet.

Eine gute Geburt braucht eine gute Umgebung
Überlege dir, wo du zu Hause die erste Zeit der Eröffnungsphase verbringen möchtest. Richte dir das Zimmer so her, dass du es gemütlich hast, dich gut ausruhen, aber auch bewegen kannst, ein

Getränk zur Hand hast und die Musik oder CD hören kannst, die du möchtest. Schafft bereits zu Hause eine schöne Geburtsatmosphäre, dann fällt es euch leichter, diese auch in der Klinik wiederherzustellen. Folgende Dinge kannst du bereitstellen.

Hilfreiches für die Eröffnungsphase

- Massageöl für die Kreuzbeinmassage

- deine guten Geburtsgedanken; platziere sie gut sichtbar

- Wenn du eine Badewanne hast, kannst du auch das Badezimmer vorbereiten, falls du zur Entspannung ein Bad nehmen möchtest.

- Essen und Trinken

- die Geburtskleidung, die du zu Hause und während der Fahrt in die Klinik anziehen möchtest

- Lege zur Sicherheit auch die Nummer des Krankenwagens bereit.

Phase 2: Beginnende Geburt

Bevor wir uns näher damit beschäftigen, was in deinem Körper während der Eröffnungsphase passiert und wie du ihn in dieser Phase der Geburt gut unterstützen kannst, lass uns überlegen, was dein Körper macht, wenn die Geburt losgeht. Sobald die Geburt beginnt, übernimmt dein Körper das Kommando. Er gibt den Rhythmus vor, er beginnt zu arbeiten und du kannst ihm helfen, indem du ihm vertraust und dich seinem Rhythmus und seiner Arbeit hingibst.

Es gibt zwei Möglichkeiten, wie eine Geburt beginnt: entweder durch das Einsetzen der Wehen oder mit einem Blasensprung, was lediglich bei 15 Prozent der Frauen vorkommt. Für die Geburt ist es übrigens wichtig zu wissen, wie dein Baby in dir liegt und ob sich daraus Besonderheiten für den Geburtsverlauf ergeben.

Wie liegt dein Baby in dir?

In etwa 95 Prozent aller Schwangerschaften liegt das Baby vor der Geburt mit dem Kopf im Becken – eine weitere Möglichkeit ist die Beckenendlage (also ein sitzendes Baby), und äußerst selten kommt auch eine Querlage vor. Manchmal ergeben sich aus der Lage deines Babys oder der Lage der Plazenta ein paar Besonderheiten, die ich gerne mit dir durchgehen möchte.

Beckenendlage

Etwa vier Prozent der Babys befinden sich vor der Geburt in Beckenendlage – das heißt, dass das Baby entweder mit dem Gesäß nach unten und den Beinen nach oben (wie ein Klappmesser) oder mit Gesäß und Füßen (hockend) im Becken sitzt. In den letzten Jahrzehnten war es üblich, bei Beckenendlagen einen Kaiserschnitt durchzuführen. Da dazu aus medizinischer Sicht jedoch keine Notwendigkeit besteht, bieten Kliniken langsam wieder vermehrt Spontangeburten bei Beckenendlage an. Es gibt außerdem ein paar Möglichkeiten, um das Baby eventuell noch zu einer Drehung zu bewegen.

Unterstützung bei der Drehung des Babys

- Akupunktur
  Durch die Aktivierung bestimmter Punkte soll das Baby zu einer Drehung bewegt werden. Wie auch bei der geburtsvorbereitenden Akupunktur kann diese entweder bei einer entspre-

chend ausgebildeten Hebamme oder bei einem TCM-Mediziner erfolgen.

- Indische Brücke
Bei der indischen Brücke liegst du auf dem Rücken und legst deinen Po auf einem oder zwei Kissen ab, sodass dein Becken erhöht ist. Durch die Verschiebung der Schwerkraft rutscht dein Baby leichter aus dem Becken, wodurch eine Drehung begünstigt wird. Du bleibst nun etwa 15 Minuten in dieser Position und stehst dann mit Schwung über die Seite auf. Die schwungvolle Aufwärtsbewegung soll dein Baby dazu anregen, sich zu drehen. Achte bei dieser Übung darauf, dass du dich so wohlfühlst, wie es in dieser Position möglich ist. Sollte dir übel oder schwindlig werden, musst du die Übung abbrechen.

- Lösen von Verspannungen
Manchmal können starke Verspannungen oder ungünstige Haltungen dem Baby das Einnehmen der Schädellage erschweren. Wenn du Haltungsprobleme hast oder sehr stark verspannt bist, kannst du dich von einem Physiotherapeuten, einem Osteopathen oder einer Chiropraktikerin behandeln lassen. Indem Spannungen gelöst und Haltungen korrigiert werden, soll eine Drehung begünstigt werden.

- Äußere Wendung
Einige Kliniken bieten eine sogenannte »äußere Wendung« an, bei welcher das Baby mechanisch von außen gedreht wird. Dabei wird das Baby mit einem festen Griff aus dem Becken gehebelt und dann mit kräftigem Druck in eine Drehung gebracht. Es ist eine sehr kräftige und intensive Bewegung erforderlich, um das Baby mechanisch von außen zu drehen. Solltest du über eine äußere Wendung nachdenken, lass dich im Vorfeld in der

Klinik gut aufklären, wie die Wendung durchgeführt wird, wie hoch die Erfolgschancen sind und welche Risiken sie bereithält. Einige der erfolgreich gewendeten Babys drehen sich nämlich einfach wieder zurück. Frag auf jeden Fall nach, wie die Wendung genau durchgeführt wird und welche Handgriffe gemacht werden, und vereinbare mit dem Arzt, dass er auf dein Signal hin mit dem Wendungsversuch aufhört.

Die Beckenendlage ist die zweitbeste Position für eine Geburt. Lass dich – bevor du dich verunsichern lässt oder eine Entscheidung triffst – unbedingt von einem Arzt, der Erfahrung mit Spontangeburten aus Beckenendlage hat, beraten. Viele Befürchtungen und Schauermärchen zu Schwierigkeiten und Gefahren der Beckenendlagengeburt sind das Resultat fehlender Erfahrung und veralteten Wissens. Es gibt noch immer viele Ärzte, die davon ausgehen, dass bei einer Beckenendlage ein Kaiserschnitt gemacht werden muss. Es kann daher sein, dass du ein wenig suchen musst, um einen passenden Arzt zu finden. Meist sind Hausgeburtshebammen sehr gut darüber informiert, welche Ärzte Spontangeburten bei Beckenendlage anbieten. Ein kompetenter Arzt sollte auf jeden Fall zwei Dinge bei der Geburt aus Beckenendlage beachten:

• Die ideale Geburtsposition ist der Vierfüßler, da in dieser Position dein Becken eine Haltung einnimmt, die dein Baby im Zusammenspiel mit der Schwerkraft ideal bei der Geburtsbewegung unterstützt.

• Der Einsatz einer PDA muss sorgfältig abgewogen werden, da einerseits die Mitarbeit der Frau in der Geburtsphase besonders wichtig ist, andererseits aber eine PDA hilfreich sein kann, damit nicht zu früh mitgeschoben wird.

- Besonders hilfreich ist es, wenn dich Ärzte und Hebammen betreuen, die bereits viel Erfahrung in der Begleitung von Geburten aus Beckenendlage haben.

Querlage

Eine spontane Geburt eines Babys aus Querlage ist nicht möglich – diese Position ist eine Indikation für einen Kaiserschnitt. Allerdings können sich Babys tatsächlich bis zu Beginn der Geburt noch drehen. Nutze dafür die gleichen Möglichkeiten wie bei einer Beckenendlage. Mein Sohn war zum Beispiel laut Gynäkologin bei der letzten Untersuchung in der 39. Schwangerschaftswoche noch in Querlage. Er wurde sechs Tage nach dem errechneten Termin spontan geboren und hatte sich noch vor Geburtsbeginn ohne besondere Maßnahme mit dem Kopf nach unten gedreht. Du kannst deinem Baby also wirklich bis zur Geburt Zeit geben, um eine gute Geburtsposition einzunehmen. Manche Babys richten sich früher, andere eben erst später oder gar erst mit Geburtsbeginn ein. Besonders bei einer zweiten, dritten oder vierten Schwangerschaft hat das Baby bis zur Geburt viel Platz und senkt sich daher erst spät oder gar erst bei der Geburt ins Becken.

Plazenta Praevia

Ganz selten – bei etwa einer von 200 Geburten – kann es vorkommen, dass sich ein Teil der oder die ganze Plazenta vor dem Muttermund befindet. In diesem Fall muss dein Baby per Kaiserschnitt zur Welt kommen. Wenn eine Plazenta Praevia bereits früh in der Schwangerschaft festgestellt wird, ist es wahrscheinlich, dass die Plazenta noch wandert. Durch spezielle Massagen, die manche Hebammen oder Physiotherapeuten anbieten, kann diese Wanderung unterstützt werden.

Geburtsbeginn durch Blasensprung

Da die Möglichkeit besteht, dass die Geburt mit einem Blasensprung beginnt, ist es für dich wichtig zu wissen, wie tief sich dein Baby bereits im Becken befindet. Ich empfehle dir daher, bei der letzten Vorsorgeuntersuchung beim Gynäkologen, der Hebamme oder in der Klinik nachzufragen, ob das Baby bereits tief und fest im Becken ist. Das bedeutet, dass sich der Kopf des Babys direkt an dein Becken und den Muttermund schmiegt und dazwischen kein Platz mehr ist. Öffnet sich in diesem Fall die Fruchtblase, so bewegt sich das Köpfchen des Babys nur noch minimal nach unten, und es besteht keine Gefahr, dass die Nabelschnur eingeklemmt werden könnte. Du kannst dich also weiterhin frei bewegen und musst nicht sofort in die Klinik fahren.

Ist das Baby noch nicht tief im Becken, so besteht die sehr geringe Möglichkeit, dass sich die Nabelschnur zwischen Kopf und Muttermund befindet und durch die rasche Abwärtsbewegung des Köpfchens eingeklemmt wird, sodass sie nicht mehr durchlässig ist. Wenn du auf Nummer sicher gehen möchtest, kannst du dich – wenn dein Baby noch nicht tief im Becken ist – im Falle eines Blasensprungs auf den Rücken legen und dein Becken leicht erhöhen. Dann kannst du die Ambulanz anrufen und dich liegend in die Klinik transportieren lassen. Dieses Vorgehen ist nur dann sinnvoll, wenn du dich *wirklich nicht mehr in eine aufrechte Position begibst*. Lass dich also vom Notarztteam liegend in den Krankenwagen tragen und liegend in die Klinik bringen. Sobald ein Nabelschnurvorfall ausgeschlossen wurde, kannst du dich wieder frei bewegen und auch ruhig noch einmal nach Hause fahren.

Du solltest wissen, dass die Komplikation des Nabelschnurvorfalls nur sehr, sehr selten auftritt – was nicht weiter verwunderlich ist, wenn man die Beschaffenheit der Nabelschnur betrachtet: Das Bindegewebe der Nabelschnur (Whartonsche Sulze) kann sehr viel Wasser speichern und ist somit zugleich fest und elastisch, wodurch die Gefäße vor Stauchung und Abknickung geschützt werden. Aus diesem Grund ist es auch unproblematisch, wenn sich die Nabelschnur um den Hals des Babys wickelt, was bei etwa einem Drittel der Babys passiert.

Geburtsbeginn durch Wehen

Geburtswehen entstehen, indem dein Progesteronspiegel immer weiter sinkt (weil sich dein Baby dieses Hormon holt) und gleichzeitig dein Östrogenspiegel ansteigt. Sobald sich der passende Hormonspiegel eingestellt hat, befindet sich dein Körper in Geburtsbereitschaft. Kommt zu dieser Bereitschaft deines Körpers die Bereitschaft deines Babys hinzu – was es durch eine vermehrte Ausschüttung des Hormons Oxytocin kommuniziert –, beginnt die Wehentätigkeit und damit die Geburt. Wehen können plötzlich, regelmäßig, leicht, stark oder unregelmäßig beginnen und steigern sich sehr individuell. Manchmal ist es schwer zu sagen, ob es sich um Senkwehen oder um Geburtswehen handelt, daher können dir weitere Geburtsanzeichen Aufschluss geben, ob es sich um den Beginn der Geburt handelt.

Zeichen für den Geburtsbeginn

- Zeichnungsblutung
  Ein leicht blutiger Ausfluss deutet auf die beginnende Arbeit des Muttermundes hin. Es ist also ganz normal, wenn du auf der Toilette eine leichte Blutspur bemerkst. Sollte allerdings eine stärkere Blutung (periodenartig) auftreten, musst du sofort in die Klinik fahren.

- Lösen des Schleimpfropfens
  Möglicherweise löst sich der Schleimpfropfen vom Muttermund, der bislang das Baby vor Bakterien geschützt hat – dies

kann allerdings auch bereits einige Tage vor Geburtsbeginn passieren.

- Durchfall und Übelkeit
  Viele Frauen bekommen bei Geburtsbeginn Durchfall oder müssen sich übergeben, da der Körper beginnt, Platz fürs Baby zu schaffen.

Dies alles sind Anzeichen, aber keine Garantie für einen Geburtsbeginn. Möglicherweise beginnt die Geburt sofort, möglicherweise aber auch erst in einigen Stunden oder Tagen. Wenn du Geburtsanzeichen bemerkst, kannst du dich freuen: Das bedeutet, dass dein Baby und dein Körper im Einklang sind und dass dein Körper weiß, was er zu tun hat, denn er beginnt, sich bereit für die Geburt zu machen.

Die Geburt beginnt. Beginnt die Geburt?

Wenn du nicht sicher bist, ob du Geburtswehen oder nur Senkwehen hast, kannst du ein warmes Bad oder eine warme Dusche nehmen. Durch Wärme und Entspannung hören Senkwehen häufig rasch wieder auf. Geburtswehen bleiben und werden *irgendwann* intensiver. Auch wenn du längere Zeit unsicher bist, ob die Geburt beginnt, ist das kein Problem. Manche Geburten beginnen – wie eben beschrieben – sehr langsam, das ist völlig normal und genauso gut wie ein schneller Geburtsbeginn. So lange du unsicher bist, ob die Geburt beginnt, kannst du einfach zu Hause bleiben. Genieße es, dass du Zeit hast, dich auf die Geburt einzustellen, dass du noch in Ruhe essen kannst und dass dein Geburtsbegleiter ganz entspannt die letzten Dinge ins Auto packen kann.

Wenn die Wehen nach längerer Zeit wieder aufhören, ist das ebenfalls in Ordnung. Häufig wirken die Vorwehen schon gut auf den Muttermund, und du bekommst nach der ersten Etappe noch einmal eine Pause, in der du wieder Kraft schöpfen und dich ausruhen kannst. Sei geduldig mit dir und deinem Baby. Das hier ist der einzigartige Geburtsbeginn deines Babys, und dein Körper arbeitet in einem guten Tempo. Lass dich auf das Tempo ein und auch darauf, deinem Körper die Führung zu überlassen.

Ruf deine Hebamme an, wenn du unsicher wirst. Erzähle ihr, wie es dir geht und was dir Sorgen macht. Vielleicht kann sie dich am Telefon beruhigen oder sie bietet dir ein persönliches Gespräch an. Natürlich kannst du auch jederzeit in der Klinik anrufen und den Hebammen dort schildern, wie es dir geht. Und bevor du zu Hause ängstlich oder gar panisch wirst, ist es selbstverständlich besser, in die Klinik zu fahren. Du kannst ja jederzeit noch einmal nach Hause zurückkehren.

Wie lange dauert die Geburt?

Genauso wenig, wie man voraussagen könnte, wie lange du per Autostopp von deiner Haustüre bis nach Rom brauchst, kann man voraussagen, wie lange eine Geburt dauern wird.

Vielleicht bleibt schon nach fünf Minuten ein Mitarbeiter des Papstes stehen und bringt dich auf schnellstem Weg an dein Ziel. Wahrscheinlicher ist es jedoch, dass sich Mitfahrgelegenheiten mal schneller und mal langsamer auftun und du häufig nach mehr oder weniger langer Zeit den Daumen erneut ausstrecken musst. Vielleicht gehst du auch einmal ein Stück zu Fuß, leihst dir ein Fahrrad, legst ein paar Stunden Pause ein oder lässt eine verlockende Mitfahrgelegenheit vorüberziehen, weil dir der Fahrer suspekt ist. Die schönsten Erinnerungen an diese Reise wirst du bekommen, wenn du in deinem eigenen Tempo reist, und vielleicht hält gerade ein anstrengender Fußmarsch besonders schöne Momente bereit. Wie auch immer die Reise der Geburt deines Babys aussehen mag, eines ist gewiss: Schlussendlich führen alle Wege nach Rom.

Zeit und Entspannung: zwei geheime Zutaten für eine gute Geburt

Einer Geburt einfach nur genügend Zeit zu geben, ist eines der größten Geheimnisse für ihr Gelingen – und eine der größten Herausforderungen. Wir müssen uns auf diese Ungewissheit einlassen, müssen unserem Körper die Führung überlassen und warten, und atmen, und einen Rhythmus finden, und eine Stufe nach der anderen gehen auf dieser Treppe, die vor uns in den Wolken verschwindet, während wir immer weiterarbeiten und nur darauf vertrauen können, dass unsere Kraft reicht bis zu dieser letzten aller Stufen, die vor uns im Nebel liegt und die wir sehnsüchtig herbeihoffen.

Doch wenn du dich darauf einlässt, dass du immer nur die nächste Stufe siehst und immer nur mit dieser einen einzigen, sichtbaren Stufe, mit dieser einen Wehe arbeitest, atmest, dich konzentrierst und dann wieder durchatmest und entspannst, bevor du den Blick auf die nächste Stufe richtest, dann tauchst du ein in deinen ganz persönlichen Rhythmus, der dir zeigt, wie dein Körper sicher und unbeirrt eine Stufe nach der anderen erklimmt, als wäre es ganz selbstverständlich; als hätte er es schon Tausende Male gemacht. Wenn du dich darauf einlässt, deinem Körper die Führung zu überlassen, ihm zu vertrauen, ihn in seiner Arbeit zu unterstützen, wenn du die Zuversicht hast, dass dieser ganz persönliche Rhythmus gut ist, dann hast du bereits die wichtigste aller Voraussetzungen für eine gute Geburt geschaffen.

Wenn du entspannt bist, keinen Stress verspürst und dich wohlfühlst, kann dein Körper ideal arbeiten, wodurch eine gute Geburt sehr wahrscheinlich wird. Deine Gebärmutter wird gut durchblutet und die Muskeln können reibungslos arbeiten. Die Muskeln rund um den Muttermund sind locker und lassen in perfekter Zusammenarbeit mit den kraftvollen Längsmuskeln los, sodass sich der Muttermund wunderbar öffnen kann. Auch andere Bereiche deines Körpers funktionieren in entspanntem Zustand perfekt: Dein Atem ist langsam und regelmäßig und versorgt deinen Körper und den deines Babys reichlich mit Sauerstoff. Dein Gewebe wird weich und locker. Sogar auf deine Psyche nimmt die Entspannung Einfluss: Indem du spürst, dass es dir im Geburtsverlauf möglich ist zu entspannen, nehmen deine Geduld, deine Ausdauer und dein Vertrauen in die ganz individuelle und einzigartige Fähigkeit deines Körpers, gut zu gebären, stetig zu.

Dein Körper schüttet während des Geburtsverlaufs eine ganze Menge Hormone aus, die dafür sorgen, dass die Geburt harmonisch voranschreitet. Gleich zu Beginn ist das eine Mischung aus Oxytocin für die Entstehung der Wehen, Prostaglandinen für die Öffnung des Muttermundes, Endorphinen zur Steigerung deiner Schmerztoleranz und der Entstehung von Glück und Zuversicht sowie Adrenalin, das dich aufmerksam und konzentriert werden lässt.

Diese Hormonmischung sorgt für einen gesunden und normalen Ablauf der Geburt, der allerdings leicht gestört werden kann – von Stress.

Hindernis Stress und wie du damit umgehen kannst

Um zu verstehen, was im Körper bei Stress passiert, machen wir einen kurzen Ausflug in die Steinzeit. Stell dir vor, wie du als Steinzeitmensch gerade sammelst, jagst oder nach Wasser suchst – und plötzlich steht ein Raubtier vor dir. Kaum erblickst du dieses Tier, gerätst du in Stress – du bist in einer lebensbedrohlichen Situation, und dein Körper muss alle Register ziehen, damit du überlebst. In deinem Gehirn schrillt also eine Alarmglocke, die dafür sorgt, dass dein Körper so schnell wie möglich aus allen Muskeln Blut abzieht und es in jene Teile deines Körpers pumpt, die dir dabei helfen, mit dem Leben davonzukommen: in deine Arme und Beine, sodass du kämpfen und flüchten kannst.

Dieser Notfallmodus deines Körpers war in der Steinzeit extrem wichtig, um zu überleben. Nun haben wir aber leider das Problem, dass dein Körper nach wie vor genauso auf Stress reagiert, wie damals in der Steinzeit. Dein Körper hat noch immer die vielen, vielen Jahre des Steinzeitdaseins gespeichert; die wenigen Jahre der Moderne waren nicht genug, um diese Prägung zu überschreiben. Sprich, dein Körper reagiert auf jede Art von Stress noch genauso wie damals in einer lebensbedrohlichen Situation. Ob du nun Stress in der Arbeit hast, im Privatleben oder eben, weil dir während der Geburt deines Babys jemand sagt, dass die Geburt schon zu lange dauert, oder weil du in eine fremde Umgebung kommst.

Was bedeutet das für die Arbeit deiner Gebärmutter? Wenn dein Körper aufgrund von Stress Blut aus der Gebärmutter abzieht, verhärten sich die ringförmigen Muskeln um den Muttermund, während die Längsmuskeln nach wie vor versuchen, nach oben zu ziehen, um den Muttermund zu öffnen. In der Gebärmutter entstehen also zwei Bewegungen, die gegeneinander arbeiten. Das ist nicht nur ineffektiv, sondern verursacht auch Schmerzen. Das ist eine Möglichkeit, wie dein Körper auf Stress während der Geburt reagiert.

Eine weitere Überlebensnotwendigkeit in der Steinzeit war es, sich für die Geburt einen sicheren Ort zu suchen – also einen Ort, an dem kein Raubtier vorbeikam. Stress vermittelt deinem Körper Gefahr, und in der Vergangenheit war es dann extrem wichtig, möglichst schnell an einen sicheren Ort zu kommen. Bei Geburtsbeginn und im Laufe der Eröffnungsphase ist es daher auch wahrscheinlich, dass dein Körper mit einem Wehenstopp auf Stress reagiert. Ist die Geburt bereits weit fortgeschritten, kann es auch sein, dass sie beschleunigt wird.

Je nach Geburtsphase war es von Vorteil, entweder mit dem Baby im Bauch einen anderen sicheren Ort aufsuchen (was deutlich besser ohne Wehen geht) und dort die Geburt fortsetzen zu können oder das Baby rasch zur Welt zu bringen, um dann mit ihm flüchten zu können. Ein klassisches Phänomen unserer Zeit ist der Wehenstopp bei Ankunft im Krankenhaus. Du registrierst fremde Menschen, eine fremde Umgebung und bekommst Stress. Dein Körper stoppt also die Wehen, um dir die Flucht an einen sichereren Ort zu ermöglichen, oder die Wehen, die du bislang gut verarbeiten konntest, werden plötzlich sehr schmerzhaft. In beiden Fällen kannst du diese Situation am besten lösen, indem du möglichst schnell wieder in die Entspannung kommst. Du brauchst also weder Treppen zu steigen, um die Wehen wieder anzuregen, noch sofort Angst vor dem Schmerz zu bekommen – lass dir und deinem Körper einfach ein wenig Zeit, um in der neuen Umgebung anzukommen. Mach eine Entspannungsübung, lass dich von deinem Geburtsbegleiter massieren, ruh dich aus und lass deine Gedanken ganz bewusst zu deinem Baby wandern. Du wirst sehen, dass sich der Stress bald auflöst und alles im gewohnt guten Verlauf weitergeht.

Phase 3: Eröffnung

Wie bereits erwähnt, öffnet sich während der Eröffnungsphase dein Muttermund auf etwa zehn Zentimeter. Dabei ist wichtig zu wissen, dass diese Öffnung nicht kontinuierlich, sondern häufig sehr sprunghaft erfolgt. So ist es genauso normal und gesund, wenn sich der Muttermund jede Stunde einen Zentimeter öffnet (wie es in manchem Lehrbuch angegeben und in Kliniken gerne gesehen wird), wie auch, wenn sich der Muttermund drei Stunden lang gar nicht verändert und dann innerhalb einer halben Stunde vier Zentimeter öffnet. So individuell wie jede gebärende Frau, wie jedes zur Welt kommende Baby ist auch der Muttermund. Es kann sein, dass nach einer anfänglichen kontinuierlichen Öffnung eine Pause eintritt, der wiederum eine sprunghafte Öffnung folgt. Ebenso möglich ist eine Geburt mit kraftvollen Wehen über mehrere Stunden, in welchen der Muttermund unverändert bleibt, dann eine kontinuierliche Öffnung über einige Stunden hinweg und die letzten vier Zentimeter öffnen sich in nur 20 Minuten. Ich könnte nun noch Hunderte verschiedene Möglichkeiten aufzählen. Wichtig ist zu verinnerlichen, dass es im Hinblick auf die Muttermundöffnung kein »richtig« oder »falsch« gibt.

Wie lange dauert die Eröffnungsphase?

Diese Frage ist nicht zu beantworten! *Niemand* kann dir diese Frage beantworten, und wenn es doch jemand tut, dann ist das eine reine Schätzung, die ebenso wahrscheinlich zutrifft wie ein Sechser im Lotto.

Bei der Eröffnungsphase unterscheidet man zwischen der Latenzphase und der Aktivphase. Neuste Erkenntnisse zeigen, dass die Latenzphase der Geburt bis zu einer Muttermundöffnung von sechs Zentimetern andauert. Latenz bedeutet *Verzögerung, versteckt, verborgen* oder auch *im Gegebenen schlummernde Möglichkeiten*. Besonders die letzte Bedeutung – die aus der Philosophie kommt – finde ich sehr schön und passend für die Geburt: In dieser frühen Eröffnungsphase sind alle positiven Gegebenheiten vorhanden, alle Möglichkeiten für einen guten und harmonischen Geburtsverlauf schlummern in ihr. Selbst wenn sich die Latenzphase über viele, viele Stunden oder sogar ein paar Tage hinzieht, wenn du also immer wieder einige Stunden am Stück Wehen hast, diese wieder aufhören und nach einer langen Pause oder gar einer ganzen Nacht wieder beginnen, kann das eine von unzählig vielen Varianten eines normalen und gesunden Geburtsbeginns sein.

Ab einer Muttermundweite von sechs Zentimetern spricht man dann von der Aktivphase innerhalb der Eröffnungsphase. In dieser Phase werden die Wehen intensiver, kommen in kürzeren Abständen und werden immer kräftiger. Meist wirken sie sehr effektiv auf den Muttermund und bringen die Geburt gut voran. Zugleich ist auch eine langsame Öffnung des Muttermundes in dieser Phase ganz normal. Bis vor Kurzem ging man davon aus, dass sich der Muttermund in dieser Zeit durchschnittlich einen Zentimeter pro Stunde öffnen soll. Neue Studien zeigen jedoch, dass eine Öffnung von einem halben Zentimeter pro Stunde in Kombination mit unregelmäßigen Wehen genauso wunderbar ist. Das ist selbstverständlich wieder nur ein Durchschnittswert. Es ist sehr unwahrscheinlich, dass sich der Muttermund tatsächlich jede Stunde einen oder einen halben Zentimeter öffnet.

Wie du mit den Wehen umgehen kannst

Wenn du merkst, dass die Geburt beginnt, oder wenn du denkst, dass die Geburt vielleicht beginnen könnte, kümmere dich zuerst gut um deine körperlichen Bedürfnisse. Iss und trink noch etwas, damit dein Körper Kraft tanken kann, und geh dann in die Entspannung. Die frühe Eröffnungsphase ist – solange dir das möglich ist und guttut – die Zeit der Entspannung. Wenn du schlafen, liegen, dösen, rasten kannst – wunderbar! Indem du dich bei Geburtsbeginn noch so lange wie möglich ausruhst, sparst du deine Kräfte für die spätere, intensivere Phase der Geburt. Wenn dein Geburtsbegleiter bereits bei dir ist, kann er dir beim Entspannen helfen, indem er dein Kreuzbein oder deine Füße massiert, dir ein warmes Bad einlässt oder sich einfach zu dir legt. Nutze, was immer dir guttut und dir hilft, dich zu entspannen.

Wenn du deinen Wehen dann nach einer Weile durch Bewegung begegnen möchtest, dann gib diesem Bedürfnis nach. Lass dich darauf ein, zu spüren, was deinem Körper guttut, welche Positionen oder Bewegungen angenehm für dich sind, und konzentriere dich auf die tiefe Entspannung in den Wehenpausen. Manche Frauen fühlen sich lange wohl damit zu rasten, andere gehen bald in die Bewegung. Überlass deinem Körper die Führung und folge dem Gefühl, das du verspürst. Finde deinen persönlichen Rhythmus und konzentriere dich ganz auf dich und dein

Baby. Ist es nicht wunderbar, wie dein Körper und dein Baby in perfektem Zusammenspiel an der Geburt arbeiten?

Wann ist es Zeit für die Fahrt in die Klinik?

Die große Mehrheit der Frauen erreicht die Klinik bereits während der frühen Latenzphase der Geburt, in der es durchaus sein kann, dass die Geburt noch einmal eine Pause (in Kliniken dann »Geburtsstillstand« genannt) einlegt. Nur eine von 1.000 Frauen erreicht die Klinik nicht rechtzeitig und bekommt ihr Baby vor der Ankunft in der Klinik. Tendenziell wird also sehr früh in die Klinik gefahren.

Noch immer lautet die klassische Empfehlung, in die Klinik zu fahren, wenn die Wehen in einem Abstand von fünf Minuten kommen. Dabei wird jedoch nicht berücksichtigt,

- wie stark die Wehen sind,
- wie du dich fühlst,
- wie gut du mit den Wehen umgehen kannst,
- wie die Wehen auf den Muttermund wirken.

Letzteres kannst du nicht überprüfen, alles andere jedoch spürst du ganz deutlich. Du kannst dich an folgende Richtlinien halten, wenn du überlegst, ob es Zeit wird, ins Krankenhaus zu fahren.

- Solange du dich während einer Wehe auf etwas anderes als die Wehe konzentrieren kannst, besteht noch keine Eile.

- Wenn du dich noch gut ausruhen kannst und nicht das Bedürfnis hast, in die Bewegung zu gehen, besteht noch keine Eile.

- Wenn du dich während einer Wehe voll auf die Wehe konzentrieren musst und auch in der Wehenpause in dich gekehrt bleibst, ist das ein Zeichen dafür, dass die Geburt voranschreitet.

- Wenn du den Wehen mit Stöhnen, Gesang oder Tönen begegnen möchtest, ist das ein Zeichen dafür, dass die Geburt gut voranschreitet.

- Wenn du spürst, dass du langsam an dem Ort sein möchtest, an dem dein Baby zur Welt kommen soll, ist es an der Zeit, um in die Klinik zu fahren.

Was, wenn wir wirklich zu spät dran sind?

Wenn euer Baby wirklich so schnell kommt, dass keine Zeit mehr ist, um in die Klinik zu fahren, dann haben ganz offensichtlich weder du noch dein Baby ein Problem mit dem Geburtsverlauf. In diesem Fall gibt es nur eine, dafür sehr wichtige Aufgabe für deinen Geburtsbegleiter: das Baby aufzufangen, solltest du das nicht selbst machen. Mehr ist nicht zu tun, denn es ist nicht notwendig, sich sofort um die Nabelschnur zu kümmern. Du kannst dich mit deinem Baby gemütlich ins Bett oder auf die Couch legen und dort – schön eingekuschelt in eine Decke – warten, bis der Krankenwagen kommt und die Sanitäter sich um alles kümmern. Wie gesagt: Es ist wirklich sehr unwahrscheinlich, dass die Geburt so schnell verläuft. Doch selbst, wenn es dazu kommen sollte, ist das kein Problem.

Ankunft in der Klinik

Wenn du in die Klinik fahren möchtest, bleib ruhig und bei dir. Wahrscheinlich werden sich die Wehen während der Fahrt verändern, weil du abgelenkt bist und deine Position nicht mehr frei wählen kannst. Die Fahrt wird rasch vorübergehen und bald kannst du dich wieder besser auf dich konzentrieren.

Du hast dich beim Informationsabend erkundigt, wie der genaue Ablauf bei Ankunft in der Klinik ist. Je nachdem, wie weit die Geburt vorangeschritten ist, kann es sein, dass dieser angepasst wird. Klassischerweise stehen bei Ankunft in der Klinik folgende Dinge an:

- Aufnahmegespräch: Seit wann hast du Wehen? Wie hat die Geburt begonnen? Dieses Gespräch findet meist mit der Hebamme statt, die dich während der Geburt begleitet.

- Wehenschreiber und CTG für etwa eine halbe Stunde. Wenn du die liegende Position nicht magst, kannst du um kabellose Geräte bitten.

- Untersuchung des Muttermunds

- Einlauf: In manchen Kliniken wird routinemäßig ein Einlauf durchgeführt, in anderen Kliniken ist er nur bei Benutzung der Geburtswanne vorgeschrieben und manche Kliniken verzichten ganz darauf.

- Legen einer Venenkanüle

Normalerweise musst du – solltest du eine dieser Routinemaßnahmen ablehnen – unterschreiben, dass du dies entgegen der Empfehlung der Klinik und in eigener Verantwortung für eventuell daraus resultierende Komplikationen tust. Meist lässt diese Hürde Paare zaudern, ob sie diesen Schritt wagen sollen. Tatsächlich ist der Schritt jedoch nicht so groß, wie er scheint. Es stehen dir nach wie vor alle Optionen und das komplette medizinische Angebot zur Verfügung. Das Einzige, was du verlierst, ist die Möglichkeit, die Klinik zu verklagen.

Sobald die Aufnahme erledigt ist, wird dir ein Zimmer zugewiesen. Je nach Geburtsfortschritt ist das ein kleines Einzelzimmer oder ein Geburtsraum. Hier hast du nun wieder mehr Ruhe. Konzentriere dich erneut auf die Entspannung, auf dein Baby und deinen Rhythmus! Leider haben immer mehr Kliniken zu wenig Kapazitäten, um allen Frauen, die zur Geburt kommen, ein Zimmer anbieten zu können. Erkundige dich daher unbedingt bei der Klinik deiner Wahl, was dich erwartet, wenn du mit Wehen dort ankommst, jedoch alle Zimmer bereits belegt sind!

Nun steht das Erstgespräch mit der Hebamme an. Vielleicht habt ihr vereinbart, dass dein Geburtsbegleiter dieses Gespräch übernimmt. Ansonsten besprichst du nun alle für dich wichtigen Dinge und Wünsche für den Geburtsverlauf (siehe Teil 1, Kapitel 3: »Die Rolle der Hebamme«/»Das Erstgespräch mit der Hebamme«).

Aktive Eröffnungsphase

Die aktive Eröffnungsphase ist häufig die intensivste Phase der Geburt. Die Wehen kommen in kurzen Abständen und sind bereits sehr kraftvoll. Du wirst nun alle Aufmerksamkeit und alle Konzentration brauchen, um die Wehen zu veratmen und zu verarbeiten. In dieser Phase sind viele Frauen ganz in sich gekehrt, sie tönen während der Wehe laut und bewegen das Becken, während sie in der Wehenpause die Augen schließen oder sogar ein wenig wegdösen. Alle äußeren Faktoren werden ausgeblendet, denn die Geburt braucht nun all deine Aufmerksamkeit.

Jede Position, in der du dich und dein Becken gut bewegen kannst, ist eine gute Position für die Eröffnungsphase. Durch die Bewegung wirst du die Wehen besser veratmen können, was gleichzeitig dafür sorgt, dass dein Baby immer gut mit Sauerstoff versorgt ist. Wenn du dann noch eine aufrechte Haltung einnimmst, trägt das zu einer guten Öffnung des Muttermundes bei, da das Köpfchen des Babys Druck auf den Muttermund ausübt und es deinem Baby so auch leichter fällt, den richtigen Weg zu finden. Eine aufrechte Position und Bewegungsfreiheit geben dir außerdem ein Gefühl der Kontrolle und Selbstbestimmung. Du bestimmst über die Position und über die Art der Bewegung.

Folgende Positionen hast du zur Auswahl:

- *Stehen:* Du kannst stehen, gehen, dich wiegen, das Becken kreisen, dich auf eine Fensterbank oder Arbeitsfläche stützen, an die Wand oder deinen Partner lehnen oder dich in ein doppeltes, an der Decke befestigtes Tuch hängen (wenn vorhanden). Wichtig ist, dass du Halt findest, dich gut abstützen kannst und eine Standfestigkeit hast, die es dir ermöglicht, dein Becken frei zu bewegen. In all diesen stehenden Positionen kann dir dein Partner während einer Wehe ganz wunderbar das Kreuzbein massieren oder mit der leichten Berührungsmassage arbeiten.

- *Sitzen:* Wenn du sitzen möchtest, empfehle ich dir, dich auf einen großen Gymnastikball zu setzen, sodass dein Becken frei beweglich ist. Du kannst während der Wehen ganz wunderbar Achterbewegungen machen und dein Becken kreisen lassen. Dein Geburtsbegleiter kann sich hinter dich auf die Kante eines Stuhls setzen. So kann er dich während der Wehen gut massieren, und in den Wehenpausen kannst du dich an ihn lehnen und dich entspannen. Ich empfehle euch, diesen Wechsel zwischen aufrechtem Sitzen und der Entspannung vor der Geburt einige Male zu üben. Dein Geburtsbegleiter soll dich nämlich bei der Rückwärtsbewegung in seine Arme so unterstützen, dass du deine Bauchmuskeln nicht anspannen musst. Dafür beugt er sich zu dir, und erst wenn dein ganzes Gewicht an seiner Brust lehnt, beginnt er, sich langsam nach hinten zu bewegen, sodass du in einer gemütlichen Position in seinen Armen liegst. Sobald eine neue Wehe beginnt, hilft er aktiv mit, dich wieder aufzusetzen. Wenn der Gymnastikball unbequem für dich ist, kannst du auch verkehrt herum auf einem Stuhl sitzen und vornübergebeugt an der Lehne des Stuhls Halt finden. Auch in dieser Position erreicht dein Geburtsbegleiter deinen Rücken gut.

- *Vierfüßlerstand:* Der Vierfüßler ist eine ganz wunderbare Position für jede Phase der Geburt. Du kannst deinen Oberkörper unterstützen, indem du dich auf einen Gymnastikball, das Bett oder auf deinen Geburtsbegleiter lehnst. Achte in jeder knieenden Position darauf, dass dein Fußrücken flach am Boden liegt und du deine Zehen nicht aufgestellt hast, da das Aufstellen der Zehen eine Verspannung des Beckenbodens bewirkt.

- *Hocken:* Die tiefe Hocke, die du bereits zur Vorbereitung deines Körpers auf die Geburt eingenommen hast, ist keine gute Position für die Eröffnungsphase, da sie das obere Becken eng (und das untere weit) macht und dein Baby in dieser Phase durchs obere Becken rutscht. Auch den Gebärhocker solltest du während der Eröffnungsphase lieber meiden, da der »halbe Toilettensitz« des Hockers Druck auf deine Oberschenkel ausübt und durch längeres Sitzen auf dem Hocker dein Intimbereich anschwellen kann, was für die Geburt nicht günstig ist.

- *Seitenlage:* Die Seitenlage ist eine gute Position, um dich auszuruhen oder wenn du dich einfach in einer liegenden Position besser fühlst. Eine Möglichkeit, dem Baby ins Becken zu helfen, besteht darin, eine Wehe auf der linken Seite, die nächste Wehe auf der rechten Seite liegend zu verbringen.

• *Die Geburtswanne:* Warmes Wasser wirkt sich positiv auf die gesamte Eröffnungsphase aus. Viele Frauen, die im Wasser sind, empfinden den Wehenschmerz weniger stark und können sich besser entspannen. Ich empfehle dir, die warme Wanne wenigstens auszuprobieren, denn wenn du dich im Wasser wohlfühlst, kann es dir die Geburt ganz erheblich erleichtern. Dein Geburtsbegleiter kann dich auch im Wasser massieren, außerdem kann er zur Entspannung deinen Rücken mit warmem Wasser begießen. Laut Studien öffnet sich der Muttermund schneller, wenn du im warmen Wasser bist.[61] Lass dich nicht verunsichern, wenn die Wehen, nachdem du in die Wanne gestiegen bist, plötzlich viel schwächer werden oder gar verschwinden; das warme Wasser und die Schwerelosigkeit führen oft dazu. Genieße die Pause und entspanne dich, dann werden die Wehen rasch wiederkehren.

Prinzipiell kannst du dir folgenden Zusammenhang merken: Jede aufrechte Position, insbesondere in Kombination mit Bewegung, regt die Wehentätigkeit an. Wenn du die Wehen also verstärken möchtest, kannst du eine aufrechte Position einnehmen und dein Becken bewegen. Wenn die Wehen sehr plötzlich heftiger werden, vielleicht weil sich die Fruchtblase geöffnet hat oder einfach weil die Geburt schnell voranschreitet, und du Zeit brauchst, um mit der neuen Intensität zurechtzukommen, kannst du in den Vierfüßler gehen und dich auf deine Unterarme stützen. In dieser Position liegt das Becken höher als deine Schultern, dadurch nimmst du Druck vom Muttermund und schwächst die Intensität etwas ab. Etwas Geduld brauchst du bei jeder neuen Position, denn dein Körper braucht Zeit, bis die Wirkung spürbar wird. Erwarte also nicht, dass bereits in dem Moment, in dem du eine neue Position einnimmst, eine große Erleichterung eintritt, sondern gib deinem Körper ein paar Wehen lang Zeit, um sich auf die Veränderung einzustellen.

Unterstützende Massagen

Dein Geburtsbegleiter kann dich während der Eröffnungsphase unterstützen, indem er dich massiert. Dafür gibt es verschiedene Möglichkeiten, die ich dir vorstellen möchte.

Die leichte Berührungsmassage

Diese Massage verstärkt während einer Wehe die Ausschüttung von Endorphinen und vertieft deine Entspannung in der Wehenpause. Dein Geburtsbegleiter legt seine Fingerspitzen an dein Kreuzbein und dreht seine Finger so, dass seine Fingernägel deinen Rücken berühren. Nun zeichnet er mit den Fingerspitzen ganz, ganz leicht – so, dass er deinen Rücken gerade noch berührt – geschwungene Linien (wie eine Palme) bis zu deinen Schulterblättern. Er setzt zuerst am Kreuzbein an und wandert mit jeder Bewegung etwas weiter nach oben, bis er deine Schultern erreicht hat. Nun kann er noch über deine Oberarme massieren und auch in deine Haare hinein. Wenn er es richtig macht, sollte diese Massage bei dir ein kitzeliges Gänsehautgefühl aufkommen lassen.

Kreuzbeinmassage

Die Kreuzbeinmassage bringt – wie bereits erwähnt – vielen Frauen Erleichterung während einer Wehe. Mit kräftigem Druck massiert der Geburtsbegleiter in langsamen, kreisenden Bewegungen mit seiner Handfläche das Kreuzbein. Manchen Frauen ist die Bewegung, die eine Massage mit sich bringt, unangenehm. In diesem Fall ist ein einfacher, kräftiger Druck aufs Kreuzbein eine gute Variante.

Phase 4: Übergang

Auf die Eröffnungsphase folgt die Übergangsphase, in der sich der Muttermund das letzte Stück öffnet und »verstreicht«. Das Köpfchen des Babys hat nun genug Platz, um sich durch den Muttermund und das Becken zum Scheideneingang zu bewegen. Da das Baby für diesen Weg nun allen vorhandenen Platz beansprucht, ist ein typisches Zeichen der Übergangsphase, dass du dich übergeben musst. Außerdem verspüren viele Frauen in der Übergangsphase eine große Erschöpfung. Sie wollen nun jedes erdenkliche Mittel der Erleichterung annehmen und würden mit Freude »Ja« zur PDA oder zum Kaiserschnitt sagen (beides kommt normalerweise in dieser Phase nicht mehr infrage). Am liebsten würden sie nach Hause gehen und diese ganze Sache mit der Geburt einfach vergessen.

Die Übergangsphase ist die kurze Zeit des Umbruches, in der dein Körper innehält und Erschöpfung zulässt, bevor er mit neuer Kraft die Geburtsphase einleitet, in der deine Gebärmutter die Bewegung verändert, um dein Baby weiterzuschieben. Du darfst diese Erschöpfung ruhig zulassen und äußern. Du hast schon einen Großteil der mühevollen Arbeit geschafft und du arbeitest ganz wunderbar mit deinem Körper und deinem Baby zusammen. In der Erschöpfung findet dein Körper neue Kraft, denn mit der vollständigen Eröffnung des Muttermundes ist für dein Baby der Weg in die Welt frei. Gib deinem Körper und deinem Baby auch in dieser Phase so viel Zeit wie nötig. Es kann sein, dass dein Körper die Übergangsphase als Pause nutzt und die Wehen noch einmal leichter werden oder in größeren Abständen kommen.

Auch wenn du nicht sofort kräftige Presswehen verspürst, besteht kein Grund zur Eile. Vielleicht braucht dein Körper Zeit, um die nun nötige Veränderung der Wehen, die dein Baby nach unten schieben sollen, zu entwickeln. Vielleicht braucht dein Baby etwas Zeit, um sich zurechtzufinden oder um sich in diesen unbekannten Weg hineinzuwagen. Vielleicht bist es auch du, die noch etwas Zeit braucht, um für die tatsächliche Geburt deines Babys bereit zu werden. Es kann aber auch sein, dass du die Übergangsphase kaum wahrnimmst, weil dein Körper sogleich kräftige Presswehen entwickelt, was natürlich ebenso gut ist. Vertraue auch in dieser Phase der Führung deines Körpers und darauf, dass du und dein Baby den Weg in eurem Tempo fortsetzt, sobald ihr dazu bereit seid.

Phase 5: Geburt

Wenn sich dein Muttermund weit genug geöffnet hat, folgt die Geburtsphase. Dein Baby bestimmt auch den Beginn dieser Phase aktiv, denn indem es mit dem Kopf gegen deinen Beckenboden drückt, löst es einen Nervenreiz aus, der dazu führt, dass die Presswehen beginnen. Wenn ein Baby diesen Reiz bereits vor vollständiger Öffnung des Muttermunds auslöst, beginnt der Pressdrang früher. Manchmal braucht das Baby auch bei vollständig eröffnetem Muttermund noch etwas Zeit, um mit dem Köpfchen diesen Punkt zu erreichen. In diesem Fall kann es sein, dass die Presswehen nicht gleich einsetzen – auch wenn der Muttermund bereits vollständig eröffnet ist. Beides ist völlig normal und in Ordnung. Wenn du einen Drang zum Mitschieben verspürst, darfst du schieben. Ohne Pressdrang kannst du einfach abwarten, bis dein Baby so weit ist. Du kannst es durch Beckenbewegungen und eine aufrechte Position dabei unterstützen.

Mit den Presswehen schiebt sich dein Baby langsam Richtung Vagina. Du kannst, sobald du Presswehen hast, deine Hand an deine Vagina legen und so dein Baby empfangen. Auch dein Baby arbeitet eifrig daran, nun geboren zu werden. Es stößt sich mit den Beinen oben ab und schiebt sich nach unten. Während sich der Kopf deines Babys langsam nach draußen schiebt, kannst du mit deiner gewölbten, auf dem Köpfchen deines Babys liegenden Hand einen ganz leichten Gegendruck erzeugen, denn dadurch schonst du deinen Damm und beugst einem Dammriss vor. Dein Baby streckt bei der Geburt seinen Kopf an deinem Steißbein vorbei und macht danach eine Vierteldrehung, damit auch die Schultern geboren werden können. Von deiner Hand empfangen zu werden und dich sogleich zu spüren, beruhigt auch dein Baby und hilft ihm beim Übergang in die neue Welt.

Gefühle während der Geburtsphase

Wenn sich dein Baby langsam Richtung Vagina schiebt, kann es sein, dass du diese Bewegung sehr deutlich fühlst. Da das Köpfchen viel Platz braucht und am Enddarm vorbei muss, haben viele Frauen in dieser Phase das Gefühl, dass sie Stuhl verlieren oder gar, dass das Baby durch den After rutscht. Tatsächlich ist das aber nur das Köpfchen, das durch die Abwärtsbewegung am Enddarm entlang dieses Gefühl auslöst. Sobald der Kopf deines Babys am Scheideneingang ist, beginnst du außerdem die Dehnung der Vagina und die Berührung des Köpfchens am Becken zu spüren.

Während sich das Köpfchen langsam herausschiebt, ist es ganz normal, wenn du das Gefühl hast, dass eine weitere Dehnung unmöglich ist und das Köpfchen zu groß ist. Wenn du aufgrund der intensiven Dehnung Angst davor hast, weiter mitzuschieben, dann taste selbst nach dem Köpfchen des Babys und fühle bei der nächsten Wehe, wie sich das Köpfchen langsam nach draußen schiebt. So kannst du dich davon überzeugen, dass dein Baby gut durchpasst.

Positionen für die Geburt deines Babys

Leider gebären in deutschen Kliniken noch immer 70 Prozent aller Frauen in einer liegenden Position. Wenn wir überlegen, wie ein Baby zur Welt kommt, ist die liegende Position eine sehr ungünstige Gebärposition. Das Baby muss nämlich, wenn du liegst, seinen Kopf entgegen der Schwerkraft über dein Steißbein nach oben schieben, um geboren zu werden. Der Kopf sinkt dann, wenn er geboren wurde, mit der Schwerkraft nach unten, obwohl der Körper des Babys wieder nach oben über das Steißbein geboren werden muss.

Wenn man sich fragt, warum dennoch so viele Frauen im Krankenhaus in der liegenden Position ihr Baby zur Welt bringen, obwohl es doch die unbequemste Position für Mutter und Kind ist, kommt man zu folgender Antwort: Es ist die bequemste Position für die begleitenden Fachkräfte, da sie den Geburtsfortschritt und das Baby so am besten sehen können und auch am besten Zugriff haben. Außerdem funktioniert der Herztonmesser häufig am besten in Rückenlage – in aufrechten Positionen verliert das Gerät manchmal die Herztöne. Wenn die kindlichen Herztöne unter der Geburt also nicht mehr erfasst werden können, gibt es in der Regel ein Problem beim Gerät, *nicht beim Baby!*

Häufig sind Frauen in Kliniken auch aufgrund der vielen vorangegangenen Interventionen nicht mehr in der Lage, das Bett zu verlassen, denn mit PDA, Urinkatheter, Venenkatheter und einem Tropf ist es kaum mehr möglich, sich frei zu bewegen. Oft werden die Frauen auch zu wenig darin unterstützt, sich in eine aufrechte Position zu begeben.

Wenn du in einer liegenden Position bist, musst du in der Übergangsphase oder spätestens zu Beginn der Geburtsphase hoch in eine aufrechte Position kommen! Da dies meist der anstrengendste Zeitpunkt im Geburtsverlauf ist, schafft es eine Frau, die bereits im Bett liegt, häufig nicht mehr, selbst aktiv zu werden. Das ist ein Punkt, den du unbedingt mit deinem Geburtsbegleiter und mit der Hebamme im Erstgespräch besprechen solltest. Beide sollen dir – auch wenn du erschöpft bist – dabei helfen, eine aufrechte Geburtsposition einzunehmen.

Welche Positionen empfehlen sich für die Geburt?

- *Stehend:* Wenn du dich im Stehen wohlfühlst, spricht nichts dagegen, dein Baby stehend zu gebären. Du kannst dich abstützen und breitbeinig stehen, um einen sicheren Stand zu haben.

- *Hockend:* Die tiefe Hocke ist eine ganz wunderbare Position, um zu gebären, denn in der tiefen Hocke wird das untere Becken sehr weit. Wenn du dich in der freien, tiefen Hocke wohlfühlst, ist das wunderbar, ansonsten kann dein Geburtsbegleiter hinter dir auf einem Stuhl sitzen und du kannst deine Arme über seine Oberschenkel hängen, sodass du dich bei ihm anlehnen kannst. Wenn du noch mehr Stütze möchtest, kannst du dich für den Geburtshocker entscheiden. Dieser sieht aus wie ein halber Toilettensitz und dein Geburtsbegleiter kann hinter dir sitzen und dich stützen. Wenn du dich für den Geburtshocker entscheidest, achte darauf, dass dein Steißbein frei beweglich ist, damit dich der Hocker beim Durchtritt des Köpfchens nicht stört.

  In allen hockenden Positionen ist es besonders wichtig, dass du den Mund öffnest, wenn du dein Baby nach unten schiebst. Durch die Schwerkraft und die hockende Position hast du besonders viel Kraft, und es besteht die Gefahr, dass dein Damm einreißt, wenn du zu heftig mitschiebst. Umgekehrt ist die Hocke auch eine Position, die du einnehmen kannst, wenn du mehr Kraft entwickeln möchtest, weil dein Baby auf seinem Weg in die Welt vielleicht etwas mehr Unterstützung braucht.

- *Vierfüßlerstand:* Der Vierfüßler unterstützt die Bewegung, die dein Baby durch das Becken und deine Scheide macht, ganz wunderbar. Das Köpfchen deines Babys kommt leicht am Steißbein vorbei und zieht mit der Schwerkraft den Körper perfekt nach. Besonders wenn dein Baby in deinem Bauch sitzt, ist der Vierfüßler die ideale Geburtsposition. Wie in der Eröffnungsphase kannst du dich ganz nach deinem Bedürfnis auf einen Gymnastikball, das Bett oder deinen Partner stützen.

- *Liegend:* Wenn du keine Kraft mehr für eine aufrechte Position hast oder dich im Bett wohler fühlst, ist die Seitenlage ebenfalls eine gute Geburtsposition. Dein Geburtsbegleiter kann neben deinem Rücken stehen und das obere Bein so stützen, dass du es entspannen kannst. Dafür umfasst er dein Bein oberhalb des Knies mit einer Hand und am Unterschenkel mit der anderen Hand und übernimmt so das Gewicht deines Beines.

- *Wassergeburt:* Wenn du dich im Wasser wohlfühlst, kann ich dir wärmstens empfehlen, auch in der Geburtsphase im Wasser zu bleiben. Dein Gewebe wird durch das Wasser ganz weich, was Geburtsverletzungen vorbeugt. Du kannst im Wasser jede Position einnehmen, die auch außerhalb des Wassers möglich ist, und es wird dir im Wasser viel leichter fallen, die Position zu verändern, weil du leichter und somit flexibler bist. Auch für dein Baby ist eine Wassergeburt ein sehr sanfter Übergang, denn es wird vom Wasser ins Wasser geboren. Da dein Baby noch einige Minuten nach der Geburt über die Nabelschnur mit Sauerstoff versorgt wird, besteht kein Grund, das Baby eilig aus dem Wasser zu holen. Mein Sohn beispielsweise wurde im Wasser geboren und war einige Male in die Nabelschnur gewickelt. Ich wickelte ihn noch unter Wasser aus der Nabelschnur, bevor ich ihn hochnahm.

- *Rückenlage:* Wenn es keine schweren Komplikationen gibt, ist der einzig sinnvolle Grund, um in Rückenlage zu gebären, dass du dich in dieser Position wohlfühlst. Ich erinnere mich an eine Frau, deren Baby in Beckenendlage war. Ihr war eine natürliche Geburt sehr wichtig und wir arbeiteten in der Vorbereitung intensiv an allen Möglichkeiten, ihr Baby während der Geburt bestmöglich zu unterstützen. Sie war wild entschlossen, auf jeden Fall im Vierfüßler zu gebären, doch als es dann so weit war, hielt sie diese Position einfach nicht aus. Auch alle anderen aufrechten Positionen konnte sie nicht ertragen; erst als sie flach auf dem Rücken im Bett lag, konnte sie ihr Baby gebären.

Selbstverständlich wirst du bereits vor der Geburt ein Gefühl dafür haben, welche Positionen dich ansprechen und welche nicht. Dennoch solltest du offen für alle Positionen bleiben und während der Geburt einfach das ausprobieren, wonach du dich fühlst.

Die wunderbare Arbeit deiner Vagina

Die Vagina ist ein Schließmuskel und funktioniert im Prinzip genauso wie auch dein After und deine Blase. All diese Muskeln können lange Zeit geschlossen bleiben, selbst dann, wenn Druck durch Harn, Stuhl oder eben das Baby ausgeübt wird. Und all diese Muskeln öffnen sich am leichtesten, wenn du entspannt bist und dich wohlfühlst. Du kennst vielleicht die Situation, dass du in einer öffentlichen Toilette urinieren möchtest und sich neben dir – nur durch eine dünne Wand von dir getrennt – eine andere Person befindet. In dieser kompletten Stille und in unmittelbarer Nähe zu einer fremden Person ist es oft gar nicht so leicht, die Blase zu entleeren. Zu Hause in deinem eigenen Badezimmer hingegen entleert sich deine Blase rasch und unverzüglich. Viele Menschen haben auf Reisen viel seltener Stuhlgang als in der gewohnten Umgebung, und ich wage zu behaupten, dass du so gut wie nie während der Arbeit Stuhlgang hast – selbst dann nicht, wenn deine Arbeitszeiten unregelmäßig sind.

Dein Körper wartet mit dem Entleeren so lange, bis du zu Hause und somit entspannt bist. Auch eine plötzliche Störung veranlasst deine Schließmuskeln, sich wieder zu schließen. Wir alle kennen die Situation, dass wir während des Urinierens ein plötzliches Geräusch hören, woraufhin wir sogleich den Urinstrahl unterbrechen. In manchen Kliniken wird noch immer während der Geburtsphase »Pressen, pressen, pressen!« oder »Fester, fester pressen!« gerufen. Wie gut, denkst du, könntest du Stuhl oder Urin ausscheiden, während dich eine neben dir stehende Person auf diese Art anfeuert? Kurz gesagt: Die Schließmuskeln öffnen sich am leichtesten in einer intimen Umgebung, wenn du dich geborgen fühlst, dich entspannen kannst und nicht unterbrochen wirst. Das ist bei der Vagina nicht anders als bei allen anderen Schließmuskeln auch. Was die Schließmuskeln ganz wunderbar öffnet, ist Lachen. Wie heißt es so schön: Ich habe mir vor Lachen fast in die Hose gemacht …

Wenn bei der Geburt nur jene Personen anwesend sind, mit denen du dich wohlfühlst, wenn das Geburtszimmer Geborgenheit und Intimität vermittelt und deine Privatsphäre während der Geburt gewahrt wird – indem du dich so kleiden kannst, wie du es möchtest, indem dein Intimbereich vor unnötigem Licht und zu vielen Blicken geschützt bleibt und indem eine Atmosphäre voll Ruhe und Respekt geschaffen wird –, werden Bedingungen geschaffen, die es deiner Vagina ermöglichen, ihre Arbeit so gut wie nur möglich zu machen.

Laut Gesetz muss bei der Geburt eines Kindes eine Hebamme, nicht jedoch ein Arzt anwesend sein. Überlege selbst, ob es für dich in Ordnung ist, wenn kurz vor der Geburt ein Arzt, den du möglicherweise noch nie zu Gesicht bekommen hast, das Zimmer betritt, oder ob du es bevorzugst, nur die Hebamme an deiner Seite zu haben. Da du in der Klinik das Recht auf die Anwesenheit eines Arztes während der Geburt hast, musst du schriftlich darauf verzichten, wenn du es bevorzugst, auch während der Geburtsphase ausschließlich von der Hebamme betreut zu werden.

Phase 6: Geburt der Plazenta

Dein Baby ist geboren, doch damit ist die Geburt noch nicht beendet – nun befindest du dich in ihrer letzten Phase: in der Nachgeburts- oder Plazentaphase. Bevor wir uns mit der Plazenta beschäftigen, möchte ich dir einige Informationen zur Nabelschnur geben. Diese pulsiert nach der Geburt noch bis zu 30 Minuten und transportiert etwa 100 Milliliter Blut zu deinem Baby. Das ist eine ganze Menge, denn ein Neugeborenes hat etwa 300 Milliliter Blut in sich. Wenn die Nabelschnur erst abgeklemmt wird, wenn sie nicht mehr pulsiert, hat das für dein Baby viele Vorteile.[62, 63]

Vorteile des Auspulsierens der Nabelschnur

- 30 bis 50 Prozent mehr Blut und bis zu 60 Prozent mehr Blutzellen kommen zu deinem Baby.

- Es erhält mehr Eisen, wodurch ein Eisenvorrat und eine um etwa 45 Prozent höhere Ferritinkonzentration entstehen, die etwa ein halbes Jahr anhält.

- Das Risiko einer Anämie wird vermindert.

- Da das Baby sein volles Blutvolumen erhält, erhöht sich das Geburtsgewicht, was gut und gesund ist – insbesondere bei kleinen oder frühgeborenen Babys.

- Das Baby erhält mehr Sauerstoff.

- Das Risiko eines Neugeboreneninfekts, einer Gehirnblutung sowie einer Entzündung der Darmschleimhaut wird vermindert.

- Bei Babys, die vor der 30. Schwangerschaftswoche geboren werden, reduziert sich die Krankenhaussterberate um 30 Prozent, wenn 60 Sekunden mit der Abnabelung gewartet wird.

- Selbst wenn ein Baby nach der Geburt eine Notfallversorgung benötigt, sollte diese – um das Baby bestmöglich zu unterstützen – bei intakter Nabelschnur erfolgen.

- Sogar im Vorschulalter profitieren Kinder noch von einem späten Abnabeln: In der Feinmotorik und im Sozialverhalten sind sie weiterentwickelt als frühzeitig abgenabelte Kinder.

- Auch du profitierst von einem späten Abnabeln, da sich die Plazenta leichter löst, wenn die Nabelschnur auspulsieren konnte. Ein Grund, weshalb die Nabelschnur sofort abgeklemmt werden muss, wäre das geplante Einfrieren des Nabelschnurblutes.

Wenn dein Baby geboren wurde, nimm dir erst einmal Zeit, um es zu begrüßen. Du hast es geschafft, und dein wunderbares, kleines Baby liegt endlich in deinen Armen. Vielleicht »erzählt« es dir gleich lautstark von seinen Anstrengungen während der Geburt, vielleicht ist es auch ganz ruhig und sieht dich nur an. Bestimmt hat dir die Hebamme bereits geholfen, eine gemütliche Position einzunehmen, und wenn du im Wasser geboren hast, wird dir die Hebamme nach einigen Minuten aus der Wanne helfen. In dieser letzten Phase der Geburt wird nun darauf gewartet, dass die Plazenta geboren wird. Diese muss sich lösen und wird dann mit einer letzten Wehe geboren. Die Plazenta ist klein und flexibel, sodass keine Dehnung der Vagina mehr notwendig ist.

Meist wird die Plazenta innerhalb einer Stunde nach der Geburt geboren. In vielen Klinikrichtlinien ist die Zeitspanne, in der die Plazenta kommen soll, sehr kurz. Erkundige dich, ob die Klinik ein aktives oder ein passives Plazentamanagement betreibt. Wenn sich die Plazenta tatsächlich länger Zeit lässt und bereits sehr darauf gedrängt wird, aktiv einzugreifen, kannst du selbst mithelfen, die Plazenta zu lösen, indem du hustest, einen Luftballon aufbläst oder dein Baby stillst.

Niemals sollte an der Nabelschnur gezogen werden, um die Plazenta zu lösen. Dabei besteht nämlich die Gefahr, dass sich die Plazenta unvollständig löst, und dann müssen die Reste der Plazenta operativ entfernt werden. Die Hebamme kontrolliert daher genau, ob die Plazenta vollständig ist, und entsorgt sie anschließend. Wenn du spezielle Wünsche bezüglich der Handhabung der Plazenta hast, solltest du das im Vorfeld mit dem Geburtsteam besprechen.

Wie die Plazenta auf die Welt kommt oder: Plazentamanagement

Zwei unterschiedliche Herangehensweisen entscheiden darüber, wie in der Klinik mit der Geburt der Plazenta umgegangen wird. Du solltest beide kennen, um dich – wenn möglich – für eine der beiden Varianten entscheiden zu können.

Das passive Plazentamanagement

Die Nabelschnur wird frühesten abgeklemmt, wenn sie nicht mehr pulsiert, oder spätestens, wenn die Plazenta geboren wurde. Es werden keine Medikamente zur Lösung der Plazenta verabreicht. Die Lösung der Plazenta wird begünstigt, indem Mutter und Kind Hautkontakt haben und die Mutter Gelegenheit hat, das Baby zu stillen. Besonders wichtig in dieser Phase sind Ruhe und Wärme. Solange keine verstärkte Blutung auftritt, besteht keine Eile.

Das aktive Plazentamanagement

Diese Vorgehensweise wird in der *Hebammenkunde*, einem Klassiker der Hebammenlehre, folgendermaßen beschrieben:[64] Hebammen sollten nach jeder Geburt

* das nackte Kind auf dem bloßen Bauch der Mutter lagern, Mutter und Kind gut zudecken und zehn IE *Syntocinon* (das künstliche Oxytocin) intramuskulär verabreichen,

- die Nabelschnur abklemmen und durchtrennen, sobald der Nabelschnurpuls erloschen ist oder beim reifen Neugeborenen frühestens zwei bis drei Minuten nach der Geburt,

- hierauf das nackte Baby zwischen den Brüsten der Mutter lagern und gut zudecken,

- mittels Cord Traction die Plazentageburt unterstützen, indem die Nabelschnur in einer Hand gehalten wird. Die andere Hand liegt flach auf dem Uterus, dann wird eine starke Uteruskontraktion abgewartet (etwa zwei bis drei Minuten nach der *Syntocinon*-Gabe). Während der ersten starken Uteruskontraktion wird an der Nabelschnur gezogen und gleichzeitig der Uterus gestützt. Die Frau wird ermuntert, vorsichtig mitzuschieben. Falls sich die Plazenta nicht löst, wird dieses Vorgehen so lange wiederholt, bis die Plazenta geboren wurde.

Dieses aktive Vorgehen wird meist damit gerechtfertigt, dass in den letzten Jahren Frauen nach der Geburt wieder häufiger an verstärkten Blutungen leiden und das aktive Plazentamanagement Blutungen verhindert. Parallel zu den verstärkten Nachblutungen stieg auch die Rate der eingeleiteten Geburten und der Geburten mit »Unterstützung« von Wehenmitteln. Ist es verwunderlich, wenn die Gebärmutter durch die extreme Anstrengung künstlich verstärkter und heftiger Wehen nach der Geburt keine Kraft mehr hat? Die Studienlage ist sehr einseitig und konzentriert sich auf den verminderten Blutverlust nach der Geburt. Lediglich eine Metastudie weist darauf hin, dass nach einem aktiven Management Frauen signifikant häufiger nach der Geburt erbrechen müssen, deutlich mehr Schmerzmittel benötigt werden, Frauen in den Tagen nach der Geburt häufiger mit Blutungen in die Klinik zurückkommen und das Geburtsgewicht der Babys geringer ist.[65]

Wenn du dir ein passives Plazentamanagement wünschst, solltest du das mit deiner Hebamme bereits bei der Ankunft in der Klinik besprechen. Es ist bislang nicht üblich, dass Frauen Wünsche diesbezüglich äußern (da sie meist gar nicht wissen, welche unterschiedlichen Vorgehensweisen existieren), weshalb es gut ist, wenn noch genügend Zeit für ein Gespräch in Ruhe bleibt. Wahrscheinlich wirst du einen Haftungsausschluss unterschreiben müssen, wenn du dir eine abwartende Vorgehensweise wünschst.

Wenn die Plazenta geboren wurde, ist die Geburt abgeschlossen – du hast es geschafft!

Wenn dein Baby endlich in deinen Armen liegt

Sobald dein Baby geboren ist, kannst du es hochnehmen und auf deinen Oberkörper legen. Bei der Geburt meines ersten Kindes kam ich gar nicht auf die Idee, mein Baby selbst in Empfang zu nehmen. Erst bei meinem zweiten Kind fand ich die Vorstellung schön, dass meine eigenen Hände mein Baby zuerst berühren und hochnehmen würden. In Kliniken ist es üblich, dass die Hebamme das Kind hochnimmt und auf deinen Bauch legt. Du kannst das aber natürlich auch selbst machen, in diesem Fall solltest du diesen Punkt auf die Erstgesprächsliste schreiben.

3. Die gesunde Geburt: Warum du deinem Körper vertrauen kannst

Die Klinik ist das Sicherheitsnetz, das bei Auftreten eines Notfalls Mutter und Kind vor Schaden bewahren soll. Eine solche Notsituation tritt bei gesunden Schwangeren mit gesunden Kindern allerdings sehr, sehr selten ein, denn die meisten Geburten haben das Potenzial, ganz normal und gesund zu verlaufen. Aber was ist eigentlich eine gesunde – also eine normale – Geburt?

Die WHO definiert eine normale Geburt folgendermaßen:[66] Die normale Geburt ist eine physiologische Geburt, die spontan beginnt und sich im effektiven Rhythmus zwischen Wehen und Wehenpausen von alleine entwickelt. Der Muttermund öffnet sich ohne fremdes Eingreifen und das Kind wird durch unwillkürlichen Pressdrang geboren. Das Kind wird aus Schädellage spontan mit einem Gestationsalter von 37 bis 42 vollendeten Wochen geboren. Post partum (nach der Geburt) befinden sich Mutter und Kind in einem guten Allgemeinzustand.

In Großbritannien werden darüber hinaus noch die Selbstbestimmung, die Nicht-Intervention und die Gestaltungsfreiheit von Frauen sowie eine unterstützende Geburtsumgebung als Kennzeichen einer normalen Geburt genannt.

Damit das Potenzial einer gesunden Geburt in einen selbstbestimmten und natürlichen Geburtsverlauf übergehen kann, braucht jeder einzelne Geburtsverlauf seine eigene Zeit, um sich zu entfalten. Die Bereitschaft deines Körpers, deiner Psyche, deiner Einstellung und deines Babys sind die Voraussetzungen für einen gesunden und harmonischen Geburtsverlauf. Diese Bereitschaft entwickelt sich bei manchen Frauen und Babys schneller, bei anderen langsamer – gewiss ist, dass jeder einzelne Schritt wichtig und notwendig ist. Jeder Eingriff in die Geburt und vor allem jede Beschleunigung des Geburtsverlaufs katapultieren dich und dein Baby an einen Punkt der Geburt, für den ihr eigentlich noch nicht bereit seid.

Stell dir vor, du bereitest ein mehrgängiges Festessen zu. Du hast dich gut darauf vorbereitet und weißt, welche Schritte in welcher Reihenfolge zu erledigen sind. Plötzlich, mitten im Gemüseschneiden, gibt es einen Zeitsprung und du stehst auf einmal vor einem vorgeheizten Backofen, mehreren Töpfen auf dem Herd sowie verschiedensten Schüsseln mit fein säuberlich zubereiteten Zutaten, Teig oder anderen Mischungen; als du auf die Uhr siehst, weißt du, dass du in einer Stunde fertig sein musst. Um diese Situation zu managen, um zu verstehen, welcher Inhalt in welcher Schüssel ist, was da auf dem Herd köchelt, wofür der Backofen vorgeheizt wurde und welche Schritte nun in welcher Reihenfolge anstehen, wirst du wahrscheinlich in einen ordentlichen Stress geraten, und ziemlich sicher wirst du etwas anbrennen lassen oder verpatzen. Manchmal führt nur der Weg, den du mit Geduld gehst, zu dem erwünschten Ziel. Bei einer Geburt ist das definitiv der Fall.

Wie ein gesunder Geburtsverlauf unterstützt wird

Die Gesundheitspsychologin Alexa Franke beschreibt ein besonders passendes Schema von Gesundheit, das sich auf den Geburtsverlauf übertragen lässt.[67] Sie spricht von sechs Dimensionen der Gesundheit, die ich hier immer direkt auf das Geburtsgeschehen beziehe:

- *Störungsfreiheit:* Indem dafür gesorgt wird, dass die gebärende Frau in ihrer Geburtsarbeit nicht gestört wird, wird ein gesunder Geburtsverlauf unterstützt.

• *Wohlbefinden:* Indem dafür gesorgt wird, dass sich die gebärende Frau wohlfühlt und sie liebevollen, zuversichtlichen Respekt erfährt, wird ein gesunder Geburtsverlauf unterstützt.

• *Leistungsfähigkeit und Rollenerfüllung:* Indem die gebärende Frau erlebt, wie leistungsfähig ihr Körper ist und dass sie ihre Rolle als gebärende Frau erfüllen kann, wird ein gesunder Geburtsverlauf unterstützt.

• *Zustand des Gleichgewichts:* Indem der Wechsel aus Arbeit und Entspannung in dem Gleichgewicht bleiben darf, der für *diese eine Frau* gut ist, wird ein gesunder Geburtsverlauf unterstützt.

• *Zustand der Flexibilität:* Indem dem Geburtsverlauf mit Flexibilität anstatt mit starren Richtlinien begegnet wird, wird ein gesunder Geburtsverlauf unterstützt.

• *Fähigkeit zur Anpassung:* Indem die Begleitung an die jeweiligen Bedürfnisse *dieser einen Frau* angepasst wird, wird ein gesunder Geburtsverlauf unterstützt.

Diese Herangehensweise erinnert mich an die Erzählung einer erfahrenen Hebamme, die mir erklärte:»Jede Frau muss während der Geburt ein paar Geschenke erhalten, um der Welt das Geschenk eines neuen Lebens machen zu können. Also schenke ich einer Frau, die ich bei der Geburt begleiten darf, einen Raum, in dem sie sich geschützt fühlt und Intimität zulassen kann. Ich schenke ihr mit meinen Gesten, Berührungen, meinen Augen und meiner Stimme die Sicherheit, die sie braucht, um zu erkennen, dass all die Gefühle, die sie verspürt, in Ordnung sind und dass sie ihre Arbeit gut macht. Ich schenke ihr meine ganze Aufmerksamkeit, indem ich sie nach ihren Bedürfnissen berühre, beruhige, bestärke und so begleite, dass sie in ihren ureigenen, instinktiven Arbeitsrhythmus aus Wehe und Pause findet. Und ich schenke ihr die Geburtserfahrung aller Frauen, die ich bislang begleitet habe und die mir – jede einzelne von ihnen – die Erfahrung und Weisheit geben, die es mir ermöglichen, diesen einzigartigen Geburtsverlauf richtig einzuschätzen und so gut zu begleiten, wie ich nur kann.«

Diese Hebamme entschied sich übrigens dazu, nach vielen Jahren als angestellte Klinikhebamme in die Hausgeburtshilfe zu wechseln, weil die Arbeitsbedingungen und Richtlinien der Klinik ihr immer weniger Zeit und Möglichkeiten ließen, Frauen auf diese Weise zu begleiten und zu unterstützen.

Gesundheit durch Sinnhaftigkeit

Während wir daran gewöhnt sind, von Gesundheit und Krankheit als zwei sich ausschließenden Gegensätzen zu sprechen, ist der Ansatz der Salutogenese – der Wissenschaft der Entstehung, Erhaltung und Förderung von Gesundheit –, diese beiden Begriffe als zwei gegenüberliegende Enden zu sehen, zwischen denen wir uns Zeit unseres Lebens hin und her bewegen. Wir haben also unser ganzes Leben lang gesunde und kranke Anteile in uns und bewegen uns einmal mehr in die eine, einmal mehr in die andere Richtung. Entscheidend für ein Gefühl der Gesundheit ist dabei das Kohärenzgefühl, das sich auf mehrere Faktoren stützt.

Faktoren des Kohärenzgefühls

- *Sinnhaftigkeit:* Ist es mir diese Situation wert, meine Energie zu investieren? Ist sie bedeutsam für mein eigenes Leben?

- *Verstehbarkeit:* Verstehe ich die Regeln dieser Situation? Weiß ich, was auf mich zukommt?

- *Handhabbarkeit:* Bin ich fähig, diese Situation zu meistern, indem ich eigene Ressourcen oder die Ressourcen anderer nutze?

Übertragen auf die Geburt

- Ist dir die Geburt deines Babys es wert, Energie zu investieren? Siehst du in einem selbstbestimmten Geburtsverlauf Sinn für dein eigenes Leben?

- Verstehst du, was dich bei der Geburt deines Babys (ungefähr) erwartet? Weißt du, was in der Klinik auf dich zukommen kann?

- Hast du Möglichkeiten, um mit den zu erwartenden Bedingungen, Gefühlen und Anstrengungen bei der Geburt selbst umzugehen, und hast du dir Begleitpersonen gesucht, die dich in jenen Situationen unterstützen, denen du dich nicht gewachsen fühlst?

Je mehr dieser Fragen du positiv beantworten kannst, umso größer ist dein Kohärenzgefühl im Hinblick auf die Geburt. Wenn du manche dieser Fragen mit »Nein« beantwortest, dann überlege, wer oder was dich bei dieser Thematik unterstützen könnte. Bei der derzeit üblichen Betreuung von Schwangeren, die meist auf die körperliche Ebene reduziert ist, ist es nicht verwunderlich, wenn du noch unsicher bist oder Zweifel hast. Es geht auch gar nicht darum, dass alle Zweifel und Ängste komplett aufgelöst werden müssen, um eine gute Geburtserfahrung machen zu können – das wäre selbstverständlich gar nicht möglich. Aber wenn du bemerkst, dass deine Gedanken um eine Sorge kreisen, oder wenn du spürst, dass dich irgendetwas nicht loslässt oder verunsichert, auch wenn du nicht einmal genau weißt, was es ist: Sieh es dir gemeinsam mit einer zuversichtlichen Begleitperson an. Auch Dinge, die auf den ersten Blick gar nichts mit der Geburt zu tun zu haben scheinen, können dich hemmen oder blockieren.

Das Konzept der Salutogenese wird von manchen Hebammen bereits länger in der Geburtshilfe eingesetzt und untersucht. Während bei der pathogenetischen Herangehensweise – die an Kliniken üblich ist – der Verlauf einer Geburt in seinen Einzelteilen betrachtet wird, werden in der Salutogenese diese Einzelteile immer in Bezug zum Ganzen gesetzt. Das bedeutet, dass bei Auftreten eines Symptoms dieses auf Basis der pathogenetischen Herangehensweise erkannt wird und dann in Bezug zur persönlichen Situation der Frau gesetzt wird:

- Wie atmet und bewegt sich die Frau?
- Wie sind ihre Hautfarbe und ihr Gesichtsausdruck?
- Wie geht sie mit den Wehen um?
- Wie ist ihr psychischer Zustand?
- Wie verhält sie sich und wie verhält sich das Baby?

So kann ein Geburtsverlauf, der pathologisch gesehen als *nicht normal* eingestuft wird, unter Berücksichtigung all dieser Faktoren stattdessen als *ungewöhnlich, aber gesund* bewertet werden. Wenn während der Geburt also ein Symptom festgestellt wird, kann die Geburt dennoch völlig normal und gesund verlaufen. Auch das ist wieder eine Frage der Haltung: Wird davon ausgegangen, dass eine Geburt prinzipiell ein gesunder Vorgang ist, weshalb kleine Ungewöhnlichkeiten kein Problem darstellen, solange Mutter und Kind im Gesamten betrachtet wohlauf sind? Oder wird davon ausgegangen, dass eine Geburt ein großes Risiko ist, weshalb jede kleinste Unregelmäßigkeit als Indiz für einen pathologischen Verlauf gesehen wird – unabhängig davon, wie der Gesamtzustand von Mutter und Kind ist?

Wovon gehst du selbst aus? Wie ist deine Haltung zur Geburt? Dieses Gefühl – dass du dich der Geburt gewachsen fühlst – und das Vertrauen in deinen Körper und in dein Baby entwickeln sich meist allmählich. Du kannst diese Entwicklung jedoch durchaus unterstützen.

Deine Einstellung zur Geburt

Jede Frau erlebt im Laufe der Schwangerschaft Ängste und Sorgen. Bis zu einem gewissen Grad ist das gesund und wichtig. Es bedeutet, dass du dir Gedanken um dein Baby und um dich machst; es zeigt dir, wie wertvoll dieses Baby und das Geburtserlebnis für dich sind und dass du dich an dein Baby bindest. Eine positive Haltung zur Geburt zu haben, bedeutet daher nicht, dass solche Gefühle keinen Platz mehr haben dürfen. Du darfst diese Gefühle ruhig zulassen; wenn sie dich allerdings schlaflos werden lassen oder aus ihnen ein Kreisel wird, der sich ruhelos in deinem Kopf dreht, empfehle ich dir, sie mit einer zuversichtlichen Fachperson zu besprechen. Ob solche Gefühle nun sehr präsent sind oder sich im Hintergrund halten: In jedem Fall kannst du deine Haltung zur Geburt positiv beeinflussen. Dafür hast du verschiedene Möglichkeiten:

- Stell deinen Geburtskompass auf eine gute Geburt ein, indem du deinen Fokus auf positive Geburten legst. Sprich mit Frauen, die gute Erfahrungen bei der Geburt gemacht haben. Lass dich durch zuversichtliche Fachpersonen begleiten. Lies gute Geburtsgeschichten und sieh dir Videos von schönen Geburten an. Je öfter du hörst, liest und siehst, dass Frauen wunderbar gebären können und dass eine Geburt eine natürliche, beeindruckende und trotz der Mühsal befriedigende Arbeit ist, umso größer werden deine Zuversicht und dein Vertrauen in einen guten Geburtsverlauf werden. Jeder einzelne Eindruck einer gut und harmonisch verlaufenden Geburt stärkt dein Vertrauen in deinen eigenen Körper, festigt deine Überzeugung, dass gute Geburten ganz normal sind, und bringt dich selbst Stück für Stück einer selbstbestimmten Geburt näher. Profisportler stellen sich auch das Spiel, ihre Bewegung oder ihr Durchhaltevermögen so vor, wie sie es sich für den Wettkampf wünschen. Sie visualisieren wieder und wieder die Dinge, die ihnen Erfolg bescheren.

- Lass negative Einflüsse nicht an dich heran. Meide Ärzte, die sich nur auf eventuelle Komplikationen und Schwierigkeiten konzentrieren. Grenze dich von Frauen ab, die ihre schrecklichen Geburtserlebnisse breittreten. Lass dich auf kein Gespräch mit Personen ein, die dich bezüglich einer natürlichen Geburt verunsichern. Solltest du ein solches Gespräch doch einmal nicht vermeiden können, dann schalte auf Durchzug und lass stattdessen ein Mantra in deinem Kopf laufen: *Ich habe mit dieser Geburtsgeschichte nichts zu tun. Mein Baby und ich haben uns ganz wunderbar auf eine selbstbestimmte Geburt vorbereitet. Was immer du sagst, wir bleiben sicher und stark.*

- Stell dich deinen Ängsten und Sorgen. Gleichgültig, was dir Sorgen macht, was dich bedrückt und worum deine Gedanken kreisen: Sprich darüber! Du selbst weißt am besten, ob dein Partner, eine Freundin, ein Familienmitglied oder eine Hebamme, eine Beraterin oder ein Arzt die für dich passende Ansprechperson ist. Indem du deine Sorgen aussprichst und ihnen einen Rahmen gibst, löst sich dieser innere Kreisel, der deine Gedanken festhält, und verliert somit die Macht, die Geburt negativ zu beeinflussen.

- Verbinde dich so eng wie möglich mit deinem Baby. Wenn du in einem guten Kontakt mit deinem Baby bist und dir gut vorstellen kannst, wie das Leben deines Babys in deiner Gebärmutter ist, dann wächst auch dein Vertrauen in die Zusammenarbeit mit deinem Baby, und du wirst bei der Geburt besser spüren, dass die Arbeit, die du leistest, eine Teamarbeit ist.

Kontrollverlust

Eine klassische Angst – insbesondere vor der ersten Geburt – ist die Angst vor dem Kontrollverlust. Dabei geht es um die Körperlichkeit der Geburt, da die Vorstellung, laut zu stöhnen, zu schreien, den Körper zu winden und gar während der Geburt Stuhl zu verlieren, vielen Frauen Sorgen macht. Aber es geht dabei auch um die Sorge, womöglich dem Wohlwollen fremder Personen hilflos ausgeliefert zu sein.

Was ästhetische und was unästhetische Körperlichkeit ist, liegt immer im Ohr und im Blick des Betrachters. Je positiver und freudvoller und je besser vorbereitet ein Geburtsbegleiter in die Geburt geht, umso eher wird er ein Tönen hören anstelle eines Schreiens, ein Singen vernehmen statt eines Stöhnens, eine sich wiegende Frau sehen und keine sich windende.

Ja, manchmal kann es sein, dass eine gebärende Frau Stuhl verliert, ohne es zu bemerken. Das passiert – wenn überhaupt – in der Zeit kurz vor oder während der Geburt deines Babys. Wenn diese Vorstellung dich sehr beunruhigt, dann denke daran, dass dein Geburtsbegleiter meist nicht so positioniert ist, dass er freien Blick auf deinen Intimbereich hat. Dadurch sieht nur die Hebamme den Stuhl, und sie wird ihn sogleich diskret entfernen. Da meist zeitnah auch das Baby geboren wird, ist außerdem die Aufmerksamkeit aller anwesenden Personen ohnehin beim Baby. Viel häufiger als *tatsächlich* Stuhl zu verlieren, haben Frauen *das Gefühl*, dass sie Stuhl verlieren. Der Darm macht dem Baby Platz, während es tiefer tritt, und durch das Entlangstreifen des Köpfchens entsteht das gleiche Gefühl wie beim Stuhlgang. Manche

Frauen entscheiden sich gerne für einen Einlauf bei Geburtsbeginn.

Du wirst sehen, dass dein Körper intuitiv tun wird, was er tun muss, um dein Baby gut zur Welt zu bringen. Vielleicht fällt es dir leichter, deinem Körper bei der Geburt die Führung zu überlassen, wenn du dir vergegenwärtigst, dass du dies im Alltag auch immer wieder tust:

- *Im Schlaf:* Wenn du schläfst, kannst du deinen Körper nicht mehr kontrollieren. Er rollt sich auf die eine oder andere Seite, dein Atem geht einmal lauter, einmal leiser, vielleicht schnarchst du auch und du murmelst oder sprichst im Traum.

- *Bei erfüllendem Sex:* Wenn du sexuell erregt bist, überlässt du deinem Körper die Führung über Bewegungen, deinen Gesichtsausdruck und die Töne deiner Lust. Die wenigsten Menschen würden auf die Idee kommen, diese Bewegungen oder Töne hervorzubringen, ohne sexuell erregt zu sein. Währenddessen jedoch ist das Genussvolle daran ja gerade dieses Loslassen und die Hingabe. Nicht anders ist es auch bei der Geburt.

Normalerweise macht dein Körper seine Sache ziemlich gut, wenn du ihm die Führung überlässt, nicht wahr? Du kannst also ruhig davon ausgehen, dass er dir auch bei der Geburt deines Kindes gute Dienste leisten wird.

Die zweite Art der Angst vor dem Kontrollverlust ist die Angst vor dem Verlust deiner Selbstbestimmung. Genau daran arbeitest du gerade, während du dieses Buch liest: Indem du alle relevanten Informationen erhältst, kannst du bereits im Vorfeld viele Entscheidungen treffen und weißt auch, wie du während der Geburt gute Entscheidungen treffen kannst. Dadurch beugst du der Gefahr, hilflos ausgeliefert zu sein, ganz wunderbar vor. Auf diese

Weise erhält der Kontrollverlust einen Rahmen, den du durch deine Vorbereitung schaffst und innerhalb dessen du Hemmungslosigkeit und Hingabe zulassen kannst – in der Gewissheit, dass du dich dazu entschieden hast, deinem Körper zu vertrauen. Denn das ist die Wahl, vor der du stehst: Willst du dir, deinem Körper, deinem Baby und eurer Zusammenarbeit vertrauen oder willst du darauf vertrauen, dass die Hebammen und Ärzte vor Ort die Kontrolle übernehmen?

Mentale Vorbereitung auf die Geburt

Deine persönliche Einstellung zur Geburt deines Babys wird den Geburtsverlauf stark beeinflussen. Du weißt ja, wie das mit der sich selbst erfüllenden Prophezeiung ist: Du bekommst (meist), was du erwartest.

Helfende Gedanken für die Geburt

Eine einfache und sehr effektive Möglichkeit, um dich auf eine gute und harmonische Geburt vorzubereiten, besteht darin, helfende Gedanken ganz fest in deinem Kopf zu verankern. Je mehr positive Gedanken sich vor der Geburt in dir ansammeln und je tiefer du sie verinnerlicht hast, desto besser. Ich biete dir hier eine Auswahl dieser Gedanken an. Du kannst jene, die gut für dich passen, noch durch deine ganz persönlichen guten Gedanken ergänzen.

Liste der guten Gedanken

- Ich nehme diese Wehe an und freue mich, dass sie mich meinem Baby wieder ein Stück näher bringt.

- Ich bin locker und entspannt.

- Die Muskeln meiner Gebärmutter arbeiten harmonisch miteinander.

- Dies ist mein einzigartiges und persönliches Geburtsgefühl, mit dem ich wunderbar umgehen kann.

- Mein Baby und ich arbeiten perfekt zusammen.

- Mein Muttermund öffnet sich immer weiter.

- Mein Baby ist gesund und kräftig.

- Mein Körper versorgt mein Baby perfekt.

- Das ist der wunderbare Weg zur Geburt meines Babys.

- Ich mache eine tolle Geburtsarbeit.

- Ich atme langsam und konzentriert.

- Mein Becken ist weich und weit.

- Das Gewebe meiner Scheide ist flexibel und dehnbar.

- Ich vertraue auf mich selbst und auf mein Baby.

- Diese Wehe öffnet meinen weichen und entspannten Muttermund.

- Ich kümmere mich während der Geburt gut um mich selbst.

- Während einer Wehe bleibe ich in meiner Konzentration.

- Ich antworte nur, wenn ich möchte, und sage unverblümt, was mich stört.

- Mein Baby bestimmt das Tempo der Geburt.

- Mein Körper weiß, wie er arbeiten muss.

- Ich bin geduldig und lasse der Geburt und meinem Baby so viel Zeit, wie sie brauchen.

- Ich kann fantastisch gebären.

- Ich nehme mir Zeit und bleibe geduldig.

So verankerst du deine guten Gedanken in deinem Kopf

- Schreibe sie groß und gut lesbar auf große Karten. Platziere diese Karten an Orten, an denen du sie oft siehst (zum Beispiel Toilettentür, Küchentür, als Lesezeichen, am oder im Kühlschrank, an der Waschmaschine, neben dem PC, auf dem Kalender, als Hintergrundbild am Handy, unter einer durchsichtigen Tischdecke auf dem Tisch, am Badezimmerspiegel und so weiter).

- Beauftrage deinen Geburtsbegleiter, dir täglich einen guten Gedanken als Nachricht zu schicken.

- Sag sie vor dem Einschlafen auswendig auf.

- Erinnere dich immer an einen dieser Gedanken, wenn du spürst, dass dich dein Baby tritt.

Mit dieser Methode werden sich die Gedanken und die positive Einstellung zur Geburt ganz von selbst in deinem Kopf und somit in deinen Überzeugungen festsetzen. Und wenn du davon überzeugt bist, dass dein Körper und dein Baby bei der Geburt harmonisch zusammenarbeiten werden und dass du die Kraft, Geduld, Ausdauer und Sicherheit für eine selbstbestimmte Geburt hast, dann hast du die besten Chancen auf deine einzigartige und wunderbare Geburtserfahrung.

Mentale Bindungsübungen

Je intensiver du dich mit deinem Baby verbunden fühlst, umso leichter wird es dir fallen, dein Baby auch während der Geburt gut wahrzunehmen und mit ihm zusammenzuarbeiten. Auch dein Vertrauen in die Gesundheit und Kraft deines Babys wachsen durch eine enge vorgeburtliche Bindung. Diese kannst du stärken, indem du dich entspannst, deine Aufmerksamkeit eine Weile bewusst zu deinem Baby wandern lässt und dich mit deinem Baby auseinandersetzt.

Du beginnst die Übung immer, indem du eine bequeme Position einnimmst, die Augen schließt, eine Zeit lang deinen Atem einfach fließen lässt und dich dabei darauf konzentrierst, deinen Atem bewusst zu spüren. Wenn du dich ruhig und entspannt fühlst, legst du deine Hände auf deinen Bauch und lässt deine Gedanken ganz bewusst zu deinem Baby wandern. Um die Bindung zu deinem Baby zu stärken, kannst du die folgenden Sätze einfach lesen, bevor du in die Entspannung gehst, und dann in deinen eigenen Worten und in einer für dich passenden Variante wiederholen. Wenn du deinen Partner in die Übung miteinbeziehen möchtest, kann er dir einen dieser Absätze vorlesen:

- *Ich fühle, wie mein Atem mein Baby mit Sauerstoff versorgt* und gleichzeitig sanft wiegt. Ich nehme ganz intensiv wahr, wie mein

Baby in meiner Gebärmutter lebt, sich entwickelt und wächst. Ich konzentriere mich nun ganz auf mein Baby und seine Umgebung. Dabei stelle ich mir vor, wie es sich anfühlt, mein Baby zu sein.

- *Ich tauche mit meinen Gedanken ganz tief zu meinem Baby* und spüre, wie es auf meine Entspannung reagiert. Ich nehme ganz intensiv seine Ruhe – oder seine Aktivität – wahr. Meine Gebärmutter ist das erste Zuhause meines Babys, in dem es geschützt und geborgen liegt. Ich stelle mir nun ganz intensiv diese wärmende Geborgenheit vor.

- *Ich spüre nun in meinem ganzen Körper eine tiefe, vollkommene Entspannung.* Ich lasse die Wärme und die Entspannung auch zu meinem Baby fließen. Ich stelle mir vor, wie es mit jedem Atemzug in meinem Bauch noch angenehmer und gemütlicher für mein Baby wird. Mein Baby spürt meine Entspannung und nimmt sogleich eine noch gemütlichere Position ein. Ich stelle mir ganz intensiv vor, wie meine Gebärmutter mit meiner Entspannung immer weicher, flexibler und gemütlicher wird.

- *Mein ganzer Körper fühlt sich nun vollkommen locker und entspannt an.* Ich lasse mein Baby an meiner Entspannung teilhaben, indem ich ganz bewusst in meinen Bauch und zu meinem Baby atme. Mit jedem Atemzug schicke ich einen positiven Gedanken oder ein schönes Gefühl zu meinem Baby in den Bauch.

Du kannst jede Übung beenden, indem du dich in Gedanken von deinem Baby verabschiedest und noch zwei tiefe Atemzüge in den Bauch atmest, bevor du die Augen wieder öffnest und die Entspannung beendest.

Du und dein Baby – das perfekte Team

Ich weiß noch, dass es mir vor der Geburt meines ersten Kindes etwas unwirklich vorkam, dass da ein echter, kleiner, fertiger Mensch in mir war. Das war sehr abstrakt, und ich war bei der Geburt so auf mich und all diese Gefühle und Dinge, die mein Körper da machte, konzentriert, dass ich mein Baby fast vollständig vergaß. Erst bei den Geburten meiner anderen drei Kinder erfuhr ich, wie unglaublich hilfreich und stärkend es ist, während dieses Weges in tiefer Verbindung mit meinem Baby zu stehen. Plötzlich konnte ich so viele Bewegungen wahrnehmen, die mein Baby machte, um mitzuhelfen; wie es sich drehte, sich abstieß, ruckte und wendete und voller Eifer, Kraft und Ausdauer mit mir zusammenarbeitete. Diese Erfahrung gab mir stets eine tiefe Ruhe und ein starkes Vertrauen in uns beide.

Bereits vor der Geburt die Bindung zu deinem Baby zu stärken, wird dir Sicherheit geben und dein Vertrauen in die Kraft und Gesundheit deines Babys stärken. Wenn du dich damit beschäftigst, wie das Leben deines Babys in deiner Gebärmutter aussieht, und dir immer wieder deutlich wird, wie perfekt das Zusammenspiel zwischen deinem Körper und dem Körper deines Babys ist, dann stärkt das auch das Vertrauen in deinen Körper, während der Geburt gut für dein Baby zu sorgen und es sicher zur Welt zu bringen. Nimm dir daher regelmäßig Zeit, um deine Gedanken zu deinem Baby wandern zu lassen und ganz bewusst all deine Aufmerksamkeit auf dein Baby zu richten. Ruf dir ins Bewusstsein, wie gut dein Körper dein Baby versorgt, und stell dir vor, wie es sich für dein Baby anfühlt, so geborgen und beschützt in der wohligen Umgebung deiner Gebärmutter heranzuwachsen.

Entspannung

Wenn es dir gelingt, deinen Körper während des Geburtsverlaufs immer wieder zurück in einen entspannten Zustand zu bringen, dann kann er unter idealen Bedingungen arbeiten. Aus der Entspannung schöpft dein Körper Kraft, holen sich deine Muskeln die Energie für eine reibungsfreie Bewegung und lockert sich dein Muttermund leichter. Es ist also sehr wichtig, dass du zwischen den Wehen so schnell wie möglich eine sehr tiefe Entspannung erreichst. Wenn du bereits vor der Geburt übst, dich aktiv zu entspannen, wird es dir bei der Geburt leichter fallen, schnell in eine tiefe, regenerierende Entspannung zwischen den Wehen zu gelangen.

Vorbereitung auf die Ungewissheit der Geburt

Wenn du an die in der Zukunft liegende Geburt denkst, dann muss dir klar sein, dass sie kein Ereignis ist, das ohnehin auf eine bestimmte Art ablaufen wird. Die Geburt existiert noch nicht als klarer Ablauf, denn dieser wird erst langsam geschaffen. Die Art, wie du dich auf die Geburt vorbereitest, deine Gedanken zur Geburt, die sich fließend verändern, die Gespräche, die du führst, die wachsende Verbindung zu deinem Baby, deine Bereitschaft für die Geburt, eventuell vorhandene Sorgen und Gedanken – all diese Dinge beeinflussen (neben den äußeren Rahmenbedingungen und den Begleitpersonen) den Geburtsverlauf. Selbst bei Geburtsbeginn steht der Verlauf der Geburt noch nicht fest. Jede Person, die an der Geburt beteiligt ist, dein Geburtsbegleiter, dein Baby und du selbst, beeinflusst zu jedem Zeitpunkt den Geburtsverlauf. Und nicht zu vergessen, auch dieses letzte Quäntchen Glück, das niemand steuern kann, beeinflusst die Geburt. Du kannst dir die Geburt deines Babys als Fest vorstellen, das du langsam vorbereitest. Da sind einerseits äußere, sichtbare Dinge, und andererseits bist es du selbst mit der Art, die Leute einzuladen, mit deiner Stimmung, deiner Ausstrahlung und deinem Auftreten, die die Atmosphäre des Festes bestimmen.

Nachdem du nun bereits so viele Dinge erfahren hast, nachdem du dir Gedanken gemacht hast und Entscheidungen getroffen hast – nachdem du dich auf deine ganz persönliche Art und Weise auf die Geburt deines Babys vorbereitet hast –, gilt es nun, den Zeitpunkt zu finden, an dem du loslässt. Du kannst nicht alles planen, du kannst nicht alles bestimmen und du kannst nicht alles bedenken. Manche Dinge werden ungewiss bleiben. Von manchen Dingen wirst du dich überraschen lassen müssen. So wie du dich in den nächsten Jahren von deinem Baby überraschen lassen wirst – von seinem ersten Blick, von seinem ersten Lächeln, von seinem ersten Schritt –, so wirst du dich auch auf die Überraschungen der Geburt einlassen müssen. Spüre deinen Körper! Spüre dein Baby! Schritt für Schritt werden sie bereit für die Geburt und bereit dafür, die Führung bei der Geburt zu übernehmen. Im gleichen Tempo kannst du nun – Schritt für Schritt – loslassen und dich dazu bereitmachen, die Führung abzugeben.

Kraftübung vor der Geburt
Begib dich in eine bequeme Position, schließe deine Augen, leg deine Hände auf deinen Bauch und atme eine Zeit lang ganz in deinem eigenen, persönlichen Tempo.

Lass nun deine Gedanken zu deinem Baby sinken. Nimm wahr, wie groß dein Baby schon ist. Weißt du noch, wie du erfahren hast, dass du schwanger bist? Seit so langer Zeit kümmert sich dein Körper nun schon ganz selbstverständlich und fürsorglich um dein Baby. Und jetzt bist du dabei, die Geburt deines Babys vorzubereiten. Alle Gefühle und Gedanken, die du dir zur Geburt machst, gehören zu eurem ganz eigenen Weg dazu, und sie sind gut und in Ordnung. Denn nachdem du dich schon so gut auf die Geburt vorbereitet hast, so viel erfahren hast und weißt, dass du

Vertrauen in deinen Körper haben kannst, weißt du, dass deine Ängste und Sorgen längst die Kraft und die Macht verloren haben, die eine normal verlaufende Geburt beeinflussen können. Du vertraust deinem Körper, du vertraust der Zusammenarbeit zwischen deinem Körper und dem Körper des Babys und du hast für die Geburt deines Babys die bestmöglichen Entscheidungen getroffen. Du darfst alle Gedanken, die in dir sind, zulassen – jetzt und auch bei der Geburt.

Nun ist es an der Zeit, loszulassen und die Geburt mit ihrem unplanbaren Verlauf, mit der Zeit, die sie braucht, und mit den Gefühlen, die dein Körper aussenden wird, willkommen zu heißen. Die Geburt deines Babys ist wie ein gut geplantes Fest. Lass die Vorfreude auf dieses Fest, das der Auftakt ins Leben deines Babys ist, aufkommen. In der Gewissheit, gut vorbereitet zu sein, kannst du die Überraschungen, die dieses Fest bereithält, freudig erwarten. Verinnerliche diesen Gedanken und spüre die Vorfreude nun ganz intensiv!

4. Wie dein Partner die Geburt von Beginn an positiv beeinflussen kann

Zur besseren Lesbarkeit spreche ich in diesem Kapitel die Geburtsbegleiter an, die zugleich auch Vater und Partner sind. Selbstverständlich gelten die Inhalte jedoch auch für alle anderen Geburtsbegleiter.

Eine Frau bei der Geburt zu begleiten, ist eine wichtige, schöne und verantwortungsvolle Aufgabe. Wenn du nicht nur Geburtsbegleiter, sondern auch Vater und Partner bist, wirst du dich wahrscheinlich insbesondere um die Gesundheit deiner Frau und die deines Babys sorgen. Das ist völlig verständlich, und die gute Nachricht lautet: Die Klinik ist perfekt darauf vorbereitet, deine Frau und dein Baby bei Eintreten eines Notfalls rasch und umfassend zu versorgen. Es ist nicht deine Aufgabe einzuschätzen, wann eine solche Situation eintritt, denn darum kümmert sich die Klinik.

Tatsächlich tritt eine solche Notsituation nur sehr, sehr selten ein. Beinahe alle Geburten haben zu Geburtsbeginn das Potenzial, unkompliziert und gesund zu verlaufen. Seit vielen Wochen kümmert sich der Körper deiner Frau perfekt um sich selbst und um das Wohlbefinden eures Babys, und es gibt keinen Grund, warum er das während der Geburt nicht auch tun sollte. In einem feinen Zusammenspiel wird die Geburt vorbereitet und zum perfekten Zeitpunkt – wenn dein Baby seine Lunge entwickelt hat, bereit für die tiefe Bindung zu seinen Eltern ist, genug Fettgewebe angesetzt hat und wenn der Körper deiner Frau genügend »Weichmacherhormone« ausgeschüttet hat, die dafür sorgen, dass alle wichtigen Bereiche geschmeidig und dehnbar genug sind, um euer Baby gut zur Welt zu bringen – wird die Geburt beginnen. Das größte Potenzial für einen gesunden Geburtsverlauf, an dessen Ende ein gesundes und kräftiges Kind sowie eine gesunde und glückliche Mutter stehen, hat ein Geburtsverlauf ohne Eingriffe. Interventionsfreie Geburten finden jedoch in Kliniken kaum noch statt. Die Gründe dafür kannst du in Teil 1, Kapitel 1 nachlesen. Da du dieses Buch in Händen hältst, gehe ich davon aus, dass sich deine Frau eine möglichst natürliche und selbstbestimmte Geburt wünscht. Wenn dies dein erstes Baby ist, möchtest du wahrscheinlich wissen, wie du deine Frau bei der Geburt möglichst gut unterstützen kannst, und wenn du bereits eine Geburt miterlebt hast, suchst du vielleicht nach einer Möglichkeit, dich anders in die Geburt einzubringen als letztes Mal. Deine Frau und dein Baby können deine Unterstützung bei der Geburt sehr, sehr gut brauchen. Ich würde sogar so weit gehen zu sagen, dass sie *auf deine Unterstützung angewiesen sind*. Lass dir niemals einreden, dass du nur zusehen und abwarten kannst. Als Geburtsbegleiter wirst du den Geburtsverlauf maßgeblich beeinflussen – ob du aktiv oder passiv bist: Beeinflussen wirst du die Geburt *in jedem Fall*. Sehen wir uns also an, welche Möglichkeiten du hast, um deine Frau so gut wie möglich zu unterstützen.

Vertraue deiner Frau und ihren Kräften

Um deine Frau bei der Umsetzung einer natürlichen und selbstbestimmten Geburt unterstützen zu können, musst du Vertrauen in ihre Kompetenz als gebärende Frau haben. Wenn du noch nicht davon überzeugt bist, dass deine Frau ohne medizinische Hilfe ganz aus eigener, wundervoller Kraft gebären kann, dann besteht deine erste und wichtigste Aufgabe darin, zu dieser Überzeugung zu gelangen. Dafür kannst du beispielsweise Teil 2 und 3 dieses Buches lesen. Du kannst deine Frau immer wieder fragen, wie es eurem Baby geht, was sie spürt und woher sie weiß, dass es eurem Baby gut geht. Du kannst dich selbst mit natürlicher und selbstbestimmter Geburt beschäftigen. Du kannst gemeinsam mit deiner Frau ein (hoffentlich hochwertiges) Seminar zur Vorbereitung auf die Geburt besuchen.

Informiere dich

Es ist so üblich, dass sich schreckliche Geburtsgeschichten weiter und immer weiter verbreiten. Noch immer sind viele Männer in meinen Vorbereitungsseminaren völlig erstaunt zu hören, dass eine Geburt keine blutige Schlacht ist. Eine starke Blutung während der Geburt ist nicht normal – erst nach der Geburt der Plazenta tritt eine periodenartige Blutung auf, und diese wird erst geraume Zeit nach dem Baby geboren. Dies nur als Beispiel dafür, dass es für deine Kompetenz und Sicherheit als Geburtsbegleiter wichtig ist, informiert zu sein. Du kannst deine Frau nur dann gut unterstützen, wenn du weißt, was dich – in etwa – erwartet.

Du solltest wissen, wie eine Geburt theoretisch abläuft und wie du deine Frau in den verschiedenen Phasen der Geburt gut unterstützen kannst, denn wenn ihr keine persönliche Beleghebamme oder Doula (in Teil 1, Kapitel 3, »Geburtsbegleitung durch eine Doula«, kannst du nachlesen, was eine Doula ist) zur Geburt mitnehmt, dann musst du davon ausgehen, dass du in etwa drei Viertel der Zeit, die ihr in der Klinik verbringt, mit deiner Frau alleine im Geburtszimmer sein wirst. 64 Prozent der Klinikhebammen müssen drei oder mehr Geburten parallel betreuen und nebenbei noch Dokumentationsarbeit leisten. Das bedeutet nicht nur, dass ihr keine kontinuierliche Betreuung erwarten könnt, sondern auch, dass du – neben deiner Frau – die einzige Person sein wirst, die den Geburtsverlauf tatsächlich nahe und kontinuierlich miterlebt. Das ist insofern wichtig, als fundierte Entscheidungen zu Interventionen nur getroffen werden können, wenn eine Person den Geburtsverlauf kennt. Es reicht nicht, auf das CTG (Gerät zur Überwachung der Herztöne) oder die Uhr zu blicken. Die wichtigsten Fragen lauten stets: Wie geht es deiner Frau mit dem Geburtsverlauf? Wie kann sie mit den Wehen umgehen? Wie bewegt sie sich, hat sie eine gesunde Hautfarbe? Was hat sich in letzter Zeit verändert? (Warum in Kliniken sehr häufig Interventionen übereilt eingesetzt werden, die einen harmonischen Geburtsverlauf stören oder gar verhindern, kannst du in Teil 1, Kapitel 2 nachlesen.)

Unterstütze deine Frau durch deine Überzeugungskraft

An Kliniken eine natürliche und selbstbestimmte Geburt umsetzen zu können, braucht häufig Überzeugungskraft. Deine Frau benötigt jedoch all ihre Kräfte für die Geburt eures Kindes, weshalb es an dir liegt, die Überzeugungskraft zur Verfügung zu stellen. Eigentlich sollten diese Dinge selbstverständlich sein, jedoch solltest du zur Sicherheit bereit sein (wenn es sein muss, sogar vehement), dafür einzustehen, dass:

- deine Frau respektvoll und fürsorglich behandelt wird,

- keine Untersuchung durchgeführt wird, ohne dass du und insbesondere deine Frau vorher darüber informiert werdet und darüber hinaus deine Frau mit der Untersuchung einverstanden ist. Dieser Punkt ist besonders wichtig, da in Kliniken häufig so routiniert untersucht wird, als wäre diese Handlung nicht der Rede wert,

- deine Frau jederzeit Bewegungsfreiheit hat, ohne von Herzton- oder Wehenschreibgeräten, Infusionsflaschen oder anderen Dingen eingeschränkt zu sein,

- deine Frau die Möglichkeit hat, natürliche schmerzstillende Maßnahmen auszuschöpfen, wie zum Beispiel ein warmes Bad,

warme Kirschkernkissen, eine Wärmflasche, Bewegung, Akupunktur oder Massageöle,

- die Geburtsatmosphäre geschützt wird, indem euch ein gemütlicher Raum mit gedämpftem Licht und geschlossenen Türen
zur Verfügung gestellt wird und Personen, die den Raum betreten, ruhig und achtsam auftreten,

- du und insbesondere deine Frau bei Überlegungen bezüglich
des Einsatzes von Eingriffen in den Geburtsverlauf in Form eines Wehenmittels, Wehenhemmers, Schmerzmittels, einer PDA
und so weiter einbezogen werdet,

- ausreichend Gesprächszeit beim eventuellen Einsatz von Interventionen bleibt, sodass ihr alle Fragen stellen könnt und euch
im Anschluss daran noch einmal unter vier Augen beraten
könnt,

- niemals eine Intervention durchgeführt wird, ohne vorher die
Einwilligung deiner Frau einzuholen,

- deine Frau ihre Einwilligung jederzeit widerrufen kann, wenn
sie feststellt, dass sie damit doch nicht einverstanden ist.

Übergriffige Handlungsweisen während einer Geburt können bei
Frauen langfristige Traumata auslösen. Selbst in Notsituationen ist
ein respektvoller Umgang kein Problem, denn es reicht doch, drei
einfache, empathische Sätze zu sagen, wie etwa: »Frau Schmid, ich
weiß, dass Sie Angst haben. Wir müssen jetzt rasch handeln, aber
wir wissen, was wir tun. Bitte vertrauen Sie uns jetzt!«. Jede Frau
wird nach solch einer Ansprache ihre Zustimmung geben. Du als
Geburtsbegleiter kannst eine Notsituation natürlich kaum mitge-

stalten, das liegt nicht in deiner Macht. Die allermeisten Stresssituationen, die eventuell während einer Geburt auftreten können, sind jedoch keine Notsituationen. Es bleibt genügend Zeit, um Fragen zu beantworten und Vorgehensweisen zu besprechen. Solltest du also bemerken, dass eine Hebamme oder ein Arzt dazu ansetzt, eine Handlung durchzuführen, die nicht mit euch besprochen und von deiner Frau abgesegnet wurde, ist es für dich an der Zeit, die Situation zu unterbrechen und ins Gespräch zu gehen. (Wie du mit den Fachpersonen in der Klinik gute Gespräche führen kannst, kannst du in Teil 1, Kapitel 3, »Gespräche führen während der Geburt«, nachlesen.)

Unterstütze die Körperarbeit deiner Frau

Du kannst deiner Frau auch körperlich beistehen. Eine Geburt bedeutet eine richtig starke, körperliche Anstrengung, die ziemlich sicher auch schmerzhaft sein wird. Woher der Wehenschmerz kommt und warum du deine Frau dafür nicht bemitleiden musst, kannst du in Teil 2, Kapitel 1 nachlesen. Indem du deiner Frau die Schultern, den Rücken, das Kreuzbein und die Oberschenkel massierst, hilfst du ihr, diese Anstrengung auszuhalten. In der Badewanne kannst du sie mit warmem Wasser übergießen, du kannst dafür sorgen, dass ihre Füße stets schön warm sind und du kannst langsam mit ihr atmen, wenn sie dabei Unterstützung braucht. Am besten schreitet die Geburt voran, wenn sich deine Frau hemmungslos und instinktiv bewegt und verhält. Viele Frauen haben jedoch Hemmungen, da in unserer Kultur diese Bewegungen und Töne nicht geläufig sind. Du kannst also mit deiner Frau das Becken kreisen, dich wiegen, tanzen, laut auf »AAAAAA« atmen, stöhnen, singen, gähnen und tönen, wenn ihr das hilft, über die Schamgrenze hinwegzukommen. Im späteren Geburtsverlauf kannst du ihr helfen, aufrechte Positionen einzunehmen, was besonders für die tatsächliche Geburt sehr hilfreich ist. Viele Frauen fühlen sich jedoch besonders kurz vor der Geburt erschöpft und brauchen daher Hilfe, um eine solche Position einnehmen zu können. (In Teil 2, Kapitel 2, kannst du alles zu den einzelnen Phasen einer Geburt nachlesen.)

Unterstütze die Ausschüttung hilfreicher Hormone

Indem du deine Frau – wenn es ihr angenehm ist – liebevoll berührst, sie küsst, ihr zart durch die Haare streichst oder sie zum Lachen bringst, unterstützt du die Ausschüttung von geburtsförderlichen Hormonen. Auch die leichte Berührungsmassage (siehe Teil 2, Kapitel 2, »Phase 3: Eröffnung«/»Unterstützende Massagen«) ist dabei sehr hilfreich.

Unterstütze deine Frau mental

Die wichtigste mentale Unterstützung besteht darin, dass du deine Aufmerksamkeit stets auf deine Frau und nicht auf ein Gerät richtest. Sag ihr, wie schön sie aussieht, wie kraftvoll sie wirkt, wie harmonisch sie sich bewegt und wie toll sie das macht. Deine Frau braucht während der Geburt kein Mitleid, sie braucht deine Zuversicht und dein Vertrauen in ihre Fähigkeiten, zu gebären. Du kannst den Verlauf der Geburt bereits in der Schwangerschaft positiv beeinflussen, indem du deine Frau darin unterstützt, ein positives Körperbild von sich selbst zu behalten, beziehungsweise zu bekommen. Eine große mentale Stütze stellt auch deine Ruhe dar. Wenn es dir gelingt, im Laufe der Geburt ruhig und besonnen zu sein – auch in der Zeit, bevor und während ihr in die Klinik fahrt –, wird sich diese Ruhe auch auf deine Frau auswirken. Je entspannter deine Frau ist und je wohler sie sich fühlt, umso besser wird die Geburt voranschreiten. Auch dein Wohlbefinden beeinflusst die Geburt. Wenn du extrem nervös oder verspannt bist, kann sich dein Zustand auf deine Frau übertragen. Sorge also selbst dafür, dass es dir während der Geburt gut geht. Auch du darfst nach Bedarf essen, trinken und zur Toilette gehen. Besprich mit deiner Frau, wie ihr damit umgeht, wenn du eine Pause brauchst.

Übernimm die Gespräche mit Fachpersonen

Sei dazu bereit, mit den Fachpersonen in der Klinik Gespräche zu führen. In Teil 1, Kapitel 3, »Gespräche führen während der Geburt«, kannst du nachlesen, wie du – auch schwierige – Gespräche führen kannst. Solltet ihr tatsächlich in eine Situation kommen, in der es zu einem Konflikt zwischen den Klinikroutinen und euren Wünschen kommt, sind deine Frau und dein Baby auf deine Hilfe angewiesen. Eine gebärende Frau ist meist nicht mehr so gut in der Lage, ihre Interessen zu verteidigen. Die Geburtsarbeit beansprucht ihre ganze Aufmerksamkeit und Kraft, weshalb deine Kraft erforderlich ist, um eine solche Situation zu meistern. Je sicherer du weißt, was die Wünsche deiner Frau sind, und je mehr du selbst über die Geburt und ihren gesunden Ablauf weißt, umso besser wirst du eure Wünsche vertreten können. Ich empfehle dir, die Geburtsberichte in Teil 3 des Buches zu lesen, damit du noch besser verstehst, wie eine Geburt ablaufen kann.

Unterstütze die Vorbereitung auf die Geburt

In der Vorbereitung auf die Geburt kannst du deiner Frau beistehen, indem du ihr Kreuzbein mit Johanniskrautöl massierst, dich für alle Dinge die Schwangerschaft und die Geburt betreffend interessierst und gemeinsam mit deiner Frau daran arbeitest, bereits vor der Geburt eine enge Bindung zu eurem Baby aufzubauen. Für eine Frau ist es von großer Bedeutung, die Geburt als selbstbestimmtes und positives Ereignis zu erleben. Wenn es dir gelingt, diese Tatsache nicht nur zu akzeptieren, sondern sie zu respektieren und deine Frau in der Umsetzung ihrer Wünsche aktiv zu unterstützen, wird eure Verbindung noch enger werden und ihr werdet leichter mit den Herausforderungen der Babyzeit umgehen können.

Unterstütze deine Frau in der Nachgeburtsphase

Besprich mit deiner Frau, welche Dinge ihr direkt nach der Geburt wichtig sind. Dazu gehören beispielsweise die folgenden Fragen:

- Wie soll mit der Nabelschnur umgegangen werden?
- Welche Wünsche hat sie bezüglich der Plazenta?
- Wann soll das Baby gewogen und gemessen werden?
- Alle anderen Dinge, die deine Frau beschäftigen.

Auch diese abschließende Phase der Geburt kannst du aktiv mitgestalten und dich dafür einsetzen, dass die Dinge nach euren Wünschen ablaufen.

Unterstütze deine Frau im Falle eines Kaiserschnitts

Wenn es zu einem Kaiserschnitt kommt, sind deine Reaktion und dein Auftreten besonders wichtig. Deine Frau ist möglicherweise sehr verzweifelt über diese Entwicklung, oder sie ist bereits sehr erschöpft. Bestimmt aber hat sie Angst, und sie macht sich gewiss auch Sorgen. Du kannst nun den weiteren Verlauf ganz entscheidend beeinflussen:

Selbstverständlich dürfen zuerst einmal Tränen fließen, und du solltest deiner Frau auch Zeit lassen für diese Trauer. Deine Frau braucht zuerst also einfach nur Verständnis und deine Nähe. Nach einigen Minuten aber hast du die Möglichkeit, sie wieder aufzurichten. Ermutige sie, auch diesen Geburtsverlauf gemeinsam mit dir nun weiter zu gestalten. Unterstütze sie, indem du aktiv die Dinge ansprichst, fragst und vertrittst, die ihr in der Vorbereitung miteinander besprochen habt. Bitte die Hebamme darum, dass der operierende Arzt zu einem vorbereitenden Gespräch zu euch kommen soll. Lies deiner Frau den Brief für den Fall einer Kaiserschnittgeburt vor, den sie vielleicht geschrieben hat, oder gib ihn ihr, damit sie ihn selbst lesen kann. Ermutige deine Frau, sich auf euer Baby zu besinnen und es in Gedanken darauf vorzubereiten, was nun passieren wird.

Dein Verhalten wird in so einer Situation maßgeblich bestimmen, wie deine Frau den Kaiserschnitt erleben wird. Idealerweise trefft ihr auf ein Geburtsteam, das euch respektvoll begegnet und eure Wünsche mitträgt. Je weniger das der Fall ist, umso wichtiger ist es, dass deine Frau sieht, hört und spürt, dass du dich für sie einsetzt und klar zu ihren und zu euren Wünschen stehst – besonders dann, wenn sie aus irgendeinem Grund nicht umgesetzt werden. Ein deutliches »Ich möchte, dass Sie auf die Wünsche meiner Frau hören und sie respektvoller behandeln« ändert vielleicht nichts an der äußeren Gesamtsituation, aber sehr viel in der Wahrnehmung deiner Frau. Ich gehe davon aus, dass solch deutliche Worte nicht notwendig sind – aber im schlechtesten aller Fälle solltest du darauf vorbereitet sein, sie zu sagen. Wenn deine Frau aus irgendeinem Grund nicht mehr in der Lage ist, sich an der weiteren Planung zu beteiligen, dann übernimm du diese. Vertritt auf deine Weise und im Sinne eurer Familie die Dinge, die ihr besprochen habt.

Ich empfehle dir, einen Plan für den Fall eines Kaiserschnittes zu schreiben und diesen in die Geburtsmappe zu packen, damit du nichts vergisst. Wenn deine Frau nicht mehr in der Lage ist, sich aktiv zu beteiligen, sag ihr, dass du dich um alles kümmerst und sie sich keine Sorgen machen muss.

Nimm dir Zeit in den ersten Wochen

Die ersten Tage und Wochen mit eurem Baby sind eine sehr intensive und wichtige Zeit für euch als Familie. Wenn es dir irgendwie möglich ist, nimm dir (je länger, desto besser, aber) wenigstens in den ersten zwei Wochen nach der Geburt ausschließlich Zeit für deine Familie. Deine Anwesenheit in dieser Anfangszeit ist unglaublich wichtig und wertvoll und durch nichts aufzuwiegen. Die Ankunft eines neuen Familienmitglieds ist eine große Sache. Wenn ihr euer erstes Baby erwartet, ist deine Gegenwart besonders wichtig für euch als Eltern, und wenn ihr bereits Kinder habt, dann brauchen neben deiner Frau auch deine großen Kinder nach der Ankunft des neuen Babys besonders viel Nähe.

Lass dich selbst unterstützen

Wenn du selbst im Hinblick auf die Geburt Ängste und Sorgen hast, dann empfehle ich dir, diese mit einer Beraterin, eurer Hebamme oder Doula zu besprechen. Du hast ebenso wie deine Frau das Recht darauf, dich unterstützen zu lassen, während du dich auf deine Aufgaben als Geburtsbegleiter vorbereitest. Wenn ihr keine persönliche Hebamme oder Doula habt, empfehle ich dir, eine logotherapeutische Beratung in Anspruch zu nehmen. Leider werden solche Angebote von Männern noch kaum genutzt – dabei würde ihnen eine gute Vorbereitung und ein Raum für ihre Sorgen sehr helfen, um Klarheit und Sicherheit bezüglich der Geburt zu erlangen. Es ist derzeit so selbstverständlich, dass Männer ihre Frauen bei der Geburt begleiten, dass kaum ein Mann es zu sagen wagt, dass ihn der Gedanke an diese Begleitung in Stress versetzt oder er es bevorzugen würde, bei der Geburt nicht dabei zu sein. Sei ehrlich zu deiner Frau, wenn solche Gedanken in dir sind. Im gemeinsamen Gespräch – zu zweit oder mit einer Fachperson – lassen sich meist gute Lösungen finden, denn zwischen »Dabeisein« oder »Nicht-Dabeisein« gibt es unzählig viele Varianten. Bestimmt wird sich eine Variante finden lassen, die sich für euch beide gut und richtig anfühlt.

3

Geburtsberichte von selbst-bestimmten Klinikgeburten

Viele Frauen, die sich im *EigenSinn-Institut* auf die Geburt vorbereitet haben, erzählten mir von ihren Geburtserfahrungen. Als ich bemerkte, wie wunderbar viele Frauen die spezielle Vorbereitung auf die Klinikgeburt anwenden konnten – auf ihre persönliche Art und durch verschiedene Herangehensweisen –, begann ich, die Berichte zu sammeln. Einige dieser Frauen erlaubten mir, ihre Erfahrungen für dieses Buch zu verwenden. Ich habe insbesondere jene ausgewählt, die keine ganz einfachen Geburtsverläufe hatten und dennoch eine selbstbestimmte Geburt erlebten.

Wunderbare Hebamme im Perinatalzentrum

Franziska, erste Geburt
Ich hatte mich für die Geburt in einem Perinatalzentrum entschieden, da ansonsten nur noch eine kleine Klinik erreichbar war, die einen sehr schlechten Ruf und eine sehr hohe Kaiserschnittrate hatte. Ich wachte kurz nach Mitternacht auf, da ich zur Toilette musste, und bemerkte dabei, dass sich der Schleimpfropfen löste. Ich wurde ganz aufgeregt; weil ich aber sonst nichts spürte, ging ich wieder ins Bett. Nach einer Weile schlief ich noch einmal ein, und als ich wieder aufwachte, bemerkte ich ein Ziehen in meinem Bauch. Ich musste mehrmals zur Toilette und einmal erbrach ich mich auch. Dies war der Startschuss für richtige Wehen.
Plötzlich kamen die Wehen stärker, und ich fing an, ihnen mit Tönen und Bewegungen zu begegnen. Das ging so über mehrere Stunden, in denen die Wehen langsam intensiver wurden. Mein Mann war die ganze Zeit bei mir, er massierte meinen Rücken und meine Schultern und ließ mir ein warmes Bad ein, als ich das Bedürfnis nach mehr Entspannung hatte. In der Wanne konnte ich die Wehen viel besser annehmen, und am liebsten wäre ich einfach weiter in der Wanne geblieben. Ich bemerkte jedoch, dass

die Wehen immer intensiver wurden, und ich wollte nun in die Klinik fahren.

Mein Mann half mir aus der Wanne, in meine Kleidung und ins Auto. Ich hatte mir Sorgen gemacht, wie ich die Fahrt in die Klinik überstehen sollte, aber im Auto wurden die Wehen auf einmal sehr schwach, sodass ich plötzlich unsicher wurde, ob wir nicht zu früh gefahren waren. Kaum stieg ich aus dem Auto, kam die Wehenkraft wieder zurück und mein Mann musste mich auf dem Weg zur Geburtsstation stützen. Dort nahm uns eine junge Hebamme in Empfang und brachte uns in ein Untersuchungszimmer. Ich sagte ihr, dass ich seit acht Stunden Wehen hätte, und bei der Untersuchung stellte sie fest, dass der Muttermund fünf Zentimeter eröffnet war.

Die Hebamme schloss das CTG an und stellte sich vor. Dann sagte sie, dass sie sich sehr freue, mich bei der Geburt begleiten zu dürfen, denn ganz offensichtlich seien ich und mein Baby gesund und kräftig, und sie sei sich sicher, dass die Geburt ganz wunderbar verlaufen werde. Ich solle ihr jederzeit sagen, wie sie mich unterstützen könne. Ich war so erleichtert über ihre Worte, dass meine Wehen sogleich noch einmal kräftiger wurden. Es fühlte sich wirklich so an, als schwappte diese Welle der Erleichterung direkt in meinen Bauch. Gleich darauf hatten wir eine unangenehme Unterhaltung mit einem Arzt, da wir bezüglich der Plazenta ein abwartendes Management wollten und die Hebamme sagte, dies müssten wir mit dem Arzt besprechen. Dieser war vollkommen irritiert von unseren Wünschen und behauptete zuerst, das gehe nicht. Erst als wir selbst vorschlugen, dass wir einen Haftungsausschluss unterschreiben würden, stimmte er widerwillig zu.

Die Hebamme hielt sich bei dem Gespräch im Hintergrund, versicherte uns aber, als der Arzt gegangen war, dass sie unseren Wunsch respektieren und unterstützen würde. Sie war wirklich sehr freundlich und respektvoll. Als sie bemerkte, dass mir die lie-

gende Position unbequem war, gab sie mir ein kabelloses CTG und ich nutzte sogleich die Bewegung. Nach einem Einlauf (für den ich mich bereits vor der Geburt entschieden hatte) begleitete uns die Hebamme in unser Geburtszimmer. Nun wurden die Wehen richtig stark und intensiv: Jede neue Wehe kam und überrollte mich so heftig, dass ich mit dem Atmen durcheinanderkam. Mein Mann begann daher gleich zu Beginn einer Wehe ganz langsam und tief zu atmen; ich fixierte seinen Mund mit meinem Blick und fiel in seinen Rhythmus ein. Ich rieb meinen Bauch mit beiden Händen, schwankte stehend und mich auf einer Fensterbank abstützend hin und her und wiederholte in Gedanken immer wieder den Satz: »Mein Muttermund ist weich und weit. Mein Muttermund ist weich und weit.« Es war wie ein Mantra, an dem ich mich festhielt. Sobald ich aufhörte, diesen Satz in Gedanken zu sagen, erfassten mich Angst und Zweifel. Ich musste mich dazu zwingen, im Positiven zu bleiben, was genauso anstrengend war wie das Gefühl der Wehe. In den Wehenpausen ließ ich meine Gedanken ganz bewusst zu meinem Baby wandern und atmete tief für uns beide.

Die Hebamme kam alle 20 bis 30 Minuten, beobachtete mich, untersuchte mich zwei Mal und versicherte mir immer wieder, wie gut die Geburt voranschreite, dass es meinem Baby ganz wunderbar gehe und ich ganz toll mit den Wehen arbeiten würde. Als die Wehen besonders intensiv wurden, wurde es immer anstrengender, nicht aufzugeben. Ich fühlte mich so überrollt von der unglaublichen Kraft der Wehen, ich war so erschöpft und ich hatte keine Kraft mehr, um an den lockeren Muttermund zu denken. Ich konnte einfach nicht mehr, und irgendwann spürte ich ein Schluchzen in mir aufsteigen. Die Hebamme, die gerade neben mir war, drückte aufmunternd meine Schulter und sagte: »Du spürst das Ende deiner Kräfte, weil diese Wehen gleich aufhören. Dein Muttermund ist fast offen und gleich wird sich dein Baby auf den Weg in deine Arme machen. Es ist alles ganz wunderbar in Ordnung, gleich wirst du neue Kraft haben. Ich bleibe bei dir, bis es so weit ist.«

Noch zwei Mal musste ich durch das tiefe Tal einer mächtigen, mich beinahe umwerfenden Wehe, bis die Worte der Hebamme Wirklichkeit wurden. Plötzlich veränderten sich die Wehen und ich spürte, wie ich wieder zu Kräften kam. Die Hebamme und mein Mann halfen mir auf den Geburtshocker. Das Pressen versetzte mich nach der gerade noch verspürten Erschöpfung in ein richtiges Hochgefühl. Ich konnte den Wehen nun endlich aktiv begegnen und ihre Kraft hatte endlich eine Richtung! Es fühlte sich so befreiend an, mitschieben zu können.

Nach nur wenigen Wehen spürte ich mein Baby am Scheideneingang. Die Hebamme ermunterte mich, meine Hand an den Kopf meines Babys zu legen, und, während ich schob, einen leichten Gegendruck zu erzeugen, um meinen Damm zu schonen. Sie legte ihre Hand über meine und half mir, den richtigen Druck zu erzeugen. Es war ein überwältigendes Gefühl, schon jetzt den flaumigen Kopf meines Babys zu spüren und zu fühlen, wie es ihn mit der nächsten Wehe gegen meine Hand drückte. Obwohl sich der Kopf meines Babys hart anfühlte und seine Größe ein schmerzendes, brennendes Gefühl hervorrief, ergriff mich dadurch eine tiefe Ruhe, während ich selbst mein Baby mit meinen Händen empfing.

Mit einer letzten Wehe schlüpfte der Körper meines Babys direkt in meine Hände. Wie selbstverständlich hob ich meinen Sohn zu mir hoch und legte ihn in meine Arme. Die Geburt der Plazenta ließ dann tatsächlich noch auf sich warten, und der Arzt wurde schon ganz ungeduldig, als bereits 50 Minuten vergangen waren, ohne dass die Plazenta geboren wurde. Unsere Hebamme unterstütze uns aber wie versprochen und leitete mich an, zu husten. Sie half mir auch, meinen Sohn an die Brust zu legen. Als ich da-

*nach wieder in eine hockende Position ging und noch mehrmals
hustete, löste sich – nach 70 Minuten – endlich die Plazenta und
kam heraus.*

*Durch die Erfahrung dieser Geburt gewann ich unglaublich an
Selbstvertrauen. Ich weiß nun, dass ich durch die Kraft meiner
Gedanken und die Arbeit meines Körpers beängstigende und
schmerzhafte Situationen meistern kann. Ich bin stark gewesen
und ich habe Ängste und Zweifel ertragen, trotz dieser unglaublich stark wirkenden Kraft in mir. Die Geburt meines Sohnes ist
das glücklichste und bestärkendste Ereignis in meinem bisherigen
Leben, und ich verspüre große Dankbarkeit, diese Erfahrung gemacht haben zu dürfen.*

Gute, aber lange Geburt

Barbara, erste Geburt

*Wir hatten über ein Jahr auf unser Baby warten müssen und
mein Mann und ich waren sehr glücklich über meine Schwangerschaft. Ich bereitete mich im EigenSinn-Institut intensiv auf eine
gute Geburt in der Klinik vor. Eine außerklinische Geburt konnten mein Mann und ich uns beide nicht vorstellen, dennoch wollten wir eine natürliche Geburt erleben.*

*Mein Baby ließ auf sich warten und ab dem Geburtstermin
musste ich alle zwei Tage in die Klinik zur Kontrolle. Ich empfand
diese Kontrollen als sehr belastend, da ich auf keinen Fall eine
Einleitung wollte und das Gefühl hatte, dass die Zeit für den Beginn einer natürlichen Geburt immer knapper wurde. Als ich sieben Tage über dem Termin war, drängte mich eine Ärztin sehr
dazu, nun einzuleiten. Sie gab mir zu verstehen, dass ich mein
Baby in Gefahr bringen würde, was mich sehr aufbrachte, denn
ich wollte selbstverständlich nur das Beste für mein Baby. Durch
die Unterstützung meiner Hebamme, den Zuspruch im Yogakurs*

und ein persönliches Gespräch bei der Geburtsberatung wurde ich wieder sicherer.

Es gelang mir mit der Unterstützung meines Mannes bei zwei weiteren Kontrollterminen einer Einleitung zu entgehen. Nun war ich in der Woche 41 + 5 angelangt, als in der Nacht endlich die Wehen begannen. Ich war so glücklich über diesen natürlichen Geburtsbeginn, dass ich die Wehen sehr gut annehmen konnte und lange mit meinem Mann zu Hause blieb. Er kochte mir mitten in der Nacht mein Lieblingsessen, richtete das Geburtszimmer mit Musik, gedämpftem Licht und Kerzen gemütlich ein, und während der Wehen tönte ich mit der Musik. Gegen neun Uhr in der Früh machten wir uns auf den Weg in die Klinik.

Dort war sehr viel los, und wir mussten eine halbe Stunde warten, bis eine Hebamme zu uns kam. Diese begrüßte uns rasch, untersuchte mich, schüttelte den Kopf und sagte: »Das dauert noch. Zwei Zentimeter.« Dann schnallte sie mir das CTG um und war auch schon wieder weg. Wir hatten keine Gelegenheit, um in Ruhe mit ihr zu sprechen. Ich war entmutigt und meine Wehen ließen plötzlich nach. Als die Hebamme wieder kam, baten wir sie darum, unsere Wünsche bezüglich der Geburt zu besprechen. Sie winkte jedoch ab und meinte, wir sollten einfach flexibel bleiben und sehen, wie es sich entwickelt. Dann sagte sie, ich solle doch mehrere Male die Treppen hinauf- und hinuntergehen, um die Wehen wieder anzuregen. Ich war verärgert, dass sie unsere Wünsche so abtat, außerdem wollte ich nicht Treppen steigen, sondern mich lieber entspannen, so wie ich es im Vorbereitungsseminar gelernt hatte.

Mein Mann und ich gingen in den Park, spazierten langsam umher und setzen uns auf eine der Bänke. Mein Mann las mir einen Entspannungstext vor und wir küssten uns. Langsam wurden die Wehen wieder stärker, die Abstände blieben aber bei etwa sieben Minuten. Nach einer Stunde gingen wir wieder hinein und beka-

*men ein kleines Einzelzimmer zugewiesen. Nach drei weiteren
Stunden war der Muttermund noch immer erst bei drei Zentimetern. Die Wehen waren kräftig, aber gut auszuhalten. Ich bewegte
mich mit ihnen, summte ein wenig und entspannte mich in den
Pausen wieder. Die Hebamme wirkte aber unzufrieden und
meinte, die Geburt gehe sehr langsam voran und meine Wehen
seien nicht kräftig und häufig genug. Wieder wurden meine Wehen sofort schwächer, und ich sagte ärgerlich zu meinem Mann,
dass immer das eintrete, was diese Hebamme sage.*

*Der Tag verstrich und nach wie vor ging die Geburt sehr langsam
voran. Nach insgesamt 17 Stunden Wehen war mein Muttermund
gerade einmal vier Zentimeter eröffnet. Ich wurde nun hungrig
und müde, die Hebamme empfahl mir aber, nicht zu viel zu essen,
sie würde mir stattdessen einen Tropf anhängen. Als sie den Raum
wieder verlassen hatte, sagte mein Mann, dass wir ja nicht auf sie
zu hören bräuchten, und er packte einige Leckerbissen aus, die wir
mitgebracht hatten. Ich aß in den Wehenpausen, wanderte während der Wehen summend durch das Zimmer und aß dann wieder weiter. Als ich satt war, wurde ich noch müder, und ich suchte
nach einer Position, in der ich mich besser entspannen konnte.*

*Erst in der Badewanne fühlte ich mich besser. Ich döste nun nach
jeder Wehe sofort weg und verlor völlig das Zeitgefühl. Irgendwann hörte ich meinen Mann mit der Hebamme und einem Arzt
diskutieren. Ich wurde aufmerksam und hörte, dass die Geburt
beschleunigt werden sollte. Wieder sprachen die beiden davon,
dass die Wehen zu schwach seien, die Geburt nicht schnell genug
vorangehe und sie mir einen Wehentropf geben wollten. Mein
Mann fragte beharrlich nach, ob der langsame Fortschritt der einzige Grund für diese Empfehlung sei, und der Arzt antwortete,
dass es auch passieren könne, dass das Baby in den nächsten
Stunden nicht mehr gut genug versorgt werde, weil die Geburt
schon so lange dauern würde. So wie wir es in den Gesprächstech-*

niken der Geburtsvorbereitung gelernt hatten, bedankte sich mein Mann für die Informationen und teilte den beiden mit, dass wir das unter vier Augen besprechen und dann eine Entscheidung treffen würden.

Als wir alleine waren, besprachen mein Mann und ich, dass es unserem Baby jetzt gut ging und ich sagte, dass ich mit den Wehen und dem Geburtsverlauf zurechtkommen würde. Ich wollte nicht, dass eingegriffen wurde, ich wollte einfach weiter in der warmen Wanne liegen, die Wehen verschaukeln und dann wieder dösen. Mein Mann ging hinaus und es gelang ihm – nachdem ich unterschrieb, dass ich eigenverantwortlich auf Wehenmittel verzichten würde –, alle Maßnahmen abzulehnen.

Ich verbrachte beinahe die ganze erste Hälfte der Nacht in der Wanne. Zwei Mal musste mein Mann sehr dafür einstehen, dass ich in der Wanne bleiben konnte. Mittlerweile begleitete uns eine andere Hebamme, die unbedingt wollte, dass ich die Wanne verließ. Einmal versuchte ich das auch, aber die Wehen waren ohne das warme Wasser so schmerzhaft und anstrengend, dass mein Mann durchsetzte, dass ich wieder in die Wanne konnte. Irgendwann kam ein neuer Arzt zu uns und erklärte uns wieder, dass mein Muttermund erst bei sechs Zentimetern sei und dass die Geburt nicht rasch genug voranschreite. Ich könnte, wenn ich wollte, zuerst ein Wehenmittel haben, wenn das aber nichts bewirken würde, stünde ein Kaiserschnitt an. Dieses Mal sprach mein Mann sehr lange mit dem Arzt, ich fühlte mich wie in Watte und in meiner eigenen Welt der Wehen und der Erholung. Alles war weit weg, aber ich konnte erkennen, dass der Arzt vehement auf meinen Mann einredete. Der aber schüttelte dauernd den Kopf. Ich wusste, dass er für eine natürliche Geburt kämpfen würde und überließ mich ganz meiner Geburtsarbeit.

In den nächsten zwei Stunden musste ich mehrere Formulare unterschreiben und bestätigen, dass ich entgegen der ärztlichen

Empfehlung auf einen Kaiserschnitt verzichtete. Ich hatte mittlerweile die Wanne verlassen, und die Wehen waren nun so intensiv, dass ich sie nur mit lautem, tiefem Stöhnen und im Vierfüßler mit den Armen um den Hals meines Mannes ertragen konnte.

Wieder waren zwei Stunden ohne erkennbaren Fortschritt vergangen. Mein Muttermund sei noch immer bei sechs Zentimetern, hatte mir die Hebamme gerade vor zehn Minuten mitgeteilt. In diesen zehn Minuten waren die Wehen sehr intensiv und heftig geworden und die Pausen wurden immer kürzer. Ich überließ meinem Körper völlig die Führung, gab seinen Bewegungen und Lauten einfach nach und ließ mich mitreißen. Auf einmal spürte ich einen gewaltigen Druck nach unten. Ich nahm wahr, wie mein Körper ganz von selbst heftige Bewegungen nach unten machte und mein Baby durch meine Vagina schob. In diesem Moment öffnete die Hebamme die Tür, und als sie sah, dass gerade der Kopf meines Babys geboren wurde, rannte sie zu mir, um mein Baby aufzufangen. Und das war auch gut so, denn gleich nach der Geburt des Kopfes schlüpfte sein ganzer Körper heraus. Ich weinte vor Erschöpfung und Freude, als sie mir das Baby auf den Bauch legte. Meine Tochter schrie sofort kräftig, und ich musste lachen, denn ihre Schreie klangen genau wie die meinen noch vor wenigen Minuten.

Die nächsten Tage musste ich die ganze Zeit an die Geburt denken, und sogar noch jetzt, nach drei Jahren, erinnere ich mich fast täglich daran. Ich war und bin so überwältigt und fasziniert von dieser unglaublichen Arbeit, von dieser Selbstverständlichkeit, mit der mein Körper weise, ruhig und zugleich unkontrollierbar getan hat, was zu tun war, um meine Tochter zur Welt zu bringen. Ich war so glücklich und so beeindruckt von meinem Mann, der sich so sehr für einen guten Verlauf der Geburt eingesetzt hatte. Ich liebte ihn so sehr dafür, dass er mir und meinem Körper vertraut hatte und der Angst, die alle Eltern während einer Geburt haben, nicht nachgegeben hatte.

Selbstbestimmt gebären trotz Einleitung

Bernadette, erste Geburt

Der Geburtstermin unserer Tochter war bereits seit 14 Tagen überschritten, als wir einer Einleitung zustimmten. Ich erhielt einen Wehentropf und wartete darauf, dass die Wehen beginnen würden. Mein Mann war zuerst bei mir, als aber nach drei Stunden noch immer nichts geschehen war, fuhr er nach Hause. Gegen Abend erhielt ich eine zweite Dosis und leichte Wehen setzten ein. Sie wurden über zwei Stunden stärker und ebbten dann wieder ab. Ich schlief die ganze Nacht über.

Am Morgen bekam ich noch einen Tropf mit dem Einleitungsmedikament. Diesmal setzten bereits nach einer Stunde starke Wehen ein, die ich als sehr schmerzhaft empfand. Ich hatte in der Wehenpause bereits Angst vor der nächsten Wehe und wusste gar nicht, wie ich mit diesen Schmerzen umgehen sollte. Erst als mein Mann kam, ich mich auf den Gymnastikball setzte, während der Wehen laut stöhnte und mein Mann meine Hüften richtig fest zusammendrückte, konnte ich die Wehen etwas besser ertragen, und vor allem konnte ich mich in den Pausen nun besser entspannen. Ich lehnte mich dabei gegen meinen Mann und atmete tief und bewusst in meinen Bauch, während ich mein Gesicht entspannte. Als die Hebamme meinen Muttermund untersuchte und keinen Fortschritt feststellen konnte, war ich sehr unglücklich.

Nach wie vor waren die Wehen heftig und schmerzhaft, und ich konnte es nicht fassen, dass sie nicht wirken wollten. Ich weinte und fühlte mich völlig entmutigt. Jede Wehe kam mir wie eine Strafe vor, und ich wollte einfach nur, dass das aufhörte. In der nächsten Wehenpause rang ich in den Armen meines Mannes nach Atem, als ich plötzlich spürte, wie sich mein Baby heftig in mir bewegte. Ich spürte seine Beine an meinen Rippen und wie es seinen Kopf in meine Blase drückte. In diesem Moment begriff ich, dass ich in Selbstmitleid badete, während mein kleines Baby mit mir gemeinsam daran arbeitete, geboren zu werden. Gerade in diesem Augenblick kam die Hebamme ins Zimmer und fragte, ob ich ein Schmerzmittel wolle. Noch vor einer Minute hätte ich alles genommen – das Schmerzmittel, die PDA und liebsten gleich einen Kaiserschnitt. Jetzt aber sagte ich einfach gar nichts, sondern konzentrierte mich mit aller Kraft auf mein Baby, während die nächste Wehe kam. Ich versuchte, mich an all die Dinge zu erinnern, die ich gelernt hatte. Ich öffnete meinen Mund und atmete mit einem tiefen, weiten »AAAAAA« aus, ich kreiste mein Becken und stellte mir vor, wie mein Baby in mir daran arbeitete, den Muttermund zu öffnen, und wie sich dieser lockerte und öffnete. Die Wehen waren noch immer sehr schmerzhaft, aber ich war entschlossen, mit meinem Baby gemeinsam zu arbeiten.

Nach fünf Stunden war mein Muttermund vier Zentimeter offen und ich war sehr erleichtert. Zu diesem Zeitpunkt begannen sich die Wehen zu verändern. Sie waren noch immer intensiv, aber die Schmerzspitzen waren weg, dafür fühlte ich mich während einer Wehe wie in Trance. Ich denke, dass zu diesem Zeitpunkt mein Körper wieder in sein Hormongleichgewicht gefunden hatte. Ich wollte, dass die Geburt voranging, und verarbeitete die Wehen stehend, auf dem Ball schaukelnd oder auf meinen Mann gestützt in aufrechten Positionen. Ich konzentrierte mich die ganze Zeit auf mein Baby und stellte mir intensiv vor, wie sich mein Muttermund öffnete. Schon drei Stunden später setzen die Presswehen ein und die Hebamme bestätigte, dass mein Muttermund vollständig eröffnet sei. Ich wollte in den Vierfüßler gehen, die Hebamme und mein Mann halfen mir dabei. Es war sehr schwierig, mein Baby nach unten zu schieben, denn die Presswehen überwältigten mich so sehr, dass ich die Orientierung verlor und in die falsche Richtung presste, sodass sich mein Kopf anfühlte, als müsse er platzen. Die Hebamme half mir, indem sie meine Hand zwi-

schen meine Beine legte und sagte, ich solle zu meiner Hand atmen. Das half mir, aber trotzdem war jede einzelne Presswehe ein hartes Stück Arbeit.

Plötzlich sagte der Arzt, der kurz zuvor ins Zimmer gekommen war, dass die Herztöne des Babys in dieser Position nicht mehr zu messen seien und ich mich doch auf den Rücken legen sollte. Ich wollte mich nicht auf den Rücken legen, andererseits verunsicherten mich die Worte des Arztes aber sehr und ich bekam Angst um unser Baby. Ich suchte den Blick der Hebamme, und sie wirkte so ruhig und gelassen, dass ich mir nicht vorstellen konnte, dass mein Baby in akuter Gefahr war. Also schüttelte ich nur den Kopf. Mein Mann reagierte sofort und antwortete dem Arzt, dass wir diese Position beibehalten würden.

Nach einer Ewigkeit spürte ich endlich den Kopf meines Sohnes an meiner Hand. Als ich sein Haar fühlte, gab mir das einen unglaublichen Energieschub und ich presste sehr kraftvoll, bis sein Kopf geboren wurde. Plötzlich spürte ich, wie mein Sohn den Kopf bewegte und in meinem Becken heftig ruckelte, um sich so zu drehen, dass seine Schultern geboren werden konnten. Kaum war er ruhig, begann die nächste Wehe, und ich konnte mit einer letzten Kraftanstrengung auch seinen Körper gebären. Die Hebamme fing ihn auf und legte ihn mir sogleich auf den Bauch. Er sah mich ganz ruhig an, und ich konnte gar nicht glauben, dass dies nun tatsächlich mein wundervoller, kleiner Sohn war. Ich war so beeindruckt davon, wie er sich zu Beginn der Geburt bemerkbar gemacht hatte, und ich war so unendlich erleichtert, dass ich auf ihn gehört hatte und wir eine so schöne Geburt erleben konnten.

Geburt im Teamwork mit meinem Mann

Eva, erste Geburt

Wir hatten uns bei der Geburt unserer ersten Tochter für eine kleine Klinik entschieden und wollten nur mit Hebamme, aber ohne ärztliche Begleitung gebären. Als wir die Klinik erreichten, fragten wir gleich nach der Verzichtserklärung, die wir dafür unterschreiben müssten, und auch wenn unser Wunsch Irritation auslöste, konnten wir alles klären. Die Geburtsstation war ganz leer, die Hebamme war sehr fürsorglich und ich fühlte mich sehr wohl mit ihr. Ich fand es sehr anstrengend, die Wehen zu verarbeiten, und bei Beginn einer Wehe überkam mich immer wieder Angst, dass ich nicht stark genug sei, um das alles noch länger zu ertragen. Die Hebamme massierte deshalb bei Beginn der Wehen immer meine Oberschenkel und sagte immer wieder, dass alles in Ordnung sei und ich das super machen würde. Mein Mann kitzelte meinen Rücken und meinen Kopf, was mir auch sehr half. Ich fühlte mich so gut aufgehoben und umsorgt, dass ich trotz starken und anstrengenden Wehen und meinen Ängsten gut zurechtkam.

Nach zwei Stunden kamen plötzlich noch zwei weitere Frauen mit Wehen, sodass die Hebamme keine Zeit mehr für uns hatte. Es war nun sehr schwierig für mich, meine Ängste und die Wehen auszuhalten. Mein Mann unterstützte mich, so gut er konnte. Er massierte mich, er kühlte meine Stirn und er umarmte mich in den Wehenpausen, damit ich mich entspannen konnte. Er sagte mir dauernd, dass ich das so gut machen würde und dass alles wunderbar sei.

Während ich gemeinsam mit der Hebamme eher leise geatmet hatte, brauchte ich nun viele Töne, um mit den Wehen zurechtzukommen. Ich schnaufte und stöhnte, seufzte und tönte. Ich war wohl ziemlich laut, denn als die Hebamme wieder einmal nach uns sah, fragte sie, ob ich eine PDA haben möchte. Das verunsicherte mich sehr, denn ich hatte bislang gedacht, dass ich das schaffen würde, und nun schien die Hebamme nicht mehr an mich zu glauben. Mein Mann lehnte ihren Vorschlag – so, wie wir das besprochen hatten – sofort ab und nahm sie beiseite, um mit ihr zu sprechen. Nach der Geburt erzählte mein Mann mir von diesem Gespräch. Die Hebamme hatte ihm gesagt, dass sie sehr viel zu tun habe und uns leider nicht mehr so eng betreuen könne. Wenn ich ohne enge Betreuung die Wehen nicht aushalten würde, könne ich jederzeit eine PDA haben. Mein Mann lehnte trotzdem ab und kam wieder zu mir. Ich denke, dass die Zeit bis zur Geburt für ihn sehr anstrengend war, weil er wusste, dass er meine einzige Unterstützung war, und ich brauchte ihn die ganze Zeit. Ich brauchte ihn, damit er mit mir atmete, ich brauchte seine Massagen, seinen Druck auf mein Kreuzbein, ich brauchte dauernd seine Hilfe beim Wechsel der Positionen, da ich während der Wehe im Vierfüßler sein wollte und mich in den Wehenpausen in der Seitenlage wohler fühlte. Wenn die Wehe dann wieder begann, war es so anstrengend hochzukommen, dass er mich ordentlich unterstützen musste.

Kurz bevor die Presswehen einsetzten, kam ich noch einmal in ein emotionales Tief. Ich sagte immer wieder, dass ich nicht mehr könne und dass ich eine PDA haben wolle, und wenn das nicht jetzt gleich aufhören würde, dann wolle ich einen Kaiserschnitt. Wir vereinbarten, dass ich noch 20 Minuten durchhalten solle, und wenn sich bis dahin nichts verändern würde, würde er die Hebamme um eine PDA oder ein anderes Schmerzmittel bitten. Bevor es so weit kam, setzten schon die Presswehen ein. Die Hebamme blieb nun bei uns. Ich konnte mir überhaupt nicht mehr vorstellen, mich aus der Seitenlage noch einmal aufzurichten und blieb eine Presswehe lang liegen. In der Pause sagte mein Mann, dass er mir nun aufhelfen werde, damit ich – wie ich es mir vor-

genommen hatte – in einer aufrechten Position gebären könne. Ich konnte mir nicht vorstellen, dass ich das schaffen würde, aber mein Mann und die Hebamme halfen mir wieder in den Vierfüßler. In dieser Position fühlte ich mich viel wohler und nur kurze Zeit später wurde unsere Tochter geboren.

Seit ihrer Geburt fühle ich mich auf eine wunderbare Art weiblicher als zuvor und auch viel verbundener mit meinem Körper. Durch diese Geburtserfahrung habe ich so viel Selbstsicherheit gewonnen, dass ich unsere zweite Tochter in einem Geburtshaus zur Welt brachte. Auch die zweite Geburtserfahrung war anstrengend – ich denke, ich gehöre einfach nicht zu den Frauen, die leicht gebären. Aber dennoch erlebten wir wieder eine natürliche und schöne Geburt.

Ein schwieriger Geburtsbeginn mit gutem Ende

Sabine, erste Geburt

Ich hatte mich durch ein Vorbereitungsseminar im EigenSinn-Institut, im Schwangerschaftsyoga und in einigen persönlichen Beratungsstunden intensiv auf eine natürliche Geburt vorbereitet. Trotzdem begann die Geburt meines Sohnes ganz anders als erhofft. 20 Tage vor dem Geburtstermin setzten spät am Abend Wehen ein und mein Mann war über Nacht auf seiner letzten Geschäftsreise vor der Geburt. Ich war ganz alleine zu Hause und konnte meinen Mann nicht erreichen, da er gerade im Flugzeug war. Die Wehen wurden immer stärker und kamen im Abstand von fünf Minuten. Ich bekam Angst, dass mein Baby zu plötzlich zur Welt kommen und ich während der Geburt ganz alleine sein würde. Also rief ich einen Krankenwagen, der mich in die Klinik brachte. Dort stellte die Hebamme fest, dass mein Muttermund zwei Zentimeter offen war. Ich bekam ein kleines Einzelzimmer zugewiesen. Endlich erreichte ich auch meinen Mann, der sofort

*den nächsten Flug zurück buchte. Er würde am nächsten Tag um
16 Uhr landen und könnte dann etwa eine Stunde später bei mir
sein. Jetzt war es nicht einmal Mitternacht. Während der folgenden sechs Stunden hatte ich weiterhin Wehen, doch der Muttermund öffnete sich nur auf drei Zentimeter.*

*Morgens um halb sechs Uhr hörten meine Wehen plötzlich auf.
Die Hebamme schickte mich zum Treppensteigen, aber ich sagte
ihr, dass ich mich lieber ausruhen wolle. Eine Stunde später hatte
ich noch immer keine Wehen, sodass mir ein Arzt mitteilte, dass
er mir nun einen Wehentropf verabreichen würde. Ich lehnte ab,
aber es gelang mir nicht mehr, mich zu entspannen. Irgendwann
am Vormittag begannen wieder leichte Wehen, aber mein Muttermund veränderte sich nicht mehr. Ich wurde dann sehr zu einem
Wehentropf gedrängt und stimmte schließlich zu. Der Tropf wirkte
unverzüglich, sehr starke Wehen setzten ein. Während der Wehen
hatte ich heftige Schmerzen, bei denen mir auch all die Übungen
und Atemtechniken, die ich erlernt hatte, nicht helfen konnten.
Die Pausen wurden immer kürzer und eine Wehe nach der anderen überrollte mich. Ich verlor völlig die Kontrolle und nahm
dankbar das Schmerzmittel, das mir die Hebamme schließlich
brachte. Leider wurde mir davon so übel, dass ich dauernd erbrechen musste. Die Wehen schmerzten immer noch fast unverändert, und zusätzlich musste ich mich auch noch dauernd
übergeben. Ich zitterte und war völlig erschöpft. Ich bekam einen
Tropf zum Flüssigkeitsausgleich und eine PDA. Die PDA half bei
den Schmerzen, aber ich konnte meine Beine nicht mehr spüren
und musste nun liegen. Dann wurde ein Urinkatheter gelegt.
Mittlerweile war es 15 Uhr. Mein Muttermund war noch immer
erst drei Zentimeter offen und der Wehenschreiber zeigte, dass
meine Wehen wieder schwächer wurden. Eine Stunde später hatte
sich der Muttermund immer noch nicht verändert, und wieder
kam ein Arzt, um mir einen Wehentropf zu geben.*

*Ich hatte mittlerweile mit meinem soeben gelandeten Mann tele-
foniert, und er hatte mich darin bestärkt, mit allem zu warten, bis
er eintreffen würde. Also lehnte ich den Wehentropf ab. Als mein
Mann endlich kam, hatten wir noch kurz Zeit, um zu zweit zu re-
den, bevor wieder ein Arzt kam. Abermals sagte der Arzt, dass die
Geburt nicht voranging und die Wehen verstärkt werden müssten.
Mein Mann fragte ihn, ob es unserem Baby gut gehe, und sagte
ihm dann, dass wir uns noch zu zweit besprechen wollten. Als wir
alleine waren, besprachen wir, dass das nun genau so eine Situation sei, in der ein Eingriff auf den anderen folgt und dass wir es
ja – wenn es dem Baby gut gehe – mit der Geburt nicht eilig hätten. Die Wehen waren nun noch schwächer geworden. Außerdem
hatte ich so lange nicht geschlafen und nicht ordentlich gegessen,
dass ich mich nicht kräftig genug für die Geburt fühlte. Wir entschieden uns, noch einmal nach Hause zu fahren.*

*Das Gespräch, in dem wir diese Entscheidung den Ärzten und der
Hebamme mitteilten, übernahm zum Glück mein Mann, denn
die Ärzte waren nicht einverstanden mit unserer Entscheidung.
Ein Arzt sagte sogar, dass er das für unverantwortlich halte. Wir
mussten unterschreiben, dass wir entgegen der Empfehlung der
Klinik gehen würden. Dann packten wir unsere Sachen und fuhren nach Hause. Dort telefonierten wir mit unserer Hebamme, die
versprach, so schnell wie möglich zu uns zu kommen. Während
ich mich ins Bett legte – ich hatte noch immer etwas wackelige
Beine von der PDA –, kochte mein Mann ein Mittagessen. Ich
döste ein wenig, aß zwei Portionen, und dann klingelte schon die
Hebamme. Das Gespräch mit ihr beruhigte uns sehr. Sie kontrol-
lierte die Bewegungen und Herztöne unseres Babys und wir sprachen lange darüber, wie ich mich fühlte und was ich spürte. Als
sie ging, konnte ich beruhigt einschlafen. Ich schlief bis zum Morgen und fühlte mich nun wieder ausgeruht und kräftig. Die Sorgen, die ich mir beim Verlassen der Klinik um unser Baby ge-*

macht hatte, verschwanden immer mehr, denn es war sehr aktiv und bewegte sich so wie immer. Ich konzentrierte mich wieder auf eine natürliche Geburt und beschäftigte mich intensiv mit unserem Baby. Wir verbrachten bewusst einen ruhigen und gemütlichen Tag.

In der folgenden Nacht schlief ich wunderbar ein. Als ich um Mitternacht zur Toilette ging, bemerkte ich, dass ich leichte Wehen hatte. Ich war jedoch so müde, dass ich mich wieder hinlegte und sogar noch einmal einschlief. Um fünf Uhr wachte ich dann durch kräftige Wehen auf. Ich weckte meinen Mann, aß ein kleines Frühstück und konzentrierte mich dann auf die Wehen. Sie fühlten sich wunderbar an. Ja, sie waren anstrengend und irgendwo spürte ich auch Schmerzen, aber es war absolut kein Vergleich zu den Wehen vor zwei Tagen. Am späten Vormittag fuhren wir wieder in die Klinik. Nun waren wir ganz froh über das wechselnde Personal, denn wir trafen niemanden, den wir schon kannten. Mein Muttermund war bei sieben Zentimetern. Nur eine Stunde später setzten die Presswehen ein und kurz darauf wurde unser Sohn geboren.

Ich denke, wenn wir den ersten Geburtsbeginn nicht abgebrochen hätten, wäre unser Sohn durch einen Kaiserschnitt zur Welt gekommen. Es fühlt sich an, als hätten wir noch im letzten Moment die Kurve zu einer selbstbestimmten Geburt gekratzt. Es ist wirklich schwer, während der Geburt gute Entscheidungen zu treffen, und ich bin sehr dankbar für die spezielle Vorbereitung auf die Geburt in der Klinik. Mir ist die Sicherheit im Notfall sehr wichtig, und wir werden bald auch unseren zweiten Sohn in der Klinik zur Welt bringen. Ich weiß nun, dass ich mich darauf verlassen kann, dass mein Körper von selbst weiß, wann er bereit ist für die Geburt, und dass er alles kann, um mein Baby gut zur Welt zu bringen.

Geburt in der Klinik mit Doula

Christine, zweite Geburt

Die Geburt meiner ersten Tochter war schrecklich. Ich wurde zehn Tage nach dem errechneten Termin zu einer Einleitung gedrängt. Nach heftigen Wehen ohne Fortschritt, vielen Schmerzmitteln, Geburtsstillstand, Wehenmitteln, PDA und erneutem Geburtsstillstand bei offenem Muttermund wurde meine Tochter geboren, indem zwei Ärzte mit aller Kraft auf meinen Bauch drückten. Das Ergebnis: ein Dammriss dritten Grades, ein Schreibaby aufgrund des Kristeller-Handgriffes (wie mir erst Wochen später ein Osteopath erklärte) und ein Geburtstrauma.

Eigentlich hatten wir zwei Kinder im Abstand von etwa zwei Jahren geplant, aber erst fünf Jahre nach der Geburt war ich so weit, mir eine weitere Geburt zuzutrauen. Am liebsten wäre ich für die Geburt zu Hause geblieben, aber mein Mann konnte sich das gar nicht vorstellen, und ohne seine Unterstützung fühlte auch ich mich nicht sicher genug. Ich bereitete mich am EigenSinn-Institut intensiv auf die Geburt vor, und eigentlich hatte ich geplant, meine eigene Hebamme zur Geburt unserer Tochter mit in die Klinik zu nehmen, aber leider konnte ich keine Hebamme finden, die noch frei war. Daher entschieden wir uns dazu, uns bei der Geburt von einer Doula begleiten zu lassen. Wir trafen sie während der Schwangerschaft drei Mal und besprachen alle wichtigen Dinge mit ihr. Schon beim ersten Treffen hatte ich ein sehr gutes Gefühl, und auch mein Mann – der zuerst dachte, eine Doula sei immer esoterisch »angehaucht« und würde daher nicht zu uns passen – wurde eines Besseren belehrt. Als die Geburt losging, rief ich sie gleich an und sie kam zu uns nach Hause. Kurze Zeit später traf auch mein Mann ein, der unsere große Tochter zu den Großeltern gebracht hatte. Die beiden richteten das Wohnzimmer für die Geburt her: Mein Mann fertigte aus einem Tragetuch eine

Schlaufe und befestigte sie an dem Deckenhaken des Hängesessels. Außerdem legte er eine dicke Matte auf den Boden und rollte den Gymnastikball ins Zimmer. Die Doula legte meine Entspannungs-musik auf, verteilte einige Kerzen im Zimmer und zog die Vor-hänge zu. Gut sichtbar platzierte sie die großen Karten mit mei-nen guten Geburtsgedanken. Ich lag noch lange auf dem Sofa, entspannte mich, konzentrierte mich auf mein Baby und las die guten Geburtsgedanken. Ab und zu aß ich ein Stück Obst oder Schokolade und trank vom frisch gepressten Orangensaft. Mein Mann massierte meine Füße und die Doula hielt sich im Hinter-grund. Es fühlte sich schön an, so umsorgt zu werden, während die Wehen langsam zunahmen. Bald wurde mir das Sofa zu un-bequem und ich wechselte zum Gymnastikball und dann in die Wanne, in der mein Mann meinen Rücken streichelte und mich mit warmem Wasser übergoss. Ich konnte die Wehen gut anneh-men, auch wenn sie deutlich intensiver wurden. Schließlich ent-schied ich, dass wir in die Klinik fahren sollten.

Die Fahrt in die Klinik und die Ankunft waren sehr unangenehm. Meine Wehen waren plötzlich sehr schmerzhaft geworden und ich konnte mich unterwegs nicht gut entspannen. Die Hebamme, die uns aufnahm, hatte wenig Zeit. Sie untersuchte rasch meinen Muttermund (sechs Zentimeter), sagte uns, dass gleich Schicht-wechsel sei, hängte das CTG an und sagte, die andere Hebamme komme dann gleich. Ich fühlte mich sehr unwohl in der liegenden Position und bekam kurz Panik; die Situation erinnerte mich an die erste Geburt. Die Wehen wurden immer schmerzhafter, und ich merkte, dass ich mich besser auf mich konzentrieren musste. Doch aufgrund der unbequemen Position gelang mir das nicht. Meine Doula massierte mir den Rücken und mein Mann hielt meine Hände, aber es wurde nicht besser. Kurz entschlossen schnappte sich mein Mann die CTG-Kabel und sagte: »Geh in den Vierfüßler, ich richte den Gurt dann wieder.« Meine Doula half mir, mich aufzurichten, reichte mir eine Schlafmaske und meinen MP3-Player. Langsam kam ich wieder in meinen Rhythmus. Der Vierfüßler tat mir gut, die Entspannungsmusik half mir, mich zu beruhigen, und durch die Schlafmaske konnte ich die Umgebung ausblenden. Dadurch konzentrierte ich mich automatisch wieder auf mich und mein Baby. Als die neue Hebamme eine halbe Stunde später kam, war sie unzufrieden, weil sie das CTG nicht auswerten konnte. Sie gab mir aber ein mobiles Gerät und teilte uns ein Geburtszimmer zu. Die Wehen waren nun sehr intensiv, und ich brauchte all meine Kräfte, um sie zu verarbeiten. Meine Doula und mein Mann waren die ganze Zeit über bei mir, bestärkten mich, stützten mich, massierten mich und sorgten dafür, dass ich alles hatte, was ich brauchte. Die Hebamme schaute immer wieder einmal herein, vergewisserte sich, dass die Herztöne gut waren, und untersuchte mich noch einmal. Acht Zentimeter. Die letzte Zeit der Eröffnungsphase verbrachte ich wie in Trance. Ich tauchte völlig ein in diesen ewigen Wechsel aus Wehe, Bewegung, tiefem Tönen, intensivem Schaukeln und Tönen bis zum Höhepunkt der Wehe, langsamem Ausklingen und Hinabfallen in eine tiefe, vollkommene Entspannung. Ich konnte weder an mich selbst noch an mein Baby denken, ich konnte gar nicht mehr denken, ich hatte allen Widerstand fallen gelassen und tat einfach, was mich mein Körper tun ließ.

Obwohl die Wehen heftig, anstrengend und schmerzhaft waren, genoss ich es, zu spüren, wie mein Körper zielstrebig und mit aller Kraft arbeitete. Dieses Gefühl war nicht zu vergleichen mit der ersten Geburt. Als mein Muttermund offen war, bekam ich nicht gleich Presswehen. Uns wurde gesagt, dass die Wehen verstärkt werden müssen, weil die Geburt jetzt wirklich zum Ende kommen sollte. Mein Mann sagte so klar und bestimmt, dass wir noch abwarten wollen, dass ihm niemand widersprach. Ich konzentrierte mich ganz auf die Wehen und meine Tochter. Es dauerte ein we-

nig, aber plötzlich verspürte ich einen leichten Pressdrang und konnte meine Tochter in den nächsten zwei Stunden gut bis zum Scheideneingang schieben, dann ging es erneut nicht mehr weiter. Sie hatte sich falsch herum ins Becken gedreht, also mit dem Gesicht zu meinem Bauch anstatt zu meinem Rücken, und nun kam sie nicht um die Kurve. Wir versuchten verschiedene Positionen, die Hebamme, meine Doula und mein Mann halfen mir, aber nach bald dreieinhalb Stunden intensiver Presswehen war ich so erschöpft, dass ich irgendwann nicht mehr mitschieben konnte. Die Hebamme empfahl mir einen Dammschnitt. Ich schüttelte den Kopf, das wollte ich doch auf keinen Fall! Meine Doula bemerkte, dass ich mit der Entscheidung kämpfte und sagte, dass die Geburt bislang ganz nach meinen Wünschen und wunderbar verlaufen sei. Ich dürfe auch jetzt eine Entscheidung treffen, die gut für mich sei – auch wenn das eine andere Entscheidung sei, als ich zuvor gedacht hätte. Ich solle mir einfach Zeit nehmen und spüren, was passen würde. Nach drei weiteren Wehen merkte ich, dass ich bald gar keine Kraft mehr haben würde, und ich entschied mich für einen Dammschnitt. Der Arzt machte einen Schnitt und sogleich rutschte meine Tochter heraus. Sie schrie sofort lauthals, und ich war beeindruckt, dass sie nach dieser Anstrengung die Kraft dazu hatte.

Wenn ich meine kleine Tochter ansehe, denke ich noch immer sehr oft an die Geburt und bin dankbar dafür, wie sehr mich dieses Erlebnis mit der ersten Geburtserfahrung ausgesöhnt hat. Ich habe seither ein viel positiveres Bild von mir als Mutter und von meinem Körper, und selbst mit dem Dammschnitt bin ich zufrieden. Diese drei Wehen, in denen ich Zeit hatte, eine Entscheidung langsam zu treffen, waren sehr wichtig für mich. Ich habe sowohl eine fremdbestimmte als auch eine selbstbestimmte Geburt durchlebt, und der Unterschied während der Geburt ist wie Tag und Nacht. Auch die Zeit nach der Geburt erkenne ich kaum wieder:

So viele positive Gefühle, so viel Vertrauen und so viel Zuversicht sind im Überfluss vorhanden, während ich nach der ersten Geburt oft mühsam danach suchen musste. Ich bin jeden Tag dankbar für dieses wunderbare Geburtserlebnis.

4

Was die erste
Zeit mit deinem
Baby für dich
bereithält

Gleich nach der Geburt: Was nun?

Wenn dein Baby gleich nach der Geburt auf deinem Bauch liegt, nimm dir einfach Zeit, es anzusehen und zu begrüßen. Vielleicht schreit dein Baby, vielleicht ist es aber auch ganz ruhig und sieht dich nur an. Beides ist völlig normal und in Ordnung. Während nun auf die Geburt der Plazenta gewartet und kontrolliert wird, ob du eine Geburtsverletzung hast, die genäht werden muss, bleibt dein Baby bei dir.

Wie schnell nach der Geburt das Baby routinemäßig gewogen und gemessen wird, ist von Klinik zu Klinik unterschiedlich. Eine wichtige Sache gibt es dabei zu bedenken: Wenn du vorhast, dein Baby zu stillen, solltest du es unbedingt das erste Mal anlegen, bevor es von dir getrennt wird. Wird ein Baby nach der Geburt gestillt, bevor es (und sei es nur für eine Minute) von der Mutter getrennt wird, steigert das die Chancen auf eine unkomplizierte Stillbeziehung signifikant.[68] Normalerweise bleibst du nach der Geburt für das erste Bonding noch etwa zwei Stunden im Geburtszimmer. In dieser Zeit bleibt das Baby nackt auf dir liegen. Du kannst also auf jeden Fall einfordern, dass dein Baby erst nach diesen zwei Stunden gewogen und gemessen wird. In vielen Kliniken ist es außerdem üblich, auch gleich einen Fußabdruck von deinem Baby zu nehmen. Wenn du das nicht möchtest, musst du es ansprechen.

Deine Gefühle nach der Geburt

Nimm dir Zeit und genieße diese ersten Momente mit eurem neuen Familienmitglied. Manche Frauen verspüren in den ersten Minuten nach der Geburt ein unbändiges Glücksgefühl und eine tiefe Liebe zu ihrem Baby, die wie der Blitz einschlägt. Ich empfand bei der Geburt meiner ersten Tochter vor allem Erstaunen und Verwunderung, dass dieses kleine Wesen nun tatsächlich »mir gehörte«. Der Gedanke, für immer und ganz alleine mit meinem

Mann für sie verantwortlich zu sein, erschien mir schon etwas unheimlich. Ich weiß noch, dass ich nach der Geburt meiner ersten
Tochter drei Tage des Wochenbettes in der Klinik verbrachte, und
jedes Mal, wenn ich kurz zur Toilette oder duschen gegangen war
und wieder zurück ins Zimmer kam, konnte ich es kaum fassen,
dass dieses kleine Baby tatsächlich *meine* Tochter war. Die tiefe
Liebe kam dann natürlich auch – aber sie kam langsam und später.

Die eine Empfindung ist ebenso in Ordnung wie die andere. Bei
jeder Frau entwickeln sich die Gefühle in einem anderen Tempo.
Lass dich daher nicht verunsichern, wenn die ersten Momente
nicht gleich dieses überwältigende Glücksgefühl in dir hervorru-
fen, von dem so oft gesprochen wird.

Wie fühlt sich dein Baby nach der Geburt?

Diese Frage ist wirklich spannend, denn eine Geburt muss sich für
ein Baby wie der Wechsel auf einen völlig anderen Planeten anfühlen: Aus warm wird kalt, aus leise wird laut, aus leicht wird schwer,
aus nass wird trocken, aus Enge wird Weite und aus Passivität wird
Aktivität. In all dieser Fremde ist deinem Baby nur eines wirklich
vertraut, und das bist du. Gemeinsam mit deinem Partner kannst
du deinem Baby den Wechsel in diese neue Welt erleichtern.

Berührung

Direkter Hautkontakt zu dir und deinem Partner erfüllt deinem
Baby in den ersten Stunden, Tagen und Wochen sein großes Bedürfnis nach direkter Nähe. Dein Baby möchte deine Haut spüren,
deinen Herzschlag hören und deinen Mama- beziehungsweise den
Papa-Geruch einatmen. Es fühlt sich am wohlsten, wenn es ganz
viel Zeit nackt auf dir oder deinem Partner liegen kann. Ein besonders großes Hemd, in dem du und dein nacktes Baby gemeinsam Platz finden, erfüllt seine Bedürfnisse viel besser als jede Ba-
bykleidung.

Zeit zum Kennenlernen

Oft stehen schon wenige Stunden nach der Geburt ganze Scharen von Verwandten und Freunden bereit, um dein Baby anzusehen, herumzutragen und mit dir zu plaudern. Auch ganz ohne Besuch in einem ruhigen Zimmer hat dein Baby eine gewaltige Menge an Eindrücken zu verarbeiten. Es kann seine Bedürfnisse noch nicht klar ausdrücken, und wenn ihm etwas zu viel wird, schützt es sich, indem es in den Schlaf flüchtet. Und so staunen all die Besucher immer, wie brav das Baby schläft, während es reihum gereicht wird. Wenn die Besucher dann weg sind, hast du aber wahrscheinlich alle Hände voll zu tun, weil dein Baby plötzlich schreit, unruhig ist oder so zappelt, dass es dir nicht gelingt, es zum Stillen anzulegen. Dein Baby braucht erst einmal Zeit, um *dich* kennenzulernen, um *den Papa* kennenzulernen. Und auch du brauchst Zeit, um dein Baby kennenzulernen. Überleg dir daher, ob ihr in der Klinik oder im Wochenbett überhaupt Besuch empfangen wollt und wenn ja, ob es für dich in Ordnung ist, wenn in dieser Anfangszeit Freunde und Verwandte dein Baby halten möchten. Wenn du dir und deinem Baby zu Beginn eine bedachte, achtsame Anfangszeit schenkst, in der ihr euch in Ruhe kennenlernen könnt, schaffst du eine wunderbare Basis für eine enge Mutter-Kind-Bindung.

Wie lange bleiben wir in der Klinik?

Du entscheidest selbst, wie lange du nach der Geburt in der Klinik bleiben möchtest. Unabhängig davon empfehle ich dir, auf jeden Fall eine Nachsorgehebamme in Anspruch zu nehmen. Diese kommt – sobald du von der Klinik nach Hause gehst – zu dir und kümmert sich nicht nur körperlich um dich und dein Baby, sondern ist auch für dich da, wenn du in irgendeiner Weise unsicher bist, Fragen hast oder wenn es dir psychisch nicht so gut geht. Eine richtig gute Hebamme kümmert sich meiner Meinung nach nicht nur um das Baby – denn ein gesundes Baby braucht eigentlich gar nichts –, sondern vor allem um die Mutter. Ich hatte nach den Geburten meiner letzten drei Kinder ganz wunderbare Hebammen zur Nachsorge, die mich mit Rücken- und Bauchmassagen verwöhnten und mir durch ihre tiefe Überzeugung von meiner Kompetenz als Mutter sehr viel Selbstvertrauen und Sicherheit schenkten.

Kliniken werben für den Aufenthalt nach der Geburt gerne mit allerlei Fachkräften: Stillberaterinnen, Physiotherapeuten und Co. Sie sind vor Ort und jederzeit verfügbar. Was verschwiegen wird, ist die Zahl der Patientinnen, die diese Fachkräfte betreuen müssen, und das Zeitfenster, das ihnen pro Frau zur Verfügung steht. Während an der Klinik also alles immer eng getaktet ist, kann sich eine Stillberaterin, die dich zu Hause besucht, so viel Zeit nehmen, wie du brauchst. Kurz gesagt: Alle klassischen Probleme, die nach der Geburt auftreten, lassen sich nicht ohne Zeit und Ruhe lösen. Was fehlt an Kliniken eigentlich immer? Zeit und Ruhe. Ich verstehe, dass dir der Gedanke, gleich nach der Geburt mit deinem Baby zu Hause zu sein, vielleicht unheimlich ist. Du musst diese Entscheidung auch nicht jetzt treffen, du sollst nur wissen, dass *du selbst* entscheiden kannst, wann du nach Hause gehen möchtest. Du brauchst dafür keine Erlaubnis.

Ambulante Geburt

Wenn du dich für eine ambulante Geburt entscheidest, bleibst du nach der Geburt noch zwischen vier und 24 Stunden in der Klinik, hast Zeit für das Bonding und dein Baby wird kurz untersucht. Sobald du dich fit genug fühlst, kannst du mit deinem Baby nach Hause. Zu Hause wirst du dann von einer Hebamme betreut, die du selbst ausgesucht hast und die du bereits kennst. Sie kennt deine Wünsche und wird dich – wenn sie gute Arbeit macht – in deiner Rolle als Mama bestärken und dir Selbstsicherheit schenken. Du bist von Beginn an mit deinem Baby in eurem vertrauten

Umfeld – in eurem Zuhause. Deine Hebamme ist telefonisch immer erreichbar, und sie besucht dich täglich so lange, bis du sie nur noch ab und zu und schließlich gar nicht mehr brauchst.

Stationärer Aufenthalt nach der Geburt

Du kannst nach der Geburt je nach Bedarf einige Tage in der Klinik auf der Wochenstation verbringen. Wenn du eine Kaiserschnittgeburt hattest, musst du so lange in der Klinik bleiben, bis du keine Schmerzmittel mehr brauchst und dich wieder frei bewegen kannst. Je nach Klinik hast du ein Zwei- bis Vierbettzimmer zur Verfügung. In manchen Kliniken besteht die Möglichkeit, ein Familienzimmer zu buchen, das du und dein Partner gemeinsam belegt. Diese Variante ist – wenn sie für euch bezahlbar ist – sehr empfehlenswert. Wie lange du in der Klinik bleibst, entscheidest du selbst. Damit du flexibler bist, empfehle ich dir, auf jeden Fall eine Nachsorgehebamme zu organisieren, damit du jederzeit nach Hause gehen kannst und dennoch gut versorgt bist. Solange du dich in der Klinik wohl und entspannt fühlst, kannst du natürlich bleiben. Solltest du dich allerdings zunehmend verunsichert oder gestresst fühlen, solltest du vielleicht lieber nach Hause gehen und dich von deiner persönlichen Hebamme begleiten lassen. Die meisten typischen Probleme der ersten Tage entstehen erst gar nicht, wenn dich in dieser Zeit eine ermutigende Fachperson begleitet.

Meiner Meinung nach sollte eine Frau in den ersten Tagen nach der Geburt unbedingt von einer Hebamme betreut werden, weshalb ich dir empfehle, nachzufragen, ob die Klinik eine hebammengeführte Wochenbettstation hat. (Die andere Variante ist eine Wochenbettstation unter der Leitung von Krankenschwestern, was nicht bedeutet, dass diese keine gute Arbeit leisten, aber sie sind nun mal keine Hebammen.) Immer wieder erzählen mir Frauen, dass sie sich in der Klinik sehr unwohl und fremdbestimmt gefühlt haben, es aber nicht wagten, nach Hause zu gehen, weil sie noch keinen Milcheinschuss hatten. Kaum sind sie allerdings zu Hause, kommt die Milch, da sie sich endlich entspannen können. Also: Wenn dich die Klinik stresst, geh nach Hause! Deine Nachsorgehebamme kann und weiß alles, was nötig ist.

Dein Baby wird in den Tagen nach der Geburt normalerweise folgenden Prozeduren unterzogen:

Untersuchung und Behandlung des Babys kurz nach der Geburt

- zweimalige Vitamin-K-Gabe
- antibiotische Augentropfen
- Messung der Bilirubinwerte
- Hüftultraschall
- Fersenblutentnahme zur Erkennung von Stoffwechselkrankheiten (Neugeborenenscreening)

Solltest du eines dieser Dinge anders handhaben wollen, als in der Klinik üblich, musst du dies mit den Ärzten vor Ort besprechen, damit deine Wünsche berücksichtigt werden.

Deine Nachsorgehebamme

Wenn du eine Nachsorgehebamme hast, kann diese dir bei allen Fragen, Unsicherheiten und Schwierigkeiten in der ersten Zeit mit deinem Baby helfen:

- *Unterstützung durch Gespräche*
  Die Hebamme spricht mit dir über deine Erfahrung bei der Geburt, über die körperlichen und seelischen Veränderungen und über dein Baby. Sie klärt mit dir alle medizinischen Fragen und unterstützt dich dabei, eine gute Beziehung zu deinem Baby aufzubauen.

- *Begleitung von Rückbildung, Wundheilung und medizinischen Fragen*
  Die Hebamme kontrolliert die Rückbildung deiner Gebärmutter, den Wochenfluss und den Heilungsprozess eventuell entstandener Verletzungen. Bei deinem Baby beobachtet sie die Abheilung des Nabels, nimmt in Absprache mit dir Fersenblut, um Stoffwechselerkrankungen bei deinem Baby auszuschließen, und beobachtet den Allgemeinzustand deines Babys, insbesondere bei Auftreten einer Neugeborenengelbsucht.

- *Stillen und Ernährung*
  Die Hebamme unterstützt dich und dein Baby beim Aufbau einer harmonischen Stillbeziehung und steht bei Schwierigkeiten mit Rat und Tat zur Seite. Wenn dein Baby Milchpulver erhält, hilft sie dir ebenfalls bei allen Fragen rund um die Ernährung.

- *Unterstützung in Krisenzeiten*
  Wenn du dich nach der Geburt verzweifelt, überfordert, alleine oder traumatisiert fühlst – egal aus welchem Grund oder auch, wenn du den Grund gar nicht kennst –, hilft dir deine Hebamme weiter. Sie unterstützt dich auch bei der Suche nach anderen Fachpersonen.

- *Familienhebammen*
  Familienhebammen haben eine Zusatzqualifikation und unterstützen Mütter im alltäglichen Umgang mit ihren Kindern. Dieses Angebot richtet sich insbesondere (aber nicht nur) an Teenagermütter, Familien mit Migrationshintergrund, Familien mit psychischen Belastungen oder Suchtproblemen, chronisch kranke Frauen und Frauen mit Gewalterfahrungen. Familienhebammen begleiten dich im ganzen ersten Lebensjahr deines Babys.

Brauche ich nach der Geburt eine Hebamme?

Ob du tatsächlich eine Hebamme nach der Geburt *brauchst*, kann ich dir nicht sagen. Ich bin jedoch zutiefst davon überzeugt, dass eine (gute!) Nachsorgehebamme jeder Frau unendlich guttut. Selbst beim vierten Kind hätte ich niemals auf meine Nachsorgehebamme verzichtet, denn es ist einfach so beruhigend und angenehm, dass diese wunderbare Hebamme jeden Tag kommt, sich selbstverständlich um alles kümmert, ein offenes Ohr für alle Fragen und Sorgen hat und gleichzeitig ohne jeden Zweifel deiner Kompetenz als Mutter so sehr vertraut, dass sie dir nach jedem Besuch so viel Selbstvertrauen und Ruhe dalässt, dass du diese unmöglich bis zum nächsten Besuch aufbrauchen kannst. Aus welchem Grund solltest du darauf verzichten? In Deutschland, Österreich und der Schweiz hast du in den Wochen nach der Geburt Anspruch auf eine Nachsorgehebamme. Aufgrund der immer schlechter werdenden Arbeitsbedingungen für Hebammen – diese bekommen für einen Hausbesuch beispielsweise 27 Euro brutto (in Deutschland) – wird es jedoch immer schwieriger, eine Hebamme für die Nachsorge zu finden. Kümmere dich daher so bald wie möglich darum! Wenn du keine Hebamme findest und dich für die Begleitung einer Doula entschieden hast, kann dich diese auch im Wochenbett begleiten. Allerdings unterscheidet sich ihre Ausbildung deutlich von jener der Hebammen. Sie ist nicht dafür qualifiziert, dich in gesundheitlichen Fragen zu beraten oder eine medizinische Einschätzung zu treffen. Bei Fragen rund um Stillen und Ernährung kannst du eine Stillberaterin (idealerweise hat diese eine IBCLC-Ausbildung) kontaktieren – auch viele Stillberaterinnen bieten Hausbesuche an.

Frauen brauchen eine hochwertige Hebammenbegleitung, um eine selbstbestimmte und positive Geburt zu erleben und um einen sanften und sicheren Übergang ins Mutter-Sein zu finden. Qualitätsvolle Hebammenarbeit können wir aber nur von Hebammen erwarten, die faire, angenehme Arbeitsbedingungen vorfinden und einen angemessenen Lohn erhalten. Wenn du dich mit deinen Wünschen und Forderungen, die Geburt und Nachsorge betreffend, an das Gesundheitsministerium wendest, unterstützt du auch die Arbeit der Hebammen. Je mehr Frauen eine umfassende und hochwertige Hebammenbegleitung fordern, umso größer wird auch der politische Druck, der Arbeit der Hebammen mehr Bedeutung beizumessen.

Stillen

Leg dein Baby nach der Geburt unbedingt zum Stillen an, bevor es von dir getrennt wird. Das gilt auch für eine Kaiserschnittgeburt (außer bei einem Notkaiserschnitt): Wenn du dein Baby bekommst, lass es so bald wie möglich wenigstens mit dem Mund deine Brustwarze berühren. Dieser erste Kontakt kann bereits vielen Problemen vorbeugen – es genügt dabei völlig, wenn nur eine Berührung stattfindet, dein Baby aber noch nicht richtig saugt. Ich empfehle dir, dich gut aufs Stillen vorzubereiten – entweder in einem Kurs bei einer IBCLC-Stillberaterin oder durch die Lektüre eines geeigneten Buches. Besonders ans Herz legen möchte ich dir die folgenden Bücher: *Das Handbuch für die stillende Mutter* von der La Leche League, *Das Stillbuch* von Hannah Lothrop sowie *Intuitives Stillen* von Regine Gresens.

Das Wochenbett in aller Kürze

Das Wochenbett lässt sich in zwei Phasen einteilen, nämlich das Früh- und das Spätwochenbett. Beide möchte ich dir hier kurz erläutern.

Das Frühwochenbett

Das Frühwochenbett dauert zehn Tage und ist die Zeit, in der sich dein Körper von der Geburt erholt. In dieser Phase findet neben einem großen hormonellen Umbruch auch ein erstes Kennenlernen zwischen Mutter, Vater und Kind statt. Es ist sehr wichtig, dass du dich in den ersten zehn Tagen nach der Geburt gut erholst und ausruhst. Dein Körper hat schwere Arbeit geleistet und auch jetzt noch ordentlich zu tun, indem er an der Rückbildung der Gebärmutter arbeitet, die Milchbildung anregt und die Flexibilität, die für die Geburt notwendig war, wieder in eine Stabilität umwandelt. Der Wochenfluss – der beginnt, sobald sich die Plazenta gelöst hat – ist in den ersten Tagen sehr stark und ein weiterer Grund, dich gut auszuruhen. Um die Gefahr einer Infektion möglichst gering zu halten, solltest du während des Wochenflusses keine Tampons verwenden, sondern Binden aus natürlichen Materialien nehmen.

Im Frühwochenbett solltest du daher liegen, liegen, liegen. Die ersten drei Tage nach der Geburt solltest du das Bett nur verlassen, wenn du zur Toilette oder unter die Dusche gehst. Ansonsten liegst du im Bett, ruhst dich aus, erholst dich, schläfst, genießt dein Baby und lässt dich rundum verwöhnen. Wenn du eine halb aufrechte Position bevorzugst, dann arbeite mit Kissen, sodass du gut abgestützt bist. Du sollst in den ersten drei Tagen nach der Geburt nicht viel umherlaufen, du sollst nicht lange sitzen und du sollst schon gar nicht dein Baby umhertragen. Es wäre daher toll, wenn dein Partner in dieser Zeit euer Baby wickelt, wäscht, an- und auszieht und bei Bedarf umherträgt.

Zwischen Tag vier und Tag zehn solltest du noch immer viel im Bett bleiben. Gönne deinem Körper die Erholung – er wird es dir später danken. Vielleicht kommen dir zehn Tage sehr lange vor, aber du wirst davon profitieren, weil dein Körper nach dieser Zeit wieder fit ist. Hältst du dich nicht an diese Erholung, wirst du es später merken, weil du schnell erschöpft oder müde bist, leichter Rückenschmerzen bekommst und dich überanstrengt fühlst. Das Wochenbett lässt sich auch nicht nachholen, denn nur in den ersten Tagen nach der Geburt ist dein Baby so entspannt. Schon bald wird dein Baby aufhören, so viel zu schlafen, und mehr Aktivität und Bewegung fordern.

Ich empfehle dir, schon vor der Geburt zu überlegen, wie du das Wochenbett vorbereiten kannst, damit du dich gut entspannen kannst: Kann dein Partner Urlaub nehmen? Kann er für dich kochen? Wer kann den Haushalt übernehmen? Wer kann euch so unterstützen, dass es tatsächlich eine Hilfe für euch ist? Eine Oma, die täglich kommt, um dir das Baby abzunehmen, ist das Gegenteil einer sinnvollen Hilfe; eine Oma, die frische Einkäufe bringt, Mittagessen kocht und sich um die Wäsche kümmert, ist hingegen ganz wunderbar.

Das Spätwochenbett

Das Spätwochenbett dauert acht Wochen und ist die Zeit, in der ihr euch als Familie aneinander gewöhnt. In dieser Zeit lernst du, was dein Baby braucht, wenn es weint, das Gesicht verzieht oder verschiedene Geräusche und Bewegungen macht. Außerdem vollendet dein Körper in dieser Zeit die innere Rückbildung. Der Wochenfluss verebbt nach sechs bis acht Wochen und deine Gebärmutter entwickelt sich auf die ursprüngliche Größe zurück. Du solltest etwa acht Wochen nach der Geburt einen Termin bei deinem Gynäkologen vereinbaren, um zu kontrollieren, ob alles in Ordnung ist.

Darüber hinaus solltest du ein paar Wochen nach der Geburt mit Spannungsübungen für den Beckenboden beginnen. Versuche mehrmals täglich eine Bewegung zu machen, als würdest du während des Wasserlassens einhalten wollen. Dann verstärkst du diese Bewegung und hältst die Spannung ein paar Atemzüge lang. Sobald du dich körperlich fit genug und im Zusammenspiel mit deinem Baby ausreichend sicher fühlst, solltest du an einem Beckenboden-Kurs teilnehmen. Solche Kurse werden von Hebammen, Physiotherapeutinnen oder Familienbegleiterinnen angeboten. Je nach Angebot kannst du dein Baby mitbringen oder den Kurs alleine besuchen. Die Muskeln des Beckenbodens nach der Geburt zu trainieren, ist sehr wichtig, um einer späteren Inkontinenz vorzubeugen. In einem hochwertigen Kurs solltest du Informationen darüber erhalten, welche Übungen du leicht in deinen Alltag einbauen kannst und wie du manche Bewegungen verändern kannst, sodass du auch nebenbei deinen Beckenboden trainierst.

Besonderheiten nach einer Kaiserschnittgeburt

Nach einer Kaiserschnittgeburt wirst du in den ersten Tagen voraussichtlich Hilfe bei der Versorgung deines Babys brauchen. Zögere nicht, um Hilfe zu bitten, wenn du dein Baby stillen möchtest – gerade nach einem Kaiserschnitt ist es wichtig, dass dein Baby häufig saugt, um die Milchbildung anzuregen.

Eine sehr schöne Übung zur Festigung der Mutter-Kind-Bindung nach einer Kaiserschnittgeburt ist folgende: Du wickelst dein Baby (wenn du körperlich wieder fit genug bist) richtig fest in eine große Stoffwindel (du kannst dir von einer Hebamme oder Krankenschwester zeigen lassen, wie du dein Baby »puckst«), lässt dein Baby so fest eingewickelt in die warme Badewanne sinken und hältst es gut am Köpfchen. Löse nach kurzer Zeit die Stoffwindel von deinem Baby, hebe es aus dem Wasser und lege es nass und nackt auf deinen nackten Oberkörper. Dann wickelt ihr euch gemeinsam in ein warmes Badetuch und eine kuschelige Decke. Du kannst dieses »Geburtserlebnisbad« so oft wiederholen, wie du und dein Baby es braucht.

Beckenbodentraining trotz Kaiserschnitt?

Ja, unbedingt! Die größte Belastung erfährt dein Beckenboden in der Schwangerschaft durch das Gewicht deines Babys. Das Beckenbodentraining ist daher nach einem Kaiserschnitt ebenso wichtig wie nach einer vaginalen Geburt, denn auch dem Kaiserschnitt sind ja die neun Monate der Schwangerschaft vorausgegangen.

Trotz allem ein negatives Geburtserlebnis. Was nun?

Wenn du trotz der guten Vorbereitung eine schlimme Erfahrung bei der Geburt machen musstest, dann hoffe ich sehr, dass du dir nicht die Schuld dafür gibst. Es ist *nicht* deine Schuld, und du musst all diese Gefühle nicht alleine ertragen. Es gibt Fachpersonen, die darauf spezialisiert sind, Frauen in solchen Situationen zu unterstützen. Das können Hebammen sein, Beraterinnen oder Psychotherapeutinnen, die Geburtsverarbeitung oder Geburtsnachgespräche anbieten. Manche bieten sogar Gespräche per Skype an, wenn du dich damit wohler fühlst. Auch wenn es dir im Moment kaum möglich erscheint: Eine schlimme Geburtserfahrung kann bewältigt werden. Du und dein Baby, ihr habt es verdient, diese besondere Anfangszeit außerhalb eines solchen Schattens zu verbringen. Scheue dich daher nicht – wie leider noch viel zu viele Frauen –, dir helfen zu lassen!

Lass dich begleiten

Die ersten Wochen und Monaten mit einem Baby sind eine besondere Zeit – und auch eine besonders anstrengende Zeit. Zögere nicht, dich in dieser Zeit mit Personen zu umgeben, die dir guttun, die dich bestärken und ein offenes Ohr für deine Sorgen und Unsicherheiten haben. Der Kontakt zu anderen Müttern kann hilfreich sein und dich beruhigen. Vielleicht findest du eine Gruppe, in der du dich gut aufgehoben fühlst. Ein Baby mit all seinen Bedürfnissen weckt in uns die besten und die schlimmsten Gefühle zugleich. Je besser wir als Mütter in eine guten Gemeinschaft eingebunden sind und enge Vertraute haben, die uns zuhören, desto leichter ist es, mit all diesen Herausforderungen umzugehen. Gleichzeitig haben wir dadurch aber auch viele Ratschläge und Tipps im Ohr, die es dann erst einmal zu filtern gilt: Wie bin ich als Mutter? Wie möchte ich als Mutter sein? Welche Werte sind mir wichtig und welche Haltung habe ich zu all diesen Dingen? Du stehst nun vor der großen Herausforderung, deinen persönlichen Weg für dich zu finden, denn es gibt keinen allgemeingültigen perfekten Familienweg. Es gibt nur den für euch als Familie perfekten Familienweg, den es zu finden und dann permanent zu verändern gilt. Gute Begleiter auf diesem Weg sind Gold wert.

Vorbereitung auf die Babyzeit

Die erste Zeit mit einem Baby (für mich war es immer das erste Jahr) hält viele Herausforderungen bereit. Je besser du verstehst, welche Bedürfnisse Babys haben und woher verschiedene Verhaltensweisen kommen, umso leichter wird es dir fallen, damit umzugehen. Auf all diese Dinge einzugehen, würde den Rahmen dieses Buches sprengen, weshalb ich dir ein paar Buchempfehlungen mit auf den Weg geben möchte:

- Carlos González: *In Liebe wachsen. Liebevolle Erziehung für glückliche Familien.* La Leche Liga, 7. Aufl. 2018

- Sibylle Lüpold: *Ich will bei euch schlafen! (Ein-)Schlafen lernen mit Co-Sleeping.* Herder, 2014

- Herbert Renz-Polster: *Kinder verstehen. Born to be wild: Wie die Evolution unsere Kinder prägt.* Kösel, 9. Aufl. 2016

- Nicola Schmidt: *artgerecht. Das andere Baby-Buch.* Kösel, 6. Aufl. 2018

- William Sears: *Schlafen und Wachen. Ein Elternbuch für Kindernächte.* La Leche Liga, 2. Aufl. 2010

- William Sears: *Das 24-Stunden-Baby. Kinder mit starken Bedürfnissen verstehen.* La Leche Liga, 1998

Schlusswort

Wir kommen nun ans Ende dieser Vorbereitung, und ich möchte, dass du weißt, dass du dir über deine Wünsche nicht sogleich klarwerden oder du sofort Entscheidungen treffen musst. Lass dir Zeit, um zu spüren, wie all diese Informationen und Gedanken auf dich wirken. Es braucht eine Weile, bis du zu erkennen beginnst, wie Entscheidungen, die für dich und dein Baby gut und sinnvoll sind, aussehen können. Oft entwickelt sich eine Klarheit ganz von selbst, wenn du deinen Gedanken Zeit gibst zu sacken und bewusst ein paar Tage verstreichen lässt, ohne aktiv über all diese Dinge nachzudenken.

Ich möchte dieses Buch gerne mit einer persönlichen Erfahrung abschließen, die in mir so eine Art Schlüsselerlebnis war, das mich dazu motivierte, mich in der Geburtsvorbereitung zu engagieren.

Immer wieder erinnere ich mich daran, wie ich mich selbst auf die Geburt meines ersten Kindes vorbereitete. Ich besuchte einen klassischen Kurs inklusive Treffen zur Nachbesprechung der Geburt. Zu diesem Termin erschien die Kursleiterin mit einer großen Box Taschentücher unter dem Arm, die sie in der Mitte des Tisches platzierte, und ich weiß noch, dass ich mich in Gedanken fragte, wozu denn diese überdimensionale Taschentuchbox gut sei. Die Kursleiterin begrüßte uns und forderte uns dann mit einfühlsamer, sanfter Stimme auf, von unseren Geburtserlebnissen zu berichten. Wir begannen zu erzählen, die Tränen flossen und wir zupften und zupften die Taschentücher aus der vorsorglich bereitgestellten Box. Seither denke ich immer wieder an die Selbstverständlichkeit zurück, mit der die Kursleiterin – ganz offensichtlich nicht zum ersten Mal – diese Taschentücher in klarer Erwartung schlimmer Geburtsgeschichten auf den Tisch stellte. Jede Woche bereitete sie also Frauen auf eine Art auf die Geburt vor, von der sie nicht einmal selbst erwartete, dass sie den Frauen helfen würde.

Seit der Gründung meines *EigenSinn-Instituts* spreche ich mit Frauen über ihre Erwartungen, Hoffnungen, Ängste und Sorgen im Hinblick auf die Geburt und frage sie dann später, was ihnen geholfen hat, ihre Wünsche umzusetzen und wodurch sie behindert wurden. Und weil jede einzelne Geschichte und jeder einzelne Gedanke aus all diesen Jahren in dieses Buch geflossen sind und weil jede einzelne schwangere Frau die beste Vorbereitung verdient hat, würde ich mich sehr freuen zu erfahren, wie es *dir* mit dieser Geburtsvorbereitung in Buchform ergangen ist. Deine Rückmeldung und deine Anmerkungen helfen mir, die Inhalte weiterzuentwickeln und zu aktualisieren. Es wäre daher eine große Hilfe für mich, wenn du zwei kurze Fragebögen (etwa einen Monat vor und etwa drei Monate nach der Geburt) ausfüllen könntest, die du online unter www.eigensinn-institut.at findest. Auch weiterführende Informationen, Kontaktdaten und Möglichkeiten, wie du ganz persönlich die Rahmenbedingungen für eine selbstbestimmte Geburt in der Klinik verbessern kannst, erhältst du auf dieser Seite.

Und nun ist es an der Zeit, dir und deinem Baby eine selbstbestimmte und freudige Geburt zu wünschen. Ich danke dir für dein Vertrauen und wünsche dir von Herzen alles Gute!

Danksagung

Ich hatte das Glück, während der Entstehung dieses Buches viele ermutigende und unterstützende Begleiter um mich zu haben, sodass es schließlich gut zur Welt kommen konnte:

Meinen Mann Christian, dem ich so viel zu verdanken habe, dass ich erst gar nicht mit der Aufzählung beginne.

Meine wunderbaren Kinder und meine wunderbare große Familie in Hallwang, Linz, Maria Neustift, Seekirchen, Klagenfurt (oder auch Graz) und Freilassing.

Mein Team im *EigenSinn-Institut*, das mich stets aufs Neue bereichert und meinen Blick weiter macht.

All die Frauen, Paare und Familien, die ich begleiten darf und die mir dabei helfen, meine Arbeit weiterzuentwickeln; und insbesondere jene Frauen, die mir ihre persönlichen Gefühle und Erlebnisse für die Veröffentlichung zur Verfügung gestellt haben.

Meine Literaturagentin Swantje Steinbrink, die diesem Buch mit ihrer Professionalität und ihrer Kompetenz den Weg ebnete und die stets so herzlich ist, dass die Zusammenarbeit eine reine Freude ist.

Meine Redakteurin Imke Oldenburg, die mich auf Stolpersteine hinwies und das Buch durch ihre treffsicheren und zugleich behutsamen Anmerkungen abrundete, sowie meine Kösel-Lektorinnen Silke Foos und Annegret Augustin, die mit feinem Sinn mein Manuskript in hilfreiche Hände legten und stets den Überblick behielten, während sie im Hintergrund gekonnt die Fäden zogen.

All jene, die sich zum Probelesen bereiterklärt und mir durch ihr wertvolles Feedback weitergeholfen haben. Insbesondere meine Mutter Edith, die sich durch die Rohfassung gearbeitet und mir beim Rechnen geholfen hat; Eva, eine Hebamme, die so wissend, weise und wunderbar ist, dass man sie erfinden müsste, wenn es sie nicht schon gäbe; Doris Knorr, die mich einen Blick in ihren reichen Erfahrungsschatz als leitende Klinikhebamme werfen ließ, und all die schwangeren Frauen, die sich als Testleserinnen zur Verfügung gestellt und ihre Gedanken mit mir geteilt haben.

Ich danke euch allen von Herzen.

Während all diese Menschen mir dabei geholfen haben, das Beste aus diesem Buch herauszuholen, bin selbstredend ich allein für eventuelle Fehler oder Auslassungen verantwortlich.

Mein besonderer Dank gilt auch dir, die du dieses Buch in Händen hältst und vielleicht – nachdem du es zugeklappt hast – dein E-Mail-Programm öffnest, dein Handy zückst oder ein Briefpapier zur Hand nimmst, um dich an jene Personen zu wenden, deren politischer Einfluss die Geburtshilfe in eine mütterfreundliche Richtung lenken kann.

Register

Anmerkungen

1 David, M./Kentenich, H.: »Subjektive Erwartungen von Schwangeren an die heutige Geburtsbegleitung«, in: Der Gynäkologe, 1/2008, S. 21–27.

2 Gesellschaft für Qualität in der außerklinischen Geburtshilfe e. V. (Hrsg.): Qualitätsbericht 2017. Außerklinische Geburtshilfe in Deutschland, 2017

3 Die Zahlen in Österreich und in der Schweiz sind ähnlich.

4 Institut für Qualitätssicherung und Transparenz im Gesundheitswesen: Bundesauswertung 2017, 2018 (Manche der Zahlen beziehen sich auf die Auswertung aus dem Jahr 2016, da einige Interventionen bzw. Medikamente in der aktuellen Auswertung nicht mehr aufscheinen.)

5 Schwarz, C. M.: Entwicklung der geburtshilflichen Versorgung am Beispiel geburtshilflicher Interventionsraten 1984–1999 in Niedersachsen, Berlin 2008 (https://depositonce.tu-berlin.de/bitstream/11303/2289/4/Dokument_47.pdf).

6 Säuglingssterblichkeit in den ersten 24 Stunden: http://www.gbe-bund.de/gbe10/trecherche.prc_them_rech?tk=3600&tk2=4000&p_uid=gast&p_aid=83701254&p_sprache=D&cnt_ut=1&ut=4000.

7 Renz-Polster, H. (2011): Menschenkinder. Plädoyer für eine artgerechte Erziehung, München 2011, S. 133.

8 Rüsch, C./Wollmann, E./Obermaier, K./Riegler-Keil, M.: »Einfluss der Geburtsvorbereitung auf den Geburtsverlauf und das Geburtserlebnis«, in: Geburtshilfe und Frauenheilkunde, April 2016.

9 Eine Doula ist eine Frau, die emotionale Unterstützung bei der Geburt leistet und dafür sorgt, dass die Frau während der Geburt gut umsorgt wird.

10 Schneider, I.: »Gesundheit und Selbstbestimmung aus frauenpolitischer Sicht«, in: Schücking, B. A. (Hrsg.): Selbstbestimmung der Frau in Gynäkologie und Geburtshilfe, Göttingen 2003. Ingrid Schneider unterscheidet zwischen Selbstbestimmung als Abwehrrecht (Eingriffe erfolgen nur in freiwilligem Einvernehmen mit der Gebärenden), Selbstbestimmung als sozialem Anspruchsrecht (die Frau wird weder direkt noch indirekt zu einer Entscheidung gezwungen) und Selbstbestimmung als individuellem Verfügungsrecht (die Gebärende kann frei über ihren Körper verfügen).

11 Die AWMF ist eine Arbeitsgemeinschaft aus 178 zusammengeschlossenen medizinischen Fachgesellschaften, die Leitlinien zu medizinischen Vorgehensweisen herausgeben – auch für die Geburtshilfe.

12 German Diagnosis Related Groups: https://www.vdek.com/vertragspartner/Krankenhaeuser/fallpauschalen_drg.html.

13   Rummel, S.: Kosten und Erlöse bei der Abrechnung geburtshilflicher Leistungen nach dem System der Diagnosis-Related-Groups (DRG), München 2007 (https://edoc.ub.uni-muenchen.de/6632/2/Rummel_Sandra_I.pdf).

14   Deutschlandkarte von schließenden Geburtskliniken: http://www.unsere-hebammen.de/mitmachen/kreisssaalschliessungen.

15   Schäfers, R.: Subjektive Gesundheitseinschätzung von gesunden Frauen nach der Geburt eines Kindes, Münster 2011.

16   Unter www.eigensinn-institut.at findest du Fragenkataloge und Briefvorlagen, durch die du persönlich den zukünftigen Weg in Richtung mütterfreundliche Geburtshilfe beeinflussen kannst.

17   http://gesundheitsziele.de//cms/medium/1330/20170207_broschuere_GRUDG.pdf.

18   Rockenschaub, A.: Gebären ohne Aberglauben. Fibel und Plädoyer für die Hebammenkunst, Wien 2005.

19   Nähere Angaben dazu findest du auf meiner Homepage: www.eigensinn-institut.at.

20   Rockenschaub, A.: »Die Frauen können es, man lässt sie nur nicht! Ein Gespräch mit Professor Alfred Rockenschaub über 50 Jahre Geburtshilfe und die wichtige Rolle der Frau«, in: Forum Sexualaufklärung und Familienplanung, 2/2005.

21   Wenn die Zervix (der Muttermund) noch unreif, also nicht geburtsbereit ist, wird vor der Einleitung ein Medikament gegeben, das den Muttermund geburtsbereit machen soll.

22   Nyberg, K. et al.: »Perinatal medication as a potential risk factor for adult drug abuse in a North American cohort«, in: Epidemiology, November 2000, S. 715–716.

23   Da jeder Geburtsverlauf einzigartig und komplex ist, ist es unmöglich, alle Situationen aufzulisten, in welchen eine beschriebene Intervention hilfreich ist. Daher beschränke ich mich auf die häufigsten, sinnvollen Einsatzmöglichkeiten.

24   Lütje, W. M.: Einflussgrößen auf Zufriedenheit und Erleben in der Geburtshilfe, Dissertation TU München 2004.

25   Volmanen, P. et al.: »Breast-Feeding Problems After Epidural Analgesia for Labour: A Retrospective Cohort Study of Pain, Obstetrical Procedures and Breast-Feeding Practices«, in: International Journal of Obstetric Anesthesia, Januar 2004, S. 25–29.

26   Riordan et al.: »The Effect of Labor Pain Relief Medication on Neonatal Suckling and Breastfeeding Duration«, in: Journal of Human Lactation, S. 7–12.

27 Schücking, B./Schwarz, C.: Technisierung der normalen Geburt – Interventionen im Kreißsaal, Forschungsprojekt Universität Osnabrück 2006 (http://maternalhealth.de/tl_files/filesMH/contentPDF/Projekte/Projekt_Technisierung_normale_Geburt.pdf).

28 Definition der WHO

29 Arbeitsgruppe »Terminüberschreitung« der Kommission Qualitätssicherung der Schweizerischen Gesellschaft für Gynäkologie und Geburtshilfe: »Guideline: Überwachung und Management bei Überschreitung des Geburtstermins«, in: Schweizerische Ärztezeitung 2002.

30 Deutscher Hebammenverband e. V. (Hrsg.): Empfehlung zum Vorgehen bei Terminüberschreitung, 2012.

31 Weiss, E. et al.: »Terminüberschreitung und Übertragung der Schwangerschaft«, in: Schneider, H. et al. (Hrsg.): Die Geburtshilfe, Berlin, Heidelberg 2015, S. 767–781.

32 Gardosi, J. et al.: »Gestational age and induction of labour for prolonged pregnancy«, in: British Journal of Obstetrics and Gynaecology, Juli 1997, S. 792-797.

33 Cytotec ist ein Medikament, das nicht für die Einleitung einer Geburt zugelassen ist. Du musst der Verwendung ausdrücklich zustimmen. Viele Hebammen machen bessere Erfahrungen mit Cytotec als mit einem Vaginalgel, da Cytotec in geringeren Dosen und auch oral gegeben werden kann.

34 Eine niederländische Studie, die 60 Kliniken umfasste, teilte Frauen nach einem Blasensprung in zwei Gruppen. In einer Frauengruppe wurde eingeleitet, in der anderen Frauengruppe wurde auf den natürlichen Geburtsbeginn gewartet. Am Gesundheitszustand der Neugeborenen beider Gruppen konnte kein signifikanter Unterschied festgestellt werden. van der Ham, D. et al.: Induction of Labor versus Expectant Management in Women with Preterm Prelabor Rupture of Membranes between 34 and 37 Weeks: A Randomized Controlled Trial, 2012. https://doi.org/10.1371/journal.pmed.1001208.

35 Schücking, B./Schwarz, C.: Technisierung der normalen Geburt – Interventionen im Kreißsaal. Forschungsprojekt Universität Osnabrück, 2006. http://maternalhealth.de/tl_files/filesMH/contentPDF/Projekte/Projekt_Technisierung_normale_Geburt.pdf.

36 Institut für Qualitätssicherung und Transparenz im Gesundheitswesen

37 Furrer, R. et al.:»Maternal and fetal outcomes after uterine fundal pressure in spontaneous and assisted vaginal deliveries«, in: Journal of perinatal medicine, 2015.

38 Kemper, M.: Kristeller Handgriff: Aktueller Forschungsstand, Katholische Hochschule Mainz 2014.

39   Dominguez-Bello, M. G. et al.: »Partial restoration oft he microbiota of cesa-rean-born infants via vaginal microbial transfer«, in: Nature Medicine, März 2016, S. 250–253.

40   AWMF (Hrsg.): Anwendung des CTG während Schwangerschaft und Geburt, 2013. https://www.awmf.org/leitlinien/detail/ll/015-036.html.

41   AWMF (Hrsg.): Anwendung des CTG während Schwangerschaft und Ge-burt, 2013. https://www.awmf.org/uploads/tx_szleitlinien/015-036l_S1_CTG_Schwangerschaft_Geburt_2014-06.abgelaufen.pdf.

42   The American College of Obstetricians and Gynecologists.

43   Devane, D. et al.: »Cardiotocography versus intermittent auscultation of fetal heart on admission to labour ward for assessment of fetal wellbeing«, in: Inter-national Journal of Nursing Practice, Juni 2018.

44   Stiefel, A./Geist, C./Harder, U.: Hebammenkunde. Lehrbuch für Schwanger-schaft, Geburt, Wochenbett und Beruf, Stuttgart 2013.

45   Härtl, N.: »Ist ja nur eine Vorsichtsmaßnahme!?«, in: Österreichische Heb-ammenzeitung, 3/2016.

46   Al-Zirgi, I. et al.: »Risk factors for complete uterine rupture«, in: American Journal of Obstretics and Gynecology, Februar 2017.

47   American College of Obstetricians and Gynecologists (Hrsg.): »Safe preven-tion of the primary cesarean delivery«, in: Obstetric Care Consensus, März 2014, S. 693-711.

48   Schwarz, C./Stahl, K.: Grundlagen der evidenzbasierten Betreuung, Hannover 2011.

49   Name geändert

50   Coalition for Improving Maternity Services

51   World Health Organization: WHO recommendations Intrapartum care for a positive childbirth experience, 2018 http://www.who.int/reproductivehealth/publications/intrapartum-care-guidelines/en/.

52   Die Empfehlung der WHO weicht von den Ergebnissen der Studien ein wenig ab: Die WHO gibt die Latenzphase bis zu einer Muttermundöffnung von fünf Zentimetern an, während die aktuellen Studien die Latenzphase bis zu einer Muttermundöffnung von sechs Zentimetern definieren.

53   Deutscher Hebammenverband (Hrsg.): Geburtsarbeit. Hebammenwissen zur Unterstützung der physiologischen Geburt, Stuttgart 2013.

54   Blix-Lindström, S./Christensson, K./Johannsson, E.: »Women's satisfaction with decision-making related to augmentation of labour«, in: Midwifery, März 2004, S. 104–112.

55   de Jonge, A. et al.: »Mode of birth and medical interventions among women at low risk of complications: A cross-national comparison of birth settings in England and the Netherlands«, 2017. https://doi.org/10.1371/journal.pone.0180846.

56   Stahl, K./Nadj-Kittler, M.: Picker Report 2017. Hohe Fallzahl – gute Geburt? Wie Frauen ihre Betreuung in großen und kleinen Kliniken erleben, Picker Institut Deutschland 2017.

57   Bauer, N. H. et al.: Der Hebammenkreißsaal. Ein klinisches Versorgungskonzept zur Förderung der physiologischen Geburt, Hochschule für Gesundheit, Bochum 2011.

58   Gramling, R. et al.: »Is the association between optimistic cardiovascular risk perceptions and lower rates of cardiovascular disease mortality explained by biomarkers of systemic inflammation or endothelial function? A case-cohort study«, in: BioPsychoSocial Medicine, September 2010.

59   Deutscher Hebammenverband (Hrsg.): Geburtsarbeit. Hebammenwissen zur Unterstützung der physiologischen Geburt, Stuttgart 2013.

60   Hantoushzadeh, S. et al.: »The effects of acupuncture during labour on nulliparous women: a randomised controlled trial«, in: Australian and New Zealand Journal of Obstetrics and Gynaecology, Februar 2007, S. 26–30.

61   Thöni, A./Mayr, S.: Gebären im Wasser: Erfahrung nach 2200 Wassergeburten mit Vergleichsanalyse. Geburtshilflich-gynäkologische Abteilung, Krankenhaus Sterzing, Sterzing 2007.

62   Anderson, O. et al.: »Effect of delay cord clamping on neurodevelopment at 4 years of age: a randomized clinical trial«, in: JAMA pediatrics, Ausgabe 7/2015, S. 631–638.

63   Fogarty, M. et al.: »Delayed vs early umbilical cord clamping for preterm infants: a systematic review and meta-analysis«, in: American Journal of Obstetrics and Gynecology, Januar 2018, S. 1–18.

64   Stiefel, A./Geist, C./Harder, U.: Hebammenkunde. Lehrbuch für Schwangerschaft, Geburt, Wochenbett und Beruf, Stuttgart 2013.

65   Begley, C. M. et al.: »Active versus expectant management for women in the third stage of labour«, in: Journal of Midwifery science, 2010.

66   WHO: Care in normal birth. A practical guide. Report of a technical working group, 1996.

67   Franke, A.: Modelle von Gesundheit und Krankheit, Bern 2010.

68   Righard, L./Alade, M.: »Effect of delivery room routines on success of first breast-feed«, in: The Lancet, Dezember 1990, S. 1105–1107.

Eine ganz besondere Zeit

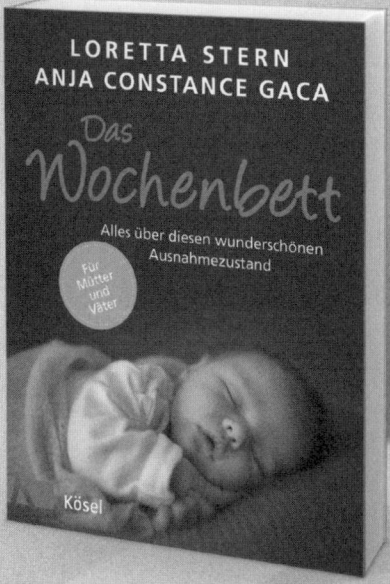

Das Wochenbett ist für alle Beteiligten ein Abenteuer – sowohl für das Kind als auch für die Eltern ist alles neu und aufregend. Viele unterschätzen die Bedeutung dieser ersten Wochen. Die Autorinnen informieren umfassend und aufschlussreich, bieten praktische und emotionale Hilfestellungen und holen vor allem auch die Väter mit ins Boot.

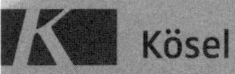 Kösel

www.koesel.de

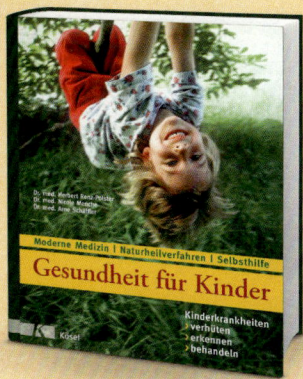

528 Seiten | € 30,00
ISBN 978-3-466-30904-7

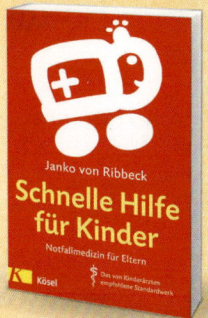

304 Seiten | € 17,99
ISBN 978-3-466-34661-5
Auch als E-Book erhältlich

Das Standardwerk für Eltern hilft zu erkennen, wann eine schulmedizinische Behandlung angebracht ist und wann die Naturheilkunde die bessere Wahl ist. Wann sie ihr Kind mit Hausmitteln selbst kompetent behandeln können oder wann es Zeit wird, zum Kinderarzt zu gehen. Darüber hinaus vermittelt es ein fundiertes Verständnis davon, wie Kinder sich entwickeln und wie eine gesundheitsfördernde Erziehung aussehen kann.

In einem Notfall ist jede Sekunde kostbar. Dieses Buch hilft, schnell und kompetent zu handeln: Knapp, übersichtlich und mit vielen Fotos zeigt es das richtige Verhalten bei Unfällen und in akuter Krankheit. Ein erprobtes Suchsystem stellt sicher, dass sich die entscheidenden Informationen auch unter Zeitdruck sofort finden lassen.

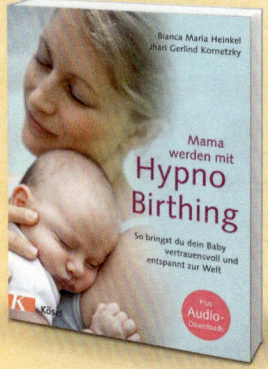

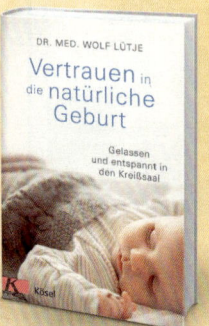

192 Seiten | € 18,00
Mit Audio-Downloads
ISBN 978-3-466-31070-8
Auch als E-Book erhältlich

144 Seiten | € 14,99
ISBN 978-3-466-31065-4
Auch als E-Book erhältlich

Frauen sind dafür geschaffen, Babys auf die Welt zu bringen. Mit HypnoBirthing erfährt die Schwangere, wie sie den natürlichen Geburtsablauf mit Hilfe von Tiefenentspannung, Visualisierung, Atmung und Selbsthypnose unterstützen kann. Das neue HypnoBirthing bietet praktische, alltagstaugliche Übungen, mit denen Frauen sich alleine und gemeinsam mit ihrem Geburtsbegleiter auf eine selbstbestimmte, natürliche Geburt aus eigener Kraft vorbereiten können.

Für eine entspannte Geburt ist das Wissen um die eigenen Kraftquellen entscheidend, sichere Räume und eine Begleitung, die unterstützt, ohne einzuengen. Chefarzt Dr. med. Wolf Lütje kennt aus 30 Jahren Erfahrung die Vorteile einer natürlichen Geburt für Mutter und Kind und warnt vor einer Überbetonung der Risiken. Stattdessen macht er Frauen und ihren Partnern Mut und stärkt sie in ihrer Kraft.

breifrei!

Brei zum Beikoststart? Muss nicht sein! Nach dem erfolgreichen Grundlagenbuch *Einmal breifrei, bitte!* geht es jetzt an die Töpfe. Denn Kinder ab dem Beikostalter haben Spaß am Familienessen, wenn sie mundgerechte Happen in Fingerfood-Größe probieren dürfen.

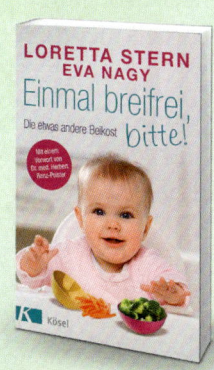

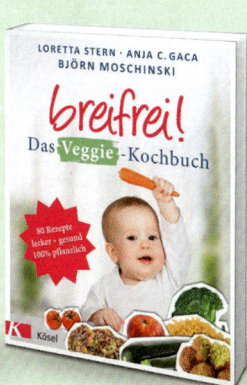

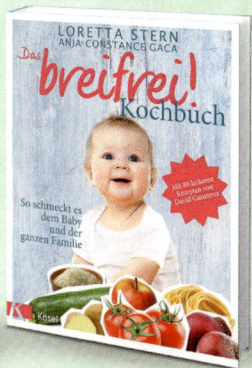

160 Seiten | € 15,99
ISBN 978-3-466-34587-8
Auch als E-Book erhältlich

144 Seiten | € 16,99
ISBN 978-3-466-31090-6
Auch als E-Book erhältlich

144 Seiten·| € 16,00
ISBN 978-3-466-34601-1
Auch als E-Book erhältlich

Wie kann ich mein Kind unterstützen, wenn es »fremdelt«?

Akzeptieren Sie die Abwehr Ihres Kindes gegenüber Fremden oder weniger vertrauten Personen. Es ist ein wichtiger Entwicklungsschritt und kein Anlass zur Sorge.

Beobachten Sie Ihr Kind: Wirkt es entspannt und ausgeglichen und möchte die Umgebung erkunden? Oder ist es eher zurückhaltend und angespannt und möchte lieber noch in Ihrer Nähe oder auf Ihrem Schoß bleiben? Sie werden schnell merken, ob und wie lange Sie Ihrem Kind helfen sollten, oder aber interessiert verfolgen können, wie es selbst zurechtkommt.

Respektieren Sie in jedem Fall die Persönlichkeit Ihres Kindes und nehmen Sie seine Sympathien und Abneigungen ernst. Vertreten Sie dabei selbstbewusst das Interesse Ihres Kindes und bitten Sie gegebenenfalls die betroffene Person um Verständnis. Ihr Kind kann noch nicht selbst »Ich will nicht!« sagen.

Lassen Sie Ihrem Kind Zeit, um zu seinem Gegenüber Vertrauen zu fassen. Vor allem dann, wenn ein Kind Personen, wie zum Beispiel die Großeltern, selten sieht.

Aus »Bindung. Eine sichere Basis fürs Leben«

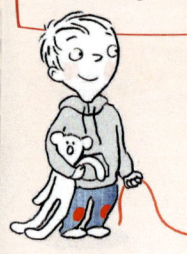

© Illustrationen: Jutta Wet

Das gilt es zu beachten:

♥ Das Baby ist dem Erwachsenen zugewandt und eng angeschmiegt. Egal, ob es vorne oder hinten getragen wird, im Tuch oder der Trage: Sein Rücken zeigt immer nach außen, andersrum wäre ungesund.

♥ Das Köpfchen ist stets so gestützt, dass es nicht nach hinten oder zu den Seiten wegkippen kann.

♥ Der Rücken ist in seiner natürlichen Rundung rundherum stabil gehalten.

♥ Die Beinchen nehmen die Spreiz-Anhock-Stellung ein. Das ist ideal für die Ausreifung der Hüftgelenke.

Aus »Das große Mama-Handbuch«

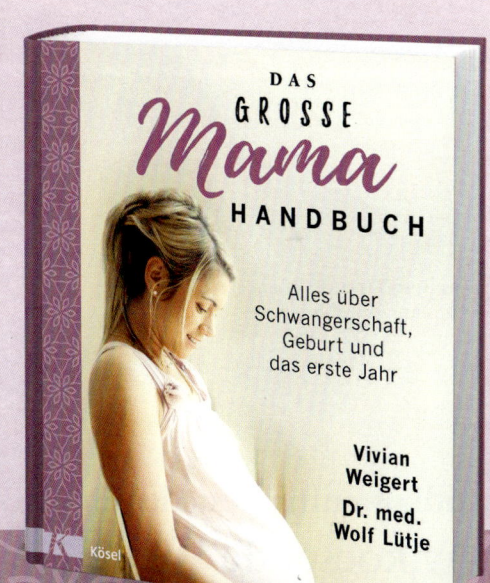

432 Seiten | € 30,00
ISBN 978-3-466-31088-3
Auch als E-Book erhältlich

Schaut doch mal bei unseren kostenlosen
Babywissen-Webinaren vorbei:

Mit unseren Autor(inn)en
Susanne Mierau, Nora Imlau,
Herbert Renz-Polster
und vielen weiteren.

www.koesel.de/Babywissen

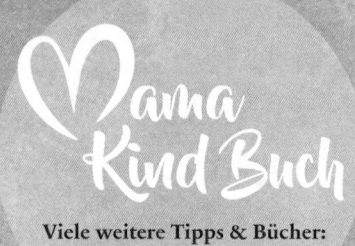

Mama
Kind Buch

Viele weitere Tipps & Bücher:
www.mama-kind-buch.de

Alle Bücher versandkostenfrei bestellen unter:
www.koesel.de

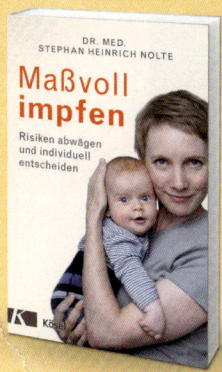

208 Seiten | € 15,00
ISBN 978-3-466-31066-1
Auch als E-Book erhältlich

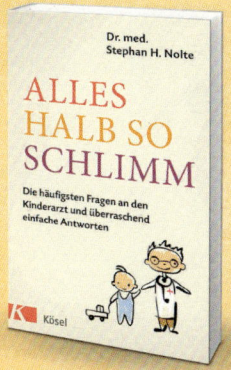

240 Seiten | € 16,99
ISBN 978-3-466-31091-3
Auch als E-Book erhältlich

Mit diesem Buch sind Eltern endlich in der Lage, Hintergründe zu verstehen und damit eine verantwortungsvolle und individuelle Impfentscheidung für ihr Kind zu treffen. Die Impf-Frage heißt nicht »ja oder nein?«, sondern muss lauten: »Impfen – gegen was, warum und wann?« Dr. med. Stefan H. Nolte zeigt Wege zu einem maßvollen, risikoorientierten Impfen auf und nimmt Eltern die Angst vor dieser großen Entscheidung.

Der bekannte Autor zeigt auf, welche Erkrankungen harmlos sind, aber auch, welche einer sofortigen und konsequenten Behandlung bedürfen. Er erklärt verständlich, warum ein Zuviel an Therapie schadet und was stattdessen hilft. Mit diesem Buch gibt er den Eltern das Vertrauen auf Genesung zurück und stärkt sie als Beschützer ihres Kindes.

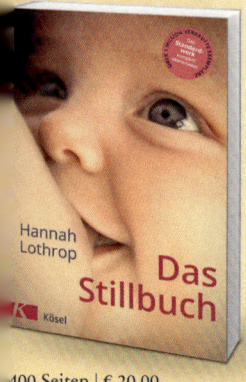

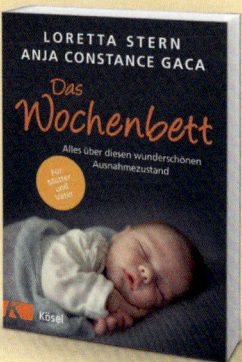

400 Seiten | € 20,00
ISBN 978-3-466-31064-7
Auch als E-Book erhältlich

176 Seiten | € 17,00
ISBN 978-3-466-31069-2
Auch als E-Book erhältlich

Der frühe, intensive Kontakt, den das Stillen ermöglicht, ist für die Mutter-Kind-Beziehung und für die körperliche und emotionale Entwicklung des Babys von unschätzbarer Bedeutung. Das Stillbuch informiert junge Eltern vor und nach der Geburt kompetent und umfassend. Es gibt ganzheitliche Hilfestellung bei allen Problemen, ermutigt auf warmherzige Weise und vermittelt jene Sicherheit und Gelassenheit, die sich Mütter für ihre Stillzeit wünschen.

Das Wochenbett ist für alle Beteiligten ein Abenteuer – sowohl für das Kind als auch für die Eltern ist alles neu und aufregend. Viele unterschätzen aber die Bedeutung dieser ersten Wochen. Die Autorinnen informieren umfassend und aufschlussreich, bieten praktische und emotionale Hilfestellungen und holen vor allem auch die Väter mit ins Boot.

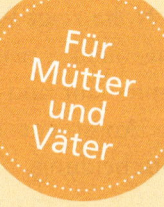

Für Mütter und Väter

Hebammenwissen fü

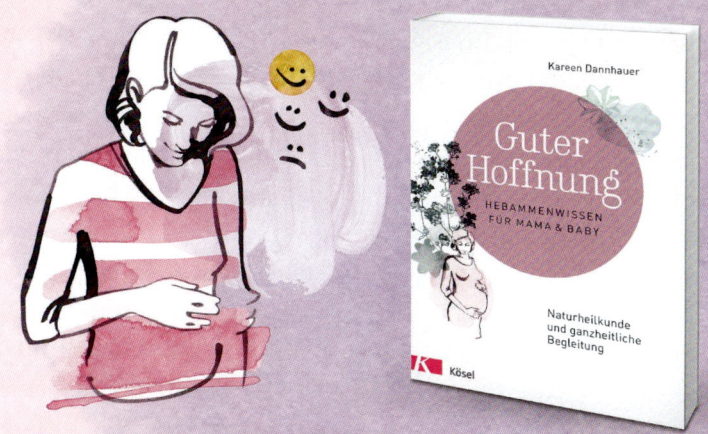

Schwangerschaft, Geburt und die erste Zeit mit Baby – für vie-le Frauen sind das die intensivsten Monate ihres Lebens. Die Gefühle spielen verrückt, der Körper benimmt sich höchst eigenwillig, der Alltag steht immer wieder Kopf. In dieser Zeit ist eine gute Hebamme unersetzbar! Kareen Dannhauer beantwortet in diesem Buch die Fragen, die sie von zahllosen Hausbesuchen kennt. Ihre Antworten sind warmherzig, fun-diert und mitten aus dem Leben. Sie verrät, was wirklich hilft, wenn es bei Mama oder Baby nicht rund läuft. Ob Naturheil-kunde, Aromatherapie, Homöopathie oder Hausmittel – für jedes Problem in Schwangerschaft oder Wochenbett gibt es eine gute Lösung. Ein immenser Erfahrungsschatz, modern und bildschön gestaltet.

448 Seiten | € 25,00 | ISBN 978-3-466-31076-0
Auch als E-Book erhältlich

Baby Basics – Stillen

💜 Stillen will gelernt sein.

💜 Nur zwei Prozent aller Mütter können aus anatomischen Gründen tatsächlich nicht stillen.

💜 Dein Baby mit der Brust zu beruhigen, ist völlig in Ordnung.

💜 Folgemilch hat keinen Einfluss auf das Schlafverhalten deines Babys.

💜 Milch ist im gesamten ersten Lebensjahr das Hauptnahrungsmittel.

💜 Du musst nicht abstillen, wenn dein Baby in die Kita kommt.

💜 Du brauchst als Stillmama keine Lebensmittel zu meiden.

💜 Bei Hitze lieber Milch als Wasser geben.

💜 Auch Raucherinnen dürfen stillen.

💜 Tragen ist das Stillen der Väter.

💜 Wird die Brust nach drei Monaten wieder weicher, ist das ein Etappenziel und kein Hinweis auf den Rückgang der Milch. Ihr seid jetzt ein Team – weiter so!

💜 Wenn dein Baby Zähne bekommt, kannst du problemlos weiterstillen.

💜 Es ist nicht notwendig, dass du dein Baby nach einem genauen Zeitplan stillst oder fütterst.

💜 Neue Milch auf alte Milch macht kein Bauchweh.

💜 2er-Milch ist keine Alternative zur Pre-Milch. Erhöhe maximal auf 1er-Milch, da in der 2er-Milch verschiedene Zucker enthalten sind.

💜 Pre- und 1er-Nahrung kannst du nach Bedarf deines Babys – ohne Zeitpläne oder Rhythmen – geben.

Aus »Baby Basics«

Auf Tuchfühlung

Unsere sammelnd und jagend umherziehenden Vorfahren haben ihre Winzlinge sicherheitshalber mit sich getragen. Auch heute noch sind Babys immer noch darauf eingestellt, auf Mamas oder Papas Arm zu sein. Aus diesem Grund nehmen Babys Beinchen auch automatisch die Spreiz-Anhock-Stellung ein, wenn sie hochgehoben werden. Sie erwarten sozusagen, getragen zu werden.

Liebevoll, kompetent und aktuell wie sonst kein anderes begleitet »Das große Mama-Handbuch« durch 20 aufwühlende Monate: vom Schwangerschaftstest bis zum Leben mit Krabbelkind. Alles Wissenswerte über Mama und Baby – übersichtlich, leicht zu finden und auf dem neuesten Stand der Medizin. Doch mindestens so wichtig sind die Gefühlsachterbahn und der Alltag mit Bauch oder Baby, Fragen nach gutem Schlaf, dem Elterngeldantrag und der stylishen Umstandsjeans.

Dieses Buch gibt Schwangeren das Gefühl, dass die Hebamme, der Gynäkologe und die beste Freundin immer zum Greifen nah sind.

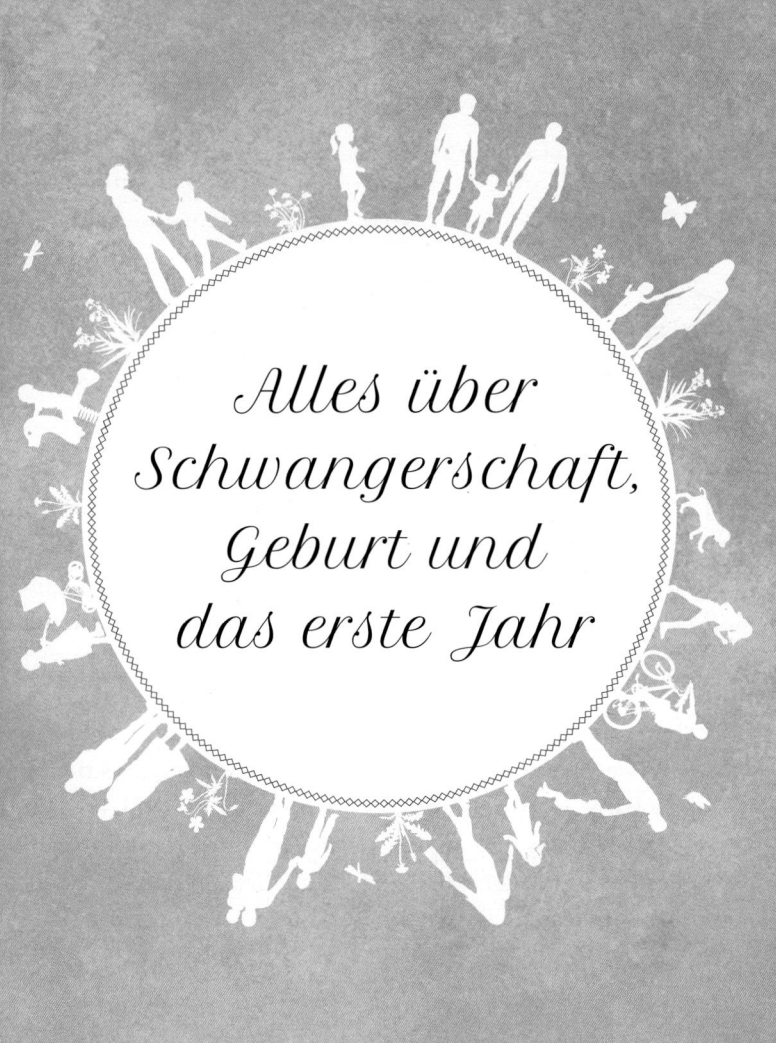

Alles über Schwangerschaft, Geburt und das erste Jahr

Stillkugeln

250 g Getreideflocken | 45 g Kokosöl, Butter oder Ghee
45 g Honig oder eine andere flüssige Süße | nach Wahl: 2 EL
Mandel-, Nuss- oder Macadamiamus | 2 EL geschrotete
Leinsamen | 2 EL gehackte Mandeln, Cashew-, Macadamia-
oder Paranüsse | 2 bis 3 EL Wasser | als Panade zum Wälzen:
gemahlene Mandeln, Kakao, Kokosflocken nach Geschmack.

Probier mal eine eisenreiche Drittelmischung aus Hirse-
flocken, Weizenkeimen und Amaranthflocken – Hafer-
flocken tun es aber auch. Die Flocken zusammen mit
den gehackten Nüssen ohne Fett in einer Pfanne rösten.
Rühren, bis alles hellbraun ist und lecker duf-
tet. Abkühlen lassen. In einer Schüssel mit dem
geschmolzenen Fett, Honig, Nussmus
und Leinsamen vermischen. Nach und
nach etwas Wasser hinzugeben, bis eine
homogene Masse entsteht. Mit feuchten
Händen zu ca. 25 kleinen Kugeln rollen
und in deiner Lieblings-Panade wälzen.
Zugedeckt im Kühlschrank sind
die Kugeln einige Tage haltbar.

Aus »Guter Hoffnung. Hebammenwissen für Mama und Baby«

Illustrationen: Claudia Meitert

Alles, was ihr wissen solltet

Babys sind oft ganz anders, als wir erwarten – und das ist nicht schlimm, sondern genau richtig so. Dieses Buch hilft dir, dein Kind zu verstehen und für den Familienalltag Entscheidungen zu treffen, die allen guttun. Wo das Kleine schlafen soll, ob du es stillen willst, wie viel Nähe ihr braucht und ob das Tragen zu euch passt: Mit den Baby Basics findet ihr es heraus.

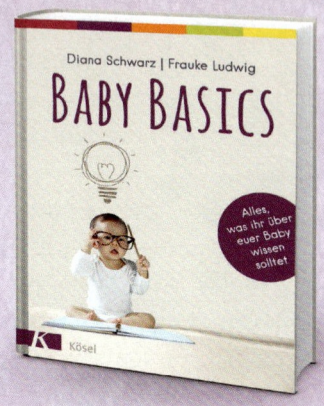

256 Seiten | € 22,00
ISBN 978-3-466-31107-1
Auch als E-Book erhältlich

»Als Ärztin in einer Kinderarztpraxis kann ich allen frischgebackenen Eltern nur empfehlen, dieses Buch zu lesen. Hier findet man endlich alternative Antworten auf gängige Erziehungsmythen. Man kann in jedem Absatz erkennen, dass die Autorinnen mit Herzblut all ihr Wissen teilen, sodass die Leser danach informiert ihren ganz eigenen Weg finden können, ohne sagen zu müssen: Hätte ich das mal vorher gewusst.«

DESIREE RATAY, ÄRZTIN, DOKTORMAMI.DE

»Ein Buch, das Vertrauen und Selbstbewusstsein in die eigene Eltern-Intuition schenkt, und ein sinnvoller Ratgeber im Informationsdschungel für werdende und junge Eltern.«

CHRISTINA HINDERLICH, HEBAMME

Wie Kinder glücklich

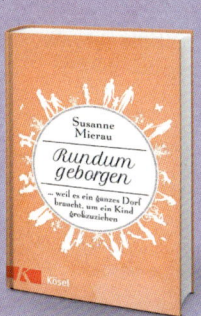

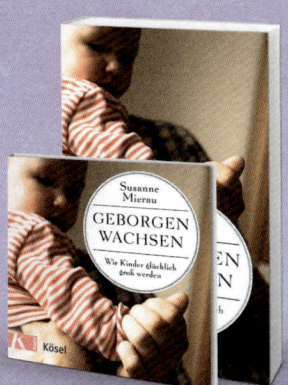

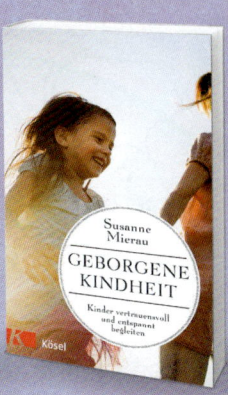

144 Seiten | € 12,00
ISBN 978-3-466-31108-8
Auch als E-Book erhältlich

176 Seiten | € 16,99
ISBN 978-3-466-31062-3
Auch als E-Book, CD &
Download erhältlich

176 Seiten | € 16,99
ISBN 978-3-466-31077-7
Auch als E-Book erhältlich

Ein bindungsorientierter Erziehungsweg gibt unseren Kindern alles mit, was sie für ihre Entwicklung brauchen. Susanne Mierau erklärt, wie Eltern Konflikten mit Liebe, Neugierde, Vertrauen und Abenteuerlust begegnen und wie sie ihre Kinder entspannt begleiten können.

»Undogmatisch und liebevoll schreibt Susanne Mierau über bindungsorientierte Elternschaft, gibt fundiertes Wissen weiter, wird dabei aber keinesfalls belehrend, sondern bestärkt wie eine gute Freundin, Familien den für sich richtigen Weg zu finden, und zeigt dafür mögliche erleichternde Werkzeuge auf.«

LESERSTIMME VON NADINI

Tricks
gegen Übelkeit

💗 Eiswürfel oder Wassermeloneneis-Lollies oder eingefrorene Orangenspalten lutschen.

💗 Vorm Einschlafen etwas lecker Füllendes essen. Oft helfen warmer Hafer- oder Reisbrei …

💗 … und andere stark kohlenhydrathaltige Speisen.

💗 Rieche an Zitronen oder Grapefruits.

💗 Kaue Fenchelsamen oder trinke warmes Wasser mit frischen Ingwerstückchen und Zitrone.

💗 Nimm immer Minzkaugummis mit.

💗 Auch die Akupressurbändchen gegen Reisekrankheit aus der Apotheke können helfen.

Aus »Schwangerschaft«
von Silvia Höfer

💗 Was schadet dem Baby, was tut ihm gut?

💗 Was bedeuten die Kürzel im Mutterpass?

💗 Was muss ich im Restaurant und bei Feiern beachten?

💗 Was kann ich selber tun, damit es losgeht?

Und noch vieles mehr …

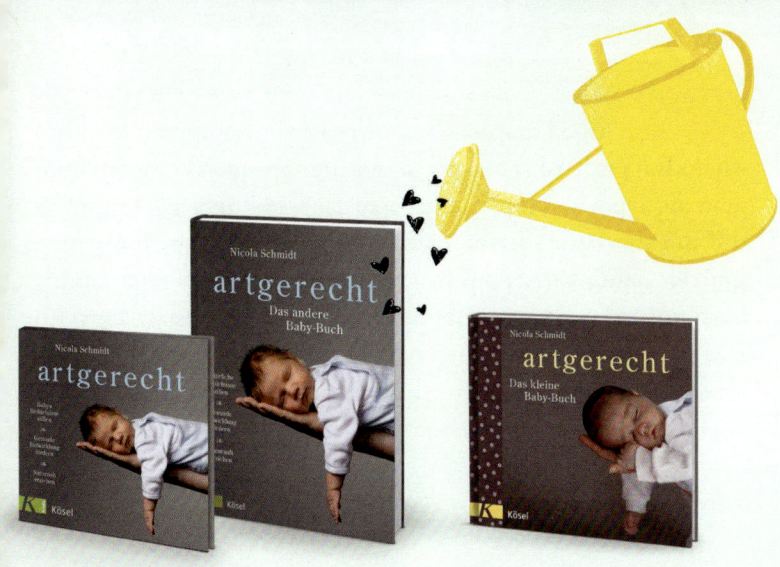

176 Seiten | € 22,00
ISBN 978-3-466-34605-9
Auch als E-Book, CD & Download erhältlich

64 Seiten | € 9,99
ISBN 978-3-466-31082-1
Auch als E-Book erhältlich

Würden Sie Ihr Baby nachts im Wald alleine in einem Zelt schlafen lassen? Unsere Babys wissen nicht, dass ihr Kinderbett in einer sicheren Dreizimmerwohnung steht. Sie fürchten sich – und weinen, wenn sie alleine sind.

Das artgerecht-Babybuch erklärt Eltern, warum unsere kleinen Steinzeitbabys uns brauchen, zeigt die besten Wege für einen guten Start, Strategien für seligen Babyschlaf und wie sich Eltern die richtige Unterstützung holen – Attachment Parenting weitergedacht.

Die geballte Essenz des artgerecht-Ansatzes gibt es auch auf 48 Seiten – passt in jede Handtasche und ist ein tolles Mitbringsel für Schwangere, Großeltern oder alle, die Babys verstehen wollen.

Endlich verstehe ich mein Kind!

Das erprobte Fenkid-Konzept hilft Ihnen als Eltern, Ihr Kleinkind verständnisvoll, feinfühlig und geduldig durch die ersten Jahre zu begleiten. Sie erfahren, wie positiv sich wertschätzende Aufmerksamkeit, Wissen um die einzelnen Entwicklungsstufen oder der Blick auf die Welt mit den Augen des Kindes auf den Familienalltag auswirken und wie einfach das im Alltag umzusetzen ist.

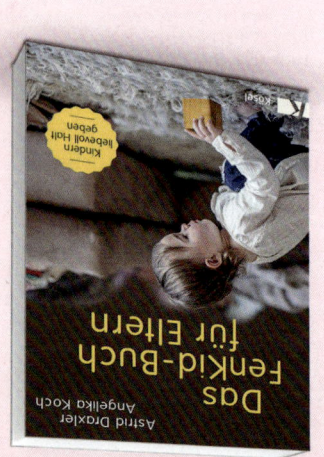

208 Seiten | € 19,99 | ISBN 978-3-466-31087-6
Auch als E-Book erhältlich

Was heißt Durchschlafen?

Durchschlafen heißt im ersten Lebensjahr unter den meisten Fachleuten: fünf Stunden am Stück schlafen. Das gelingt manchen Babys früh, andere brauchen dafür ein bis drei Jahre. Erst im Alter zwischen fünf und sieben Jahren schlafen die meisten Kinder eine ganze Nacht durch. Auf die lästige Frage »Schläft dein Kind schon durch?« kann also guten Gewissens ein gelangtes »Ja, klar, so viel es halt schafft« folgen. Oder Sie nehmen diese Frage als das an, was es meistens ist: ein Gesprächsöffner, um zu hören, wie es Ihnen eigentlich geht.

Aus »Das Fenkid-Buch für Eltern«

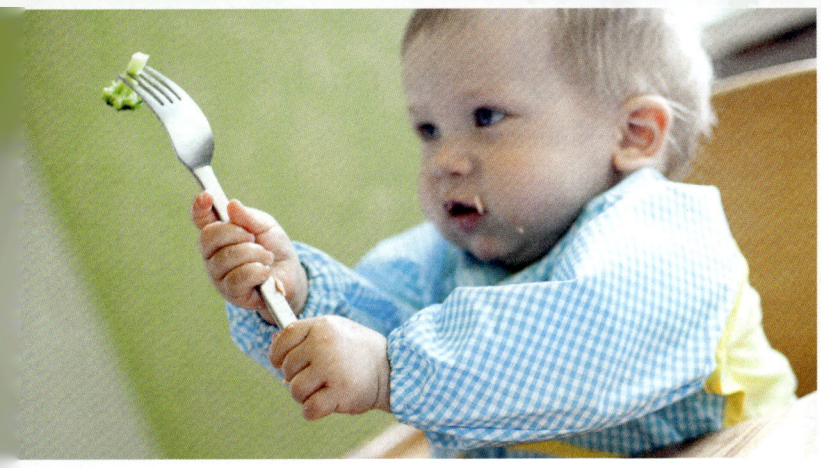

Ihr Kind ist bereit für Beikost, wenn ...

♥ es mit nur wenig Unterstützung im unteren Rücken selbständig sitzen, den Kopf alleine halten, Essen selbst greifen, festhalten und gezielt in den Mund führen kann,

♥ sein Zungenstreckreflex, der davor bewahrt, Ungeeignetes zu verschlucken, verschwunden ist. (Schiebt ein Kind mit der Zunge jeden Breilöffel wieder heraus, ist das nicht nur putzig, sondern bedeutet auch, dass es noch nicht bereit ist für Beikost!),

♥ es interessiert ist an Ihrem Essen und Kaubereitschaft zeigt,

♥ es sich vom Rücken auf den Bauch dreht – dann kann es auch mit der Zunge im Mund seitliche Bewegungen vollführen, da diese Entwicklungen zeitlich parallel verlaufen.

Aus »breifrei! Das Veggie-Kochbuch«

Eine Familie – ein Buch

Bindung: für Kinder die stabile Basis für ein erfülltes Leben. Die ganze Kindheit hindurch können Eltern ihr Kind bindungsstärkend begleiten. Warum sich das so lohnt? Eine sichere Beziehung zu den Eltern ist der einzige Faktor, der nachweislich mit Resilienz, Lernerfolg, seelischer Gesundheit und stabilen Beziehungen im Erwachsenenalter einhergeht.

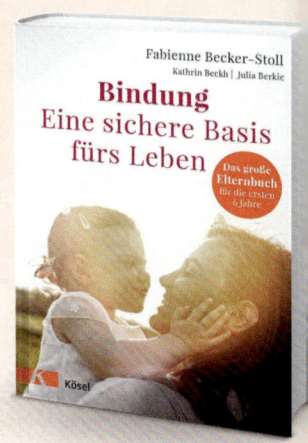

384 Seiten | € 22,00 | ISBN 978-3-466-31081-4
Auch als E-Book erhältlich

Für mehr Vertrauen in das eigene Kind

Nora Imlaus fundierter und leicht lesbarer Ratgeber durch das erste Jahr zeigt anschaulich, dass Babys genau über die Kompetenzen verfügen, die sie in ihrem jeweiligen Lebensalter und in ihrer Erfahrungswelt brauchen. Dieser revolutionäre Blick auf Babys entlastet die Eltern, denn wer versteht, wie Babys »ticken«, erkennt schneller, was sie brauchen, um ausgeglichen und zufrieden zu sein.

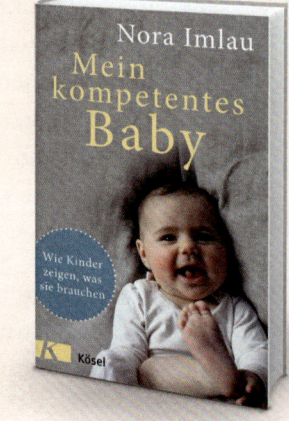

208 Seiten | € 20,00 | ISBN 978-3-466-31067-8
Auch als E-Book erhältlich

groß werden

Das Kind lernt die Melodie unseres Lebens kennen, die leisen und die lauten Töne, die wilden und die zarten. Diese Melodie ist es, die das Kind prägt und ein Leben lang begleiten wird.

Susanne Mierau

Was eine Hebamme ihrer Tochter mitgeben würde

Werdende Eltern stehen heute einer wahren Informationsflut gegenüber, die eine Schwangerschaft wie einen Hindernislauf mit widersprüchlichen Ratschlägen erscheinen lässt. Silvia Höfer arbeitet seit über 40 Jahren als freiberufliche Hebamme und kennt alle Sorgen und Nöte der schwangeren Frauen. Übersichtlich, kompakt und verständlich schreibt sie über alles, was wirklich wichtig ist.

Für alle, die sich mehr innere Sicherheit in dieser aufregenden Zeit wünschen und ehrliche, fundierte Antworten auf ihre dringlichen Fragen suchen.

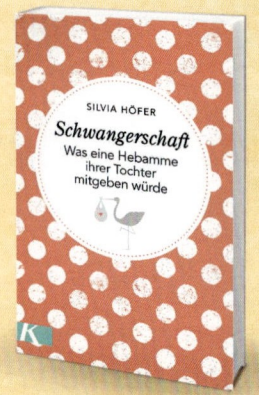

SILVIA HÖFER

Schwangerschaft
Was eine Hebamme ihrer Tochter mitgeben würde

© Illustration: Daphne Patellis

160 Seiten | € 12,00
ISBN 978-3-466-31101-9
Auch als E-Book erhältlich

*»Das Buch ist großartig!
Ich habe wirklich Spaß beim Lesen. Es ist humorvoll,
ehrlich, pragmatisch und sehr positiv geschrieben.
Und es passt problemlos in die Handtasche.«*

LESERSTIMME VON SARAH

Sieben vermeidbare Störfaktoren unter der Geburt

Fremdes Personal, allen voran der Hebammenwechsel, kann man vermeiden durch Haus-, Geburtshausgeburt oder eine Beleghebamme.

Grelles Licht: Finden Sie den Lichtschalter.

Fremde Menschen: Im Krankenhaus kann es schon mal passieren, dass alle zehn Minuten jemand durch den Kreißsaal läuft, weil er etwas holen, schauen oder abklären will. Das kann den Geburtsablauf stören: Vater oder Begleiter(in), fordern Sie deutlich Privatsphäre ein!

Ständige Untersuchungen und Überwachungen: Jede Frau kann selbst ihren Muttermund tasten, und Nonstop-CTs haben keine nachweislich positiven Auswirkungen auf den Geburtsverlauf.

Zeitdruck: Jede Geburt hat ihren eigenen Rhythmus, Vorgaben der Krankenhausroutine sind von der Evolution nicht vorgesehen.

Unfreundliche Menschen: »Jetzt machen Sie doch mal, jetzt haben Sie sich nicht so« – prüfen Sie vorher, welcher Umgangston herrscht.

Entscheidungen unter Druck: Überlegen Sie vorher, was Sie wann wie wo wollen und wie Sie mit dem Ernstfall umgehen.

Aus »artgerecht. Das andere Baby-Buch«

Was unsere Kinder wirklich brauchen

»Vor lauter Zielen, die wir für die Kinder haben, vergessen wir manchmal, was für eine wunderbare Reise das Leben mit Kindern ist. Ich gehe davon aus, dass Kinder für ihren Entwicklungsweg die nötigen Stärken mitbringen. Sie wollen sich die Welt aneignen, und sie wollen sich bewähren – von Anfang an. Dafür brauchen sie den Rückhalt funktionierender Beziehungen. Und sie brauchen eine Kindheit, die diesen Namen auch verdient.«

HERBERT RENZ-POLSTER

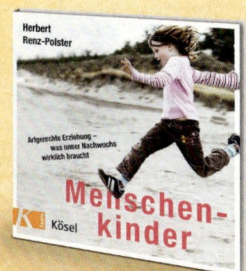
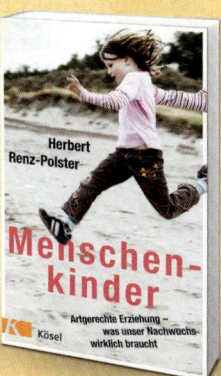
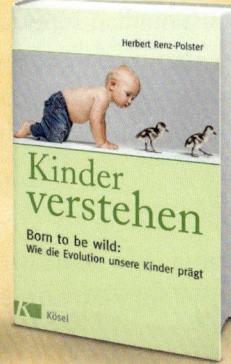